异常子宫出血诊治精粹

Diagnosis and Treatment of Abnormal Uterine Bleeding

异常子宫出血诊治精粹

Diagnosis and Treatment of Abnormal Uterine Bleeding

主　　编　杨　欣

副 主 编　谢梅青　石　彬　吕淑兰

特邀编者　（按姓氏汉语拼音排序）

冯力民　葛晓芬　古　健　顾　蓓　何小静

惠　英　李莎莎　李晓冬　陆美秋　苏会娜

王　威　王朝华　赵　旸　朱　晔

主编助理　李莎莎　陆美秋

北京大学医学出版社

YICHANG ZIGONG CHUXUE ZHENZHI JINGCUI

图书在版编目（CIP）数据

异常子宫出血诊治精粹 / 杨欣主编 . —北京：
北京大学医学出版社，2020. 1（2022. 3 重印）
ISBN 978-7-5659-2052-3

Ⅰ . ①异…　Ⅱ . ①杨…　Ⅲ . ①子宫出血－疑难病－病案
Ⅳ . ① R711.52

中国版本图书馆 CIP 数据核字（2019）第 181444 号

异常子宫出血诊治精粹

主　　编：杨　欣
出版发行：北京大学医学出版社
地　　址：（100191）北京市海淀区学院路 38 号　北京大学医学部院内
电　　话：发行部 010-82802230；图书邮购 010-82802495
网　　址：http：//www.pumpress.com.cn
E - m a i l：booksale@bjmu.edu.cn
印　　刷：中煤（北京）印务有限公司
经　　销：新华书店
责任编辑：刘　燕　　**责任校对：**靳新强　　**责任印制：**李　啸
开　　本：787 mm×1092 mm　1/16　　**印张：**17.25　　**字数：**424 千字
版　　次：2020 年 1 月第 1 版　2022 年 3 月第 3 次印刷
书　　号：ISBN 978-7-5659-2052-3
定　　价：120.00 元

本书由

北京大学医学出版基金资助出版

编 委 会

（按姓氏汉语拼音排序）

宋　娟　北京大学国际医院

苏会娜　北京大学人民医院

苏　晴　上海市第一妇婴保健院

王　宇　河北省沧州市中心医院

王　威　北京大学第三医院

王朝华　北京大学人民医院

王彦洁　北京大学第三医院

王益勤　北京大学人民医院

王忠宇　北京大学人民医院

吴玲玲　河北医科大学第二医院

吴荧宸　中山大学孙逸仙纪念医院

谢　军　中国福利会国际和平妇幼保健院

谢梅青　中山大学孙逸仙纪念医院

邢晶晶　河北医科大学第二医院

许丽丽　西北妇女儿童医院

闫凤乐　杭州市余杭区妇幼保健院

杨　欣　北京大学人民医院

杨燕宁　中山大学孙逸仙纪念医院

于晓明　北京大学人民医院

张　萍　山东大学第二医院

张　媛　河北医科大学第二医院

赵　旸　北京大学人民医院

赵　一　首都医科大学附属北京天坛医院

赵玲军　宁波妇女儿童医院

郑　峥　深圳市妇幼保健院

周　蓉　北京大学人民医院

周　杨　西北工业大学医院

周心宇　北京大学人民医院

朱　晔　北京大学人民医院

主编简介

杨欣，北京大学人民医院妇产科，主任医师，教授，博士生导师。

社会兼职：中华医学会妇产科学分会委员，中华医学会妇产科分会盆底学组委员，中华医学会妇产科分会绝经学组委员，中华医学会老年分会骨代谢疾病专业学组委员，中国医师协会生殖医学专业委员会内分泌学组副组长，北京医学会妇科泌尿与盆底重建学分会副主任委员，中华预防医学会盆底功能障碍防治专委会常委，中国人体健康科技促进会妇科内分泌和生育力促进分会副主任委员，白求恩妇科内分泌专项基金委员会副主任委员，中国妇幼保健协会妇科内分泌专业专家委员会委员，全国女性卵巢保护与抗衰老促进工程专家委员会副主任委员。

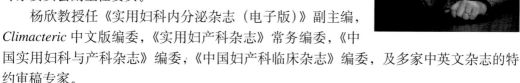

杨欣教授任《实用妇科内分泌杂志（电子版）》副主编，*Climacteric* 中文版编委，《实用妇产科杂志》常务编委，《中国实用妇科与产科杂志》编委，《中国妇产科临床杂志》编委，及多家中英文杂志的特约审稿专家。

主持及参与：国家自然基金，首都特色基金，国家科技支撑计划等多项课题。已发表相关学术论文 150 余篇。擅长宫、腹腔镜手术，特别擅长女性盆底疾病（尿失禁以及子宫脱垂）的诊治及手术。从事妇科内分泌工作 30 余年，特别擅长子宫异常出血及特殊难治类型异常子宫出血、多囊卵巢综合征以及围绝经期相关疾病的治疗。

副主编简介

谢梅青，主任医师，医学博士，博导，先后毕业于同济医科大学（获医学学士）和中山医科大学（获妇产科学硕士和妇科内分泌学博士），专长诊治妇科内分泌疾病、绝经相关疾病、女性生殖道畸形、子宫内膜异位症。现任中山大学孙逸仙纪念医院妇产科副主任，普通妇科主任，兼职中华医学会妇产科分会绝经学组委员，中国整形美容协会女性生殖整复分会常务理事，中国抗衰老促进会女性健康专业委员会常委，中国医疗保健国际交流促进会妇产科专业委员会委员，中国医师协会妇产科分会内异症学组委员，国际妇科内分泌学会中国妇科内分泌学会委员，《Climacteric（中文版）》编委，广东省整形美容协会女性生殖整复分会主任委员，广东省基层医药学会生殖妇科专委会主任委员，广东省医学会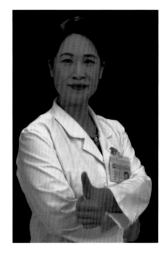计划生育学分会副主任委员，广东省医学会妇产科分会内分泌学组副组长，广东省女医师协会妇科内分泌专业委员会副主任委员，广东省医师协会妇产科电生理分会副主任委员。曾在香港大学玛丽医院学习生殖内分泌技术，多次在国内及国际妇科内分泌及绝经学大会上做专题讲座或发言。获各类科研基金资助 400 余万元。发表专业论著 90 余篇，副主编或参与编写专业著作 10 余部。参与中老年妇女相关疾病防治的系列研究，曾获广东省科技进步三等奖。获实用新型专利一项。

石彬，主任医师/教授，硕士生导师，现任河北医科大学二院东院区妇科主任，

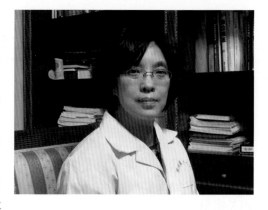

1985 年毕业于河北医科大学医学系，同年留河北医科大学第二医院妇产科工作；

1999 年 10 月取得河北医科大学妇科肿瘤专业硕士学位；

2013 年 2 月于河北医科大学第二医院东院区妇二科工作至今。

擅长妇科腹腔镜、宫腔镜技术，妇科盆底手术（脱垂的治疗）、复杂生殖道矫形手术（子宫纵隔、子宫斜隔切除、阴道成形术等）以及治疗子宫内膜异位症、是全科腔镜手术（多孔、单孔、自然腔道）最多的医生、是河北省最早应用曼月乐治疗妇科疾病的医生；2009 年完成河北省首例腹腔镜骶骨阴道固定术，2010 年获中华医学会妇产科分会妇科内镜学组第一届手术视屏大赛一等奖，获奖手术视频—1、腹腔镜骶骨阴道固定术；2、宫腔镜子宫纵隔切除术；2012 年获中国妇产科网网络手术视频大赛三等奖。

曾获河北省科委科学进步二等奖一项，河北医学科学奖五项，承担省厅级课题三项，发表核心期刊论文 40 余篇，主编著作三部，其中《妇科内镜诊疗学》于 2015 年 3 月由科学技术文献出版社出版。

社会兼职：

河北医学会妇产科分会妇科腔镜学组副组长；

河北老年医学会妇科盆底专业委员会主任委员；

河北妇幼保健协会妇科宫腔镜学组组长；

河北健康学会妇产科管理分会主任委员；

中国医师协会妇产科分会宫腔镜学组委员；

中国医师协会内镜医师分会第一届妇科内镜专业委员会委员；

北京医学会京津冀妇科内镜协同发展促进会委员会副主任委员；

中国妇幼保健协会妇幼微创专业委员会宫腔镜学组常务委员；

河北省妇幼保健协会妇女保健专业委员会副主任委员

中华预防医学会生殖健康分会委员等

《现代妇产科杂志》编审

吕淑兰，西安交通大学第一附属医院妇产科教授、医学博士、主任医师、博士生导师。

从事妇产科临床、教学、科研工作30余年。主要专业方向：妇科内分泌疾病；不孕症；围绝经期疾病及妇科肿瘤内分泌。曾获陕西省科技进步三等奖、陕西省教委科技进步二等奖、上海市科学技术成果奖及西安交通大学授课比赛三等奖。

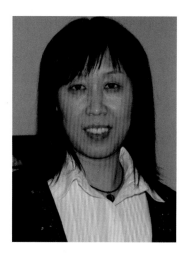

现任：中华医学会妇产科分会绝经学组成员、

中华预防医学会生育力保护分会生殖内分泌生育保护学组副组长、

陕西省性学会妇科内分泌专业委员会主任委员、

陕西省预防医学会妇女保健分会副主任委员、

陕西省医学会妇产科分会绝经学组副组长、

陕西省妇女保健促进会妇女保健专业委员会副主任委员、

陕西省医学会妇女保健学分会常委、

西安市医学会妇女保健分会副主任委员

西安市医学会妇产科分会常委、

兼任：《生殖医学》杂志常务编委、

《国际生殖健康 / 计划生育杂志》常务编委、

《中国计划生育和妇产科》杂志常务编委、

《中国妇幼健康研究》特邀编委、

《西安交通大学学报（医学版）》责任编委、

《climacteric》中文版编委、

《The European Journal of Contraception and Reproductive Health Care》中文版编委。

序

异常子宫出血（abnormal uterine bleeding，AUB）是妇科常见病和多发病。急性AUB导致的大出血可以危及生命，慢性AUB可导致患者长期贫血，生活质量下降，以及子宫内膜癌风险增加。但很多患者对AUB导致的危害不认识，更不重视，药物治疗的依从性很差。多数妇产科医生对急性AUB有一定的治疗经验，但缺乏规范性；对慢性AUB导致的危害认识不足，缺乏长期管理的理念。AUB的病因涉及九大类，治疗药物种类多样，在治疗方法及疗效上存在差异。虽然国际上及国内有相关AUB的指南发布，但对于每一个具体病例，很多医生依然会有不少困惑，包括对于AUB的患者，是需要诊断性刮宫还是直接药物治疗？使用控制急性子宫出血的治疗药物时应选择天然孕激素还是合成孕激素？对月经周期的调控是选择口服避孕药还是子宫内放置左炔诺孕酮宫内缓释系统？这些具体问题的处理须要临床医生对AUB患者有较为准确的诊断，以及采用适合该患者的个体化治疗方案。然而在实际工作中，由于治疗方法的多样性和药物选择的多样性，使得一线的临床医生难以做出准确的治疗选择。

在这种情况下，杨欣教授组织相关专家编写了《异常子宫出血诊治精粹》。本书详细讲解了AUB相关的基础知识、诊断、药物治疗和手术治疗，以及PALM-COEIN分类系统中各种AUB的诊断和治疗。本书还选取了62例真实的各种类型的AUB病例。有些病例是临床处理较为困难的病例。作者以国际国内相关指南为依据，对每一个病例进行了讲解和梳理。

参与编写的医生都是有着丰富临床经验的妇产科医生。我相信，本书的出版必将受到妇产科一线医生和全科医生的欢迎和推崇，对AUB规范化的诊断与治疗发挥积极的作用。

北京大学第三医院妇产科
中国工程院院士

前　言

很久以来，我们就想写一本关于月经异常的书。功能失调性子宫出血（dysfunction uterine bleeding，DUB，简称功血）通常指由下丘脑 - 垂体 - 卵巢轴功能失调引起的子宫出血。由于 DUB 不能全面地描述各种原因的月经异常，故 2005 年华盛顿会议达成国际共识，将异常子宫出血（abnormal uterine bleeding，AUB）定义为任何偏离正常月经频率、周期、经量以及经期的子宫出血，建议使用 AUB 取代 DUB。2007 年国际妇产科联盟（International Federation of Gynecology and Obstetrics，FIGO）发表了关于"正常和异常子宫出血相关术语"的共识，2011 年重新将 AUB 定义为月经的周期频率、规律性、经期长度和经期出血量中任何一项出现异常的源自子宫腔的异常出血，同时 FIGO 又发表了"育龄期非妊娠女性 AUB 病因新分类 PALM-COEIN 系统"，用以指导临床治疗及研究。2014 年我国也发布了"异常子宫出血诊断与治疗指南"，重点为：①引进 FIGO 正常和 AUB 相关术语以及病因新分类系统；②梳理 AUB 的病因、诊断以及治疗流程。

国内妇产科医师多存在对 AUB 导致的贫血重视不够，以及对于长期排卵障碍相关的 AUB 危害认识不足的问题。有的医生过度及反复使用诊断性刮宫进行止血和治疗，但刮宫后不送病理，或者对病理回报存在子宫内膜增生的患者未建议采取药物治疗。他们缺乏长期管理 AUB 的理念，不敢使用复方口服避孕药进行急性止血及周期调控，或过度超剂量使用复方口服避孕药等激素类药物治疗 AUB。基于上述存在的问题，我们专门编写了这本《异常子宫出血诊治精粹》。

本书共有 16 章。第一章到第六章讲述了月经生理，以及 AUB 的相关术语、分类、诊断、药物治疗和手术治疗。在治疗药物上讲解了常见孕激素的种类，口服避孕药的种类特性及在非避孕中的治疗作用，以及左炔诺孕酮宫内缓释系统非避孕的临床应用。第七到第十五章对 FIGO 制定的 PALM-COEIN 的九大类 AUB 进行了详细讲解和诊治流程的梳理。这九类包括子宫内膜息肉所致 AUB、子宫腺肌病所致 AUB、子宫平滑肌瘤所致 AUB、子宫内膜恶变和不典型增生所致 AUB、全身凝血异常相关疾病所致 AUB、排卵障碍所致 AUB、子宫内膜局部因素所致 AUB、医源性 AUB 及未分类的 AUB。第十六章介绍了 AUB 血栓相关性病例。本书以国际及国内 AUB 的最新相关指南为依据，在讲解每一类 AUB 时，内容包括分类、临床表现和治疗，还提供了若干临床真实病例。本书选取了 62 例真实的各种类型的 AUB 病例。结合病例从病史、诊断、分析和处理进行专家点评，故本书是一本集科学性、学术性和实用性为一体的工具书。

本书是一本接地气的适合妇产科和全科医师临床一线的教科书。参与编写的主编、副主编及编写人员都是长期工作在临床一线的医生。他们对 AUB 的诊断与治疗有着非常丰富的经验。希望本书能对各级医务工作者有所帮助。在本书出版之际，恳请广大读者不吝赐教，以期再版时进一步完善，更好地为大家服务。

杨　欣

北京大学人民医院妇产科

目　录

第一章 月经生理

第一节 女性生殖系统的构成

女性生殖系统包括内、外生殖器官及其相关组织。女性外生殖器指生殖器官的外露部分，又称外阴，包括阴阜、大阴唇、小阴唇、阴蒂和阴道前庭。女性内生殖器包括阴道、子宫、输卵管及卵巢。后两者又称为子宫附件[1]。

一、外生殖器

外阴（vulva）即女性外生殖器（external genitalia），是生殖器官的外露部分，指从耻骨联合至会阴和两股之间的组织（图 1-1）。外阴由皮肤黏膜皱襞形成，包括阴阜、大阴唇、小阴唇、阴蒂和阴道前庭。

1. 阴阜（mons pubis） 为耻骨联合前方隆起的脂肪垫。从青春期开始生长的呈倒三角形卷曲的阴毛是第二性征之一。

2. 大阴唇（labium majus） 为外阴两侧一对隆起的皮肤皱襞，自阴阜向后延伸至会阴。大阴唇外侧与附近皮肤相似，富含皮脂腺和汗腺，有色素沉着和阴毛；内侧面湿润似黏膜。大阴唇皮下脂肪内富含血管、淋巴管和神经。局部受伤后易出血或形成血肿。

3. 小阴唇（labium minus） 小阴唇位于大阴唇内侧，为一对薄的纵行皮肤皱襞。表面湿润似黏膜，色褐、无毛，皮下富含神经末梢，感觉敏锐。在两侧小阴唇接近阴蒂处分为前、后两叶。前叶形成阴蒂包皮，后叶形成阴蒂系带。大、小阴唇在后端会合，

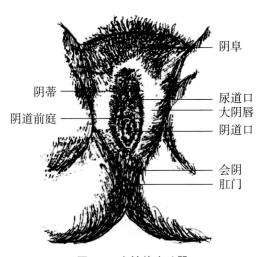

阴蒂 —

阴道前庭 —

— 阴阜

— 尿道口
— 大阴唇
— 阴道口

— 会阴
— 肛门

图 1-1　女性外生殖器

在正中线形成阴唇系带。在经产妇中此系带不明显。

4. 阴蒂（clitoris） 位于小阴唇顶端，部分被阴蒂包皮围绕。阴蒂为海绵体组织，在性兴奋时勃起。阴蒂头富含神经末梢，极为敏感。

5. 阴道前庭（vaginal vestibule） 为两小阴唇之间的菱形区域。前为阴蒂，后为阴唇系带，两侧为小阴唇。在阴道口与阴唇系带之间有一浅窝，称为舟状窝（又称为阴道前庭窝）。此区域内有尿道口、前庭球、前庭大腺、阴道口及处女膜。

二、内生殖器

女性内生殖器（internal genitalia）位于真骨盆内，包括阴道、子宫、输卵管和卵巢（图 1-2）[1-3]。

（一）阴道（vagina）

为性交器官、月经血排出及胎儿娩出的通道。

1. 位置和形态 阴道位于真骨盆下部中央，呈上宽下窄的管道。前壁长 7 ～ 9 cm，与膀胱和尿道相邻。后壁长 10 ～ 12 cm，与直肠贴近。平时两壁处于塌陷状态而互相接触，使阴道下部横断面呈 H 状。阴道上端宽阔，环绕子宫颈。两者之间的环形腔隙称阴道穹隆（vaginal fornix）。阴道后穹隆最深，与直肠子宫陷凹紧密相邻，为盆腔的最低部位。临床上可经此处穿刺或引流。

2. 组织结构 阴道壁由黏膜、肌层和纤维组织膜构成。阴道黏膜为非角化复层鳞状上皮细胞，无腺体，呈淡红色，有很多横纹皱襞，并富含弹性纤维，故有较大的伸展性。阴道肌层由两层平滑肌纤维构成。内层为环行肌，外层为纵行肌。在肌层外面有一层纤维组织膜，含大量弹性纤维和少量平滑肌纤维。阴道黏膜受性激素的影响有周期性

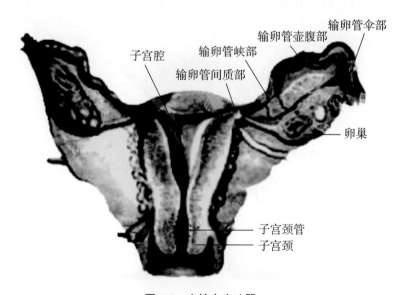

图 1-2 女性内生殖器

变化，在雌激素的影响下会增生成熟。通过对阴道脱落细胞的检查，可反映体内性激素水平。阴道壁因富有静脉丛，外伤后易出血或形成血肿。幼女及绝经后妇女的阴道黏膜上皮菲薄，皱襞少，伸展性小，易创伤、易感染。

（二）子宫（uterus）

为一壁厚腔小的肌性中空组织，是孕育胚胎和产生月经的器官，其大小、形状、位置和结构随年龄而有不同，并受月经周期和妊娠的影响而改变。

1．位置和形态　子宫位于盆腔中央，在膀胱与直肠之间，下端接阴道，两侧有输卵管和卵巢。成人的子宫呈倒置梨形，重 50 ～ 70 g，长 7 ～ 8 cm，宽 4 ～ 5 cm，厚 2 ～ 3 cm，子宫腔容量约 5 ml。子宫上端宽而圆凸的顶部称为子宫底（fundus uteri）。两侧缘与输卵管相连处为子宫角（cornua uteri）。子宫底与峡部之间上宽下窄，称为子宫体（corpus uteri）。子宫下部呈圆柱形，为子宫颈（cervix uteri）。子宫体与子宫颈的比例因年龄而异，在婴儿期为 1∶2，在青春期为 1∶1，在育龄期女性中为 2∶1，在老年期为 1∶1。子宫体与子宫颈间最狭窄处为子宫峡（isthmus uteri）。子宫峡在非孕期不明显，长约 1 cm。其上端在形态上较为狭窄，称为解剖学内口；其下端为子宫内膜组织向子宫颈黏膜转化的部位，称为组织学内口。

2．组织结构　子宫体和子宫颈的结构有所不同。

（1）子宫体：子宫体体壁由三层组织构成，由内向外分为子宫内膜层、肌层和浆膜层。

子宫内膜分为功能层和基底层。功能层位于子宫腔表面，占内膜厚度的 2/3。其表层覆盖单层柱状上皮，受雌、孕激素影响，发生周期变化而脱落。基底层占内膜厚度的 1/3，靠近子宫肌层，不受卵巢性激素影响，无周期性脱落变化，有修复内膜的作用。刮宫时如动作粗暴可伤及此层。子宫肌层由大量平滑肌组织、少量弹性纤维与胶原纤维组成。非孕时厚约 0.8 cm。肌层中含有大血管，子宫收缩时血管被压缩，具有制止子宫出血的作用。子宫浆膜层为覆盖子宫底部及其前后面的脏腹膜。浆膜层在子宫前面近峡部处反折覆盖膀胱，形成膀胱子宫陷凹。在子宫后面子宫颈处折向直肠，形成直肠子宫陷凹（rectouterine pouch），也称道格拉斯陷凹（Douglas pouch）。

（2）子宫颈：主要由结缔组织构成，亦含少量平滑肌纤维、血管及弹性纤维。子宫颈管黏膜上皮细胞为单层高柱状上皮，黏膜层内腺体分泌碱性黏液，形成堵塞子宫颈管内的黏液栓，构成自然防御屏障，将子宫颈管与外界隔开。子宫颈黏液受性激素影响，发生周期性变化。子宫颈黏液在排卵期多为大量稀薄黏液，排卵后黏液稠厚。临床常用子宫颈黏液来测定卵巢的内分泌功能。子宫颈阴道部由复层鳞状上皮覆盖，表面光滑（子宫颈阴道部特征）。子宫颈外口柱状上皮与鳞状上皮交界处是子宫颈癌的好发部位，并受激素影响发生周期性外移。在儿童期、孕期或口服避孕药时，柱状上皮外移，绝经后移行带通常退回至子宫颈管内。

3．子宫韧带　共有四对，即圆韧带、阔韧带、主韧带及子宫骶韧带。

圆韧带是维持子宫前倾的主要结构。阔韧带将骨盆分为前后两个部分，限制子宫向两侧移动。主韧带横行于子宫颈两侧和骨盆侧壁之间，是固定子宫颈位置以及防止子宫下垂的主要结构。子宫骶韧带向后、向上牵引子宫颈，维持子宫的前倾。

（三）输卵管（oviduct, fallopian tube）

输卵管为一对细长而弯曲的肌性管道，主要作用是拾卵、作为卵子与精子相遇的场所和运输受精卵。

输卵管位于子宫阔韧带上缘内，内侧与子宫角相连通。外端游离呈伞状，开口于腹腔，与卵巢接近。输卵管全长 8 ~ 14 cm，管径平均为 0.5 cm。根据输卵管的形态，由内向外可分为间质部、峡部、壶腹部和伞部四部分。间质部为输卵管位于子宫肌壁内的部分，长约 1 cm，管腔最窄。峡部在间质部外侧，直而短，管腔较窄，长 2 ~ 3 cm。输卵管结扎常在此进行。壶腹部为峡部外侧延伸的膨大部分，壁薄，管腔宽大且弯曲，占输卵管全长的 1/2 以上，长 5 ~ 8 cm，受精常发生于此。若受精卵途中受阻植入此部，则形成输卵管妊娠。伞部在输卵管最外侧端，长 1 ~ 1.5 cm，开口于腹腔，管口呈指状不规则突起，有拾卵作用。输卵管伞端拾卵后，将卵子送至壶腹部受精。受精多发生在排卵后 12 h 内。

输卵管壁由内向外为黏膜层、肌层和浆膜层三层。黏膜层由单层高柱状上皮覆盖。上皮细胞分为纤毛细胞、分泌细胞、楔形细胞和未分化细胞四种。纤毛细胞在伞部和壶腹部最多，愈靠近峡部则愈少。每个纤毛细胞有 200 ~ 300 根纤毛。纤毛向子宫方向摆动协助运送卵子，并阻止细菌进入腹膜腔。在排卵期和排卵后，纤毛的摆动幅度变大，有利于卵子的输送。分泌细胞亦称无纤毛细胞，有分泌作用。楔形细胞可能是分泌细胞的前身。分泌细胞和楔形细胞随月经周期变化。未分化细胞又称游走细胞，是上皮的储备细胞。中层为平滑肌层，外层为浆膜层。

输卵管肌肉的节律性收缩和上皮细胞会随月经周期中性激素的影响而变化。在卵泡期，雌激素使纤毛细胞变宽大，无纤毛细胞较细小，细胞内无分泌颗粒。到黄体期，受孕激素的影响，纤毛细胞变短小，无纤毛细胞则突出于表面，并含有大量糖原，成为分泌细胞。

（四）卵巢（ovary）

卵巢为成对的扁卵圆形性腺，位于骨盆的侧壁，具有生殖和内分泌两个重要功能，即产生和排出卵细胞，并分泌性激素。

卵巢的大小和形态随年龄变化而有差异。在青春期前卵巢较小，表面光滑。青春期开始排卵后，表面逐渐凹凸不平。由于多次排卵，其表面可以形成瘢痕。成年女性的卵巢大小约为 4 cm×3 cm×1 cm，重 5 ~ 6 g，呈灰白色。在性成熟期，卵巢体积最大。绝经后卵巢萎缩变小、变硬。卵巢体积可由性激素差异而变化。口服避孕药、促性腺激素释放激素类似物（gonadotropin releasing hormone analogues，GnRH-a）和促排卵药物也可引起卵巢体积变化。在外侧卵巢以骨盆漏斗韧带连于骨盆壁，内侧以卵巢固有韧带与子宫连接。

卵巢表面无腹膜，由单层立方上皮覆盖，称生发上皮。其内有一层厚的纤维组织，称卵巢白膜。后者深层为卵巢实质，分皮质与髓质。皮质在外层，其中有数以万计的原始卵泡（又称始基卵泡）及致密结缔组织。髓质在中心，无卵泡，含疏松结缔组织及丰富的血管、神经、淋巴管以及少量与卵巢悬韧带相连续的对卵巢运动有作用的平滑肌纤维。

卵巢分泌的激素有雌激素、孕激素和少量雄激素。

第二节 月经及月经周期

一、月经

（一）概述

月经（menstruation）是指伴随卵巢周期性变化而出现的子宫内膜周期性脱落及出血。规律月经的出现是生殖功能成熟的重要标志。

月经第一次来潮称月经初潮（menarche），是青春期发育初步成熟的重要标志。月经初潮年龄多在 13～14 岁，主要受遗传因素、营养、体重和生活方式的影响。初潮后 2～4 年女性进入生育期，卵巢功能成熟，月经呈典型的周期模式。40 岁后，随着卵巢内卵泡丢失加速，月经周期逐渐不规律，最终卵泡耗竭，引起绝经。最后一次月经称为绝经。我国女性的平均绝经年龄为 49.5 岁。

月经血呈暗红色，主要成分是血液。此外，还有子宫内膜组织碎片、子宫颈黏液及脱落的阴道上皮细胞。月经血中含有前列腺素以及来自子宫内膜的大量纤维蛋白溶酶。纤维蛋白溶酶使月经血不凝固。如月经血中有较大血块，往往说明月经血量超过正常。

（二）正常月经的临床表现

正常月经具有周期性。出血的第 1 天为月经周期的开始。两次月经第 1 天的间隔时间称为月经周期（menstrual cycle），一般为 21～35 天，平均 28 天。月经出血持续时间称经期，一般为 2～8 天，平均 4～6 天。一次月经的失血总量称为经量，一般为 20～60 ml。月经期一般无特殊症状。有些女性可出现全身不适、困乏、乳房胀痛、下腹及腰骶部下坠不适或子宫收缩痛、腹泻等胃肠功能紊乱症状，个别女性可有轻度神经系统不稳定症状（如头痛、失眠、抑郁或易于激动），多在月经后自然消失。

规范的月经指标包括周期的频率和规律性、经期长度、经期出血量四个要素（表 1-1）。目前异常子宫出血多采用国际妇产科联盟（International Federation of Gynecology and Obstetrics，FIGO）于 2011 年发表的"育龄期非妊娠女性异常子宫出血病因新分类 PALM-COEIN 系统"[4]。

二、月经周期

月经周期按照卵巢和子宫内膜的变化可分为卵泡期（子宫内膜增生期）、排卵期、黄体期（子宫内膜分泌期）和月经期。

（一）卵巢的周期性变化

从青春期开始到绝经前，卵巢在形态和功能上发生周期性变化，称为卵巢周期（ovarian cycle）。原始卵泡开始发育的时间远在月经周期起点之前，至形成窦前卵泡阶段约需要 9 个月以上。窦前卵泡发育为成熟卵泡约需 85 天，一般卵泡生长的最后阶段约需 15 天左右，是月经周期的卵泡期（follicular phase）。

表1-1 正常月经与异常子宫出血术语的范围

月经的临床评价指标	术语	范围
周期频率	月经频发	< 21 天
	月经稀发	> 35 天
周期规律性（近1年月经周期的变化）	规律月经	< 7 天
	不规律月经	≥ 7 天
	闭经	≥ 6 个月无月经
经期长度	经期延长	> 7 天
	经期过短	< 3 天
经期出血量	月经过多	> 80 ml
	月经过少	< 5 ml

1．卵泡的发育及卵泡的募集与选择 在月经前一周期的黄体晚期及本周期的早卵泡期，血卵泡刺激素（follicle-stimulating hormone，FSH）水平上升，一批直径5 mm左右的卵泡募集发育，颗粒细胞继续增殖并分泌更多的卵泡液，使卵泡日益增大。约在月经周期第7天，被募集的卵泡群中FSH阈值最低的卵泡优先发育成为优势卵泡（dominant follicle）。FSH刺激颗粒细胞的芳香化酶活性，导致卵泡雌激素浓度增加，FSH和雌激素刺激优势卵泡生长、卵泡腔形成和黄体生成素（luteinizing hormone，LH）受体出现。优势卵泡生成和分泌更多的雌二醇，反馈抑制了垂体FSH的分泌，使其他卵泡逐渐闭锁退化。月经周期第11～14天，优势卵泡的卵泡液急骤增加，卵泡腔增大，卵泡迅速增大至直径18 mm左右，卵泡向卵巢表面突出，形成排卵前卵泡（preovulatory follicle）。月经周期的长短主要由卵泡期的长短来决定。

2．排卵期 排卵（ovulation）指成熟卵泡破裂，次级卵细胞及其外围的透明带、放射冠及小部分卵丘颗粒细胞一起被排出的过程。排卵前卵泡结构从外到内依次为单层表皮细胞、胶原结缔组织组成的白膜、卵泡外膜、卵泡内膜（含有丰富的血管）、颗粒细胞和卵泡腔。卵母细胞的最终成熟与卵泡破裂、排卵是两个独立的过程。但在促性腺激素（gonadotropin，Gn）的适当刺激下，它们之间又紧密同步，相互协调。初级卵母细胞进入第一次减数分裂，排出第一极体，改称为次级卵母细胞。排卵前成熟卵泡迅速增大，突出于卵巢皮质表面，形成小红斑点。在Gn峰、前列腺素及肾上腺、胆碱能神经的影响下，并且活动胶原酶分解了卵泡壁和附近的卵巢包膜，形成破口，卵泡外膜平滑肌纤维收缩，使卵母细胞及周围的卵丘细胞复合物自破口释放排出[5]。

排卵多发生在下次月经来潮前14天左右。卵子可由两侧卵巢轮流排出，也可由一侧卵巢连续排出。卵子排出后，经输卵管伞部捡拾、输卵管壁蠕动以及输卵管黏膜纤毛活动等协同作用通过输卵管，并被运送到子宫腔。如次级卵母细胞在输卵管受精，即发生第二次成熟分裂，形成卵细胞。

3．黄体期 排卵后卵泡液流出，卵泡腔内压下降，卵泡壁塌陷，颗粒细胞和卵泡内膜细胞向内侵入，周围由结缔组织的卵泡外膜包围，形成黄体（corpus luteum）。黄体期的标志是黄体分泌的孕酮显著增加。卵泡颗粒细胞和卵泡内膜细胞在 LH 的作用下进一步黄素化，分别形成颗粒黄体细胞及卵泡膜黄体细胞。排卵后 7 ~ 8 天（相当于月经周期第 22 天左右），黄体的体积和功能达到高峰，外观呈黄色，直径 1 ~ 2 cm。正常黄体功能的建立需要理想的排卵前卵泡发育，包括卵泡期的 FSH 刺激，以及排卵期和排卵后持续性的 LH 支持[1]。

4．月经期　如果排出的卵子受精，胚胎滋养细胞分泌的人绒毛膜促性腺激素（human chorionic gonadotropin，HCG）使黄体增大转变为妊娠黄体，可维持至妊娠 3 个月。若卵子未受精，黄体在 14±2 天后逐渐萎缩变小，周围的结缔组织和成纤维细胞侵入黄体，转变为纤维组织，外观色白，称白体（corpus albicans）。黄体衰退后月经来潮，卵巢中又有新的卵泡发育，开始新的周期。

（二）子宫内膜的周期性变化[1,2]

子宫内膜分为上 2/3 的功能层和下 1/3 的基底层。功能层具有周期性增生、分泌和发生脱落性变化，基底层可在月经后再生并修复子宫内膜创面，形成新的子宫内膜功能层。

1．子宫内膜增生期（月经第 5 ~ 14 天）　月经后子宫内膜上皮细胞增生。约在月经第 5 天，腺体稀疏，腺管狭而直，腺上皮呈低柱状，小动脉直而壁薄。周期第 10 ~ 14 天时，内膜增厚，呈波纹状，腺体与间质明显增生，腺上皮呈高柱状，拥挤呈假复层，小动脉增生、卷曲呈螺旋状。

2．子宫内膜分泌期（月经第 15 ~ 28 天）　排卵后 1 ~ 5 天，内膜继续增厚，腺体更增长、弯曲。腺上皮细胞底部出现内含糖原的核下空泡。这是排卵的标志。间质水肿，螺旋小动脉生长更迅速，盘曲扩张更明显。排卵后 6 ~ 10 天，腺体扩张弯曲达最高程度，核下空泡移至核上，间质水肿更明显，螺旋小动脉长度的增长快于内膜厚度的增长，血管周围间质出现蜕膜样变。月经前期黄体退化，子宫内膜厚度下降，腺体缩小，分泌耗竭。

3．月经期　月经开始前 4 ~ 24 h，螺旋小动脉局部痉挛性收缩，使远端内膜缺血坏死、剥脱而出血。月经期脱落的子宫内膜只限于表面的功能层，而深部的基底层并不脱落。功能层组织脱落越快，则月经期越短，而子宫内膜脱落缓慢或不完全将引起月经期时间延长和失血过多。从月经周期的第 3 ~ 4 天起，基底层内膜上皮又开始再生，修复创面，流血即停止。

第三节　下丘脑 - 垂体 - 卵巢轴

20 世纪，人类神经内分泌学说的创立推动了人类生殖生理和生殖内分泌学的发展。20 世纪 50 年代，Harris 等用大量资料证明了"垂体门脉循环"，为下丘脑 - 垂体 - 卵巢轴（hypothalamic-pituitary-ovarian 轴，HPO axis）奠定了基础。HPO 轴是指下丘脑分泌的促性腺激素释放激素（gonadotropin-releasing hormone，GnRH）通过垂体门脉系统注入腺垂体，促进垂体促性腺激素（Gn，指 FSH 和 LH）的分泌。后者经血液循环到达卵巢，调节卵巢雌、孕激素的分泌。另一方面，垂体、卵巢激素和神经递质通过反馈通路调节下丘脑的功能，使整个神经内分泌系统形成统一和协调的功能体系。

一、下丘脑

下丘脑位于视交叉上方、脑底第三脑室下部及其两侧。中部弓状核呈漏斗形下陷，至蝶鞍形成神经垂体（垂体后叶）。下丘脑的神经元可划分三个神经核群：前群、结节群和后群。前群神经元由视交叉上核、视上核和室旁核组成。视上核和室旁核分别分泌加压素和催产素（oxytocin）。结节群的神经元产生大多数下丘脑激素，维持基础性 GnRH 分泌。后群除了结节乳头体核外，其他神经核不参与内分泌功能的直接调节。

下丘脑分泌的神经内分泌肽类激素依其功能分为释放激素系统（releasing hormones system）、抑制激素系统（inhibiting hormones system）、催产素和加压素（vasopressin）。下丘脑通过两种方式与垂体相关联，一种是通过垂体门脉系统将激素转运至腺垂体（垂体前叶），调控腺垂体的合成与释放；另一种是通过视上垂体束直接进入神经垂体，在神经垂体内将下丘脑的激素释放入血液中。该束主要由下丘脑的视上核和室旁核的神经元轴突所组成。

下丘脑分泌的 GnRH 是一种十肽激素。85% 的 GnRH 由下丘脑弓状核神经元产生，伸出轴突并将其运送至腺垂体。GnRH 与特异性质膜受体结合，启动一系列复杂的连锁反应，最后导致垂体促性腺激素 LH 和 FSH 的释放。由于快速蛋白质水解作用，GnRH 在体内极易降解，半衰期为 2 ~ 4 min。由于 GnRH 的分泌量少，经过血液循环稀释后浓度极低，加上体内其他器官可分泌 GnRH 样物质，故外周血测定困难且不可靠。

由于 GnRH 的半衰期极短，所以持续性脉冲分泌非常重要。GnRH 的脉冲发生器位于正中隆凸部。成年女性因月经周期的不同，脉冲频率为 60 ~ 120 min 一次。GnRH 的这种脉冲性分泌决定了垂体 FSH 和 LH 的释放节律。GnRH 低脉冲节律促进 FSH 释放，高脉冲节律促进 LH 释放。GnRH/Gn 的脉冲性释放的周期性节律和振幅又决定了卵巢雌激素和孕激素的周期性变化，从而控制整个生殖过程。外周血 LH 水平的脉冲节律与 GnRH 的节律相似。

下丘脑反馈包括长反馈、短反馈和超短反馈。长反馈指性激素对下丘脑的反馈作用，垂体激素对下丘脑的反馈作用是短反馈，而下丘脑分泌物对下丘脑本身所起的反馈作用属于超短反馈。

1. GnRH 的自我调节　GnRH 对垂体 GnRH 受体产生自我调节。小剂量脉冲释放的 GnRH 可使垂体 GnRH 受体增加，导致升调节，而大剂量 GnRH 可使垂体细胞的 GnRH 受体出现降调节。临床上常用大剂量 GnRH 激动剂抑制垂体 - 卵巢轴。

2. 中枢神经递质及神经肽　主要包括去甲肾上腺素、多巴胺和内啡肽。去甲肾上腺素可促进 GnRH 的释放。多巴胺对 GnRH 的释放有刺激和抑制双重作用，并且这两种功能可以相互转化。内啡肽可抑制 GnRH 的释放。

3. 性激素反馈调节　①雌激素（estrogen，E）的反馈作用：雌激素对下丘脑的作用包括正反馈和负反馈。随着卵泡发育，雌激素水平升高，负反馈抑制下丘脑 GnRH 的释放。当卵泡发育成熟，雌激素浓度达到 250 ~ 450 pg/ml，并维持达 2 天时，则表现为正反馈作用，促进 GnRH 释放，产生 LH 和 FSH 高峰。一旦达到阈值，促性腺激素分泌的高峰就不受雌激素浓度的影响。②孕激素（progestogen，P）的反馈作用：在黄体期，高浓度孕激素使 GnRH 和 LH 脉冲频率减慢，释放减少，从而有利于 FSH 的合成和释放。高浓度孕激素还可阻断雌激素的正反馈作用。

4. 其他影响因素　应激及代谢也对下丘脑 GnRH 的分泌产生影响。例如，女性受环境变化影响可能出现月经紊乱，如高强度训练的女运动员可出现闭经和月经稀发（这种GnRH 的抑制作用与机体的脂肪量无关）等。相关的中枢神经系统的信号变化还在研究中。

二、垂体

垂体位于颅底蝶鞍内，分为前叶、中叶和后叶。其中垂体中叶为组织的皱褶。

垂体前叶是分泌多种激素的重要内分泌腺，故又称腺垂体。腺垂体有分泌 Gn、催乳素（prolactin，PRL）、生长素、促肾上腺素及促甲状腺素等的细胞群。它的血液供应主要来自下丘脑 - 门脉血管。腺垂体在解剖和功能上都与下丘脑相连。两者形成一个独立系统，称为"下丘脑 - 垂体轴"。腺垂体一方面接受下丘脑脉冲式分泌的肽类激素的信号调节，同时，其产生的激素又通过反馈机制作用于下丘脑。

（一）Gn

Gn（FSH 和 LH）是由腺垂体的促性腺激素细胞产生的糖蛋白激素，由 α 与 β 两个亚单位组成，其结构高度相似，两者以及 TSH 和 HCG 的 α 亚单位中的氨基酸成分及其排列基本相同。

1. FSH 和 LH 的生理功能　FSH 受体分布于颗粒细胞，而 LH 受体可见于卵泡膜细胞、成熟的颗粒细胞、黄体细胞和间质细胞。FSH 和 LH 相互协调，共同促进卵泡的发育和成熟。卵泡的早期发育主要依靠 FSH。LH 主要影响晚期甾体激素的产生。

（1）FSH：是刺激卵泡发育的最重要激素。FSH 促进早期窦前卵泡的募集；促进颗粒细胞的增殖与分化；促进合成 FSH 受体，使卵细胞生长发育和成熟；FSH 还可促进原始卵泡周围的间质细胞分化形成内、外两层泡膜细胞并合成 LH 受体，为排卵做准备；FSH 还激活颗粒细胞内的芳香化酶，使卵泡膜细胞产生的雄激素（androgen，A）转化为雌激素。

（2）LH：在卵泡早期，LH 作用于卵泡膜细胞，促进生成雌激素的底物雄烯二酮。在卵泡后期，颗粒细胞的 LH 受体量迅速增多，在排卵前 LH 峰使卵母细胞达到成熟并排卵。在黄体期，低水平的 LH 支持卵巢的黄体功能，促使黄体孕激素和雌二醇的合成和分泌。

2. FSH 和 LH 的分泌及调节　垂体 FSH 和 LH 的分泌受下丘脑 GnRH 及卵巢雌激素和孕激素的共同调控。GnRH 使 FSH 和 LH 呈脉冲式释放，而雌激素对 Gn 的合成和分泌有正、负反馈的双重调节作用。大量孕激素负反馈抑制 LH 的合成释放。

（二）催乳素

催乳素是由腺垂体催乳细胞分泌的一种激素蛋白激素。具有生物活性的 PRL 的分子量约为 22 000，但是在垂体内和外周血中可以检测到分子量更大、免疫功能各异的催乳素。它可能是由 PRL 的双联体或三联体组成的，称为大催乳素或大大催乳素。这种大分子量催乳素往往无活性，但有时也可分解为小分子激素而产生活性。临床可见血液检测为高催乳素血症但月经规律和生殖功能正常的女性[5]。

催乳素存在明显的昼夜节律，呈现脉冲性释放。晨醒后血催乳素水平逐渐下降，上午9—11点达低谷，下午和晚上催乳素水平逐渐上升。

1．催乳素的生理作用 催乳素的主要生理作用是在妊娠期促进乳腺发育，以及分娩后促进乳汁生成、排出和射乳。催乳素还参与正常卵泡发育和性激素的分泌调节，但如水平过高，可抑制下丘脑GnRH的脉冲性释放，降低雌激素，导致不排卵。此外，催乳素对人体代谢和生长都有作用。高催乳素血症有时伴有骨质疏松症的发生，其机制尚待阐明。

2．催乳素分泌的调节 催乳素的合成和分泌受多种因素影响。下丘脑催乳素释放素（prolactin-releasing hormone，PRH）促进催乳素的分泌。催乳素释放抑制素（prolactin release inhibiting hormone，PRIH）和多巴胺抑制催乳素的分泌。其中催乳素抑制激素的抑制作用占主导地位。高蛋白或高脂饮食可增加PRL的释放。小剂量雌激素和孕激素促进分泌催乳素，而大剂量则呈抑制作用，故产后大剂量雌激素可抑制泌乳，长期服用复方口服避孕药则可引起乳溢和闭经综合征。此外，催乳素的分泌还受到肾上腺激素、甲状腺激素、胰岛素以及应激和药物等的影响。

神经垂体后叶全部由神经组织形成，故又称为神经垂体，是下丘脑的直接延伸。神经垂体的轴突来源于下丘脑两个不同区域的含细胞体神经元，即视上核和室旁核。这两者分泌催产素与加压素。它们不直接调节生殖周期。

三、卵巢

在女性的一生中，卵巢是不断发生变化的组织。育龄期女性卵巢的主要功能是：产生并排出卵泡，分泌性激素和多种多肽物质来维持女性性征，为生育做准备。

（一）生殖细胞的发生与耗竭

原始的生殖细胞来源于卵黄囊的内胚层，于妊娠第3周末形成神经板，于妊娠第5周生成生殖脊。在妊娠第5～28周，原始生殖细胞不断发生有丝分裂，细胞数增多，体积增大，处于减数分裂前的生殖细胞称为卵原细胞。到妊娠第8周，持续大量的有丝分裂活动使卵原细胞数增加到60万。妊娠第8～13周时，一些卵原细胞从有丝分裂期进入第一次减数分裂期并静止于分裂前期，卵原细胞转变为初级卵母细胞。这时的减数分裂可使卵原细胞暂时免于闭锁，以进一步发育成为原始卵泡。妊娠第16～20周时，生殖细胞数达高峰600万左右，其中2/3是处于减数分裂期的初级卵母细胞，1/3是卵原细胞。妊娠第24～28周后，卵母细胞停止增加，卵原细胞的闭锁却相应增加，在妊娠第28周以上时残余的卵原细胞完全闭锁，出生时没有卵原细胞的存在。闭锁卵泡直径＜10 mm，闭锁后被纤维组织所替代。

妊娠第18～20周，卵巢髓质深部血管逐渐长入皮质部，将其细胞团块分割成多个小部分。处于第一次减数分裂的卵母细胞被单层前颗粒细胞和基底膜细胞包绕，形成原始卵泡。原始卵泡到窦状卵泡的转化是卵泡的发育过程，可将其生长过程分为以下几个阶段（图 1-3）。

1．原始卵泡（primordial follicle）　由单层扁平前颗粒细胞围绕处于减数分裂双线期的初级卵母细胞构成，是女性的基本生殖单位，也是卵细胞储备的唯一形式。激活后，原始卵泡开始增大。这个过程与促性腺激素的周期性释放无关。

2．窦前卵泡（preantral follicle）　在妊娠 6 个月就可发现，原始卵泡的扁平前颗粒细胞分化为单层立方形细胞之后成为初级卵泡（primary follicle）。初级卵母细胞一旦进入第一次减数分裂期，就停留在此期，直到排卵的发生。当减数分裂恢复后，形成并排出第一极体。窦前卵泡中的颗粒细胞合成和分泌黏多糖，在卵子周围形成透明带（zona pellucida），以利于卵母细胞和卵泡细胞之间进行物质交换和信息传递。透明带还参与受精的识别。初级卵泡中的单层颗粒细胞继续增殖，达到 6～8 层时成为次级卵泡（secondary follicle）。卵泡膜即分化为卵泡内膜（theca interna）和卵泡外膜（theca externa）。颗粒细胞形成 FSH、雌激素和雄激素受体，卵泡内膜细胞形成 LH 受体。颗粒细胞将卵泡膜细胞合成的雄激素在芳香化酶的作用下转化为雌激素，称为"两细胞学说"。次级卵泡在发生上并不依赖促性腺激素。

3．窦状卵泡（antral follicle）　在雌激素和 FSH 的协同作用下，颗粒细胞间积聚的卵泡液增加，出现卵泡腔，称为窦状卵泡。在妊娠末期可以发现少量窦状卵泡。在雌激素和 FSH 的作用下，颗粒细胞获得 LH 受体，雌激素合成增加。

在生育期，在下丘脑 - 垂体 - 卵巢轴的影响下，卵泡经过募集、发育成熟、排卵或闭锁周期性变化，直至最终耗竭。

也就是说，女性一生中的卵细胞储备在胎儿期已成定局。从妊娠中期开始，生殖细胞数目发生了迅速且不可逆的减少。出生时，生殖细胞数为 100 万～200 万个。在青春期生殖细胞总数减到 30 万～50 万个。在性成熟期每月发育 3～11 个卵泡，经过募集选择，仅有一个优势卵泡达到完全成熟而排出，其余卵泡发育到一定程度后自行退化

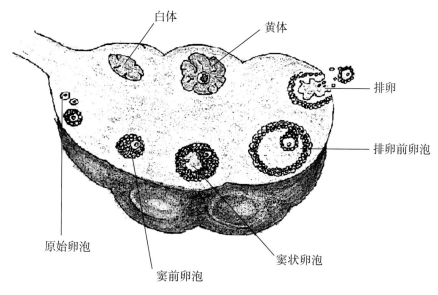

图 1-3　卵泡发育的不同阶段

而闭锁。女性一生仅有 400 ~ 500 个（少于总数的 1%）卵泡将发生排卵，其余卵细胞均退化。卵巢内的原始卵泡从 35 岁开始下降，多数女性在 37 岁后卵细胞减少加速，到 40 岁后卵巢功能低落并进入围绝经期，卵细胞最终耗竭。最后一次月经称为绝经。我国女性的平均绝经年龄为 49.5 岁。绝经后 10 年内卵巢功能衰退到几乎停止。

（二）卵巢的生殖功能

卵巢的生殖功能主要是排卵和产生雌激素和孕激素。卵泡膜细胞为排卵前雌激素的主要来源，黄体细胞在排卵后分泌孕激素和雌激素。雄激素主要由卵巢间质细胞和门细胞产生。下丘脑 - 垂体 - 卵巢轴的反馈机制是影响排卵和月经形成的主要机制。在正常的成年女性，卵巢的皮质层具有能分泌激素的间质细胞和散在其中的数十万个处于不同发育阶段的卵泡。

性激素的前体为胆固醇，故性激素又称类固醇激素。它是以环戊烷多氢菲核为基础结构组成的类固醇激素。性激素的合成需要多种羟化酶和芳香化酶的作用。它们都属于细胞色素 P450 超基因家族。

1. 雌激素　由两种细胞联合分泌。卵巢的卵泡膜细胞在 LH 的作用下将胆固醇衍化为睾酮和雄烯二酮。两者进入颗粒细胞。颗粒细胞内的芳香化酶受 FSH 的作用，将睾酮和雄烯二酮分别转化为雌二醇和雌酮。这就是"两细胞两种促性腺激素理论"。所以卵巢所分泌的雌激素主要为雌二醇与雌酮。这两种雌激素可以互相转化。雌三醇为其代谢产物。其中雌二醇的生物活性最强，雌酮次之（约为雌二醇的 1/3），雌三醇最弱。绝经后雌激素主要来源于外周转化而来的雌酮。

雌激素的生理作用是促进女性生殖器官的发育和功能，维持女性的第二性征。雌激素可以增加子宫血供，使肌层增厚，提高肌层对催产素的敏感性；促进子宫内膜的修复、增殖和增生；促进阴道组织增生肥厚，角化细胞增多，细胞内糖原储积，在乳酸菌的作用下使阴道 pH 呈酸性；使子宫颈腺上皮细胞分泌稀薄黏液，以利于排卵期精子穿透；促进输卵管肌层发育及收缩；促进乳腺基质及腺管生长发育，通过刺激垂体催乳素分泌，促进乳汁合成。雌激素还调节机体的新陈代谢，促进肝合成多种血浆转运蛋白，影响蛋白质合成、脂肪和碳水化合物代谢；使体内脂肪呈女性分布，改善血脂成分。雌激素还可影响骨代谢，促进儿童期骨生长，加速骨骺闭合，促进成骨细胞的功能并抑制破骨细胞的功能，抑制骨吸收及骨转换。其综合结果是保持骨量。雌激素还能促进肾小管对水、钠的重吸收；使真皮增厚，结缔组织内胶原分解减慢，使表皮增殖，弹性增加及血供改善。

2. 孕激素　孕激素主要由颗粒黄体细胞及卵泡膜黄体细胞生成与分泌，由孕烯醇酮转化而来。孕激素的主要功能是与雌激素协同产生月经周期。

孕激素使子宫颈分泌的黏液变稠厚，不利于精子穿透；抑制子宫收缩，降低对催产素的敏感性，保护孕卵的生长；对抗雌激素对子宫内膜的增生作用，使内膜向分泌期转化；抑制输卵管收缩及上皮纤毛生长；使阴道上皮角化减少，中层细胞增多；在雌激素作用的基础上，促进乳腺腺泡发育，大量孕激素可抑制乳汁分泌；促使蛋白质分解，促进水、钠排出；刺激下丘脑体温调节中枢，使体温升高。

3. 雄激素　卵泡膜细胞是合成与分泌雄激素（主要是雄烯二酮和脱氢表雄酮）的

主要部位。女性肾上腺是循环中雄激素的主要来源。雄激素中以雄烯二酮和睾酮的效能较高。两者均可经芳香化酶的作用转化为雌激素。雄激素可刺激腋毛和阴毛生长；促进蛋白质合成及骨髓造血，并与性欲有关。卵泡内雄激素过多与卵泡闭锁有关。

性激素均为脂溶性物质，经过肝的代谢形成水溶性物质，然后经肾与尿液同排泄。雌激素降解为雌三醇葡萄糖醛酸盐或硫酸盐经肾排泄。其中有 1/4 经胆汁排入肠道，再被吸收入肝，即"肠肝循环"。剩余的小部分雌激素未被肠道吸收而与大便一同排泄，孕激素和睾酮等也都经肝代谢成水溶性的葡萄糖醛酸盐而自肾排泄。

4. 多肽激素、细胞因子和生长因子 卵巢还分泌多肽激素、细胞因子和生长因子。多肽激素主要指抑制素、激活素和卵泡抑制素。抑制素可以选择性地抑制垂体 FSH 的合成和分泌，增强卵泡细胞对 LH 的反应性，促进雄激素的产生。激活素在垂体通过自分泌作用，增加垂体细胞 GnRH 的受体数量，提高垂体对 GnRH 的反应性，从而刺激 FSH 的产生，增加颗粒细胞对 FSH 的反应以促进卵泡发育，降低雄激素合成并促进卵母细胞成熟。卵泡抑制素主要通过自分泌或旁分泌作用抑制 FSH 的产生。

抗苗勒管激素（anti-Müllerian hormone，AMH）是目前发现的唯一对从原始卵泡向初级卵泡转化进行负调节的因子。AMH 由育龄期女性的颗粒细胞表达，随年龄的增长浓度逐渐下降，绝经后测不出。AMH 通过抑制 FSH 对卵泡发育的募集起调节作用，还可抑制颗粒细胞的芳香化酶 mRNA 表达，降低 LH 受体的数目，从而控制卵泡的优势选择。AMH 调节卵细胞的减数分裂，抑制颗粒细胞增殖和卵细胞成熟，抑制了生长卵泡募集的起始。

此外，白细胞介素 -1、肿瘤坏死因子 -α 及胰岛素样生长因子等细胞因子和生长因子也通过自分泌或旁分泌的方式参与卵泡生长发育的调节。关于卵巢自分泌或旁分泌的机制尚有很多不清楚，但研究显示其在一些疾病中发挥重要的调节作用。

四、月经周期中下丘脑 - 垂体 - 卵巢轴的调控

1. 卵泡期 卵泡的启动始于前一个月经周期的黄体末期，由于雌激素、孕激素和抑制素 A 下降到最低，解除了对下丘脑和垂体的抑制，下丘脑开始分泌 GnRH，使垂体分泌 FSH 升高，在卵泡募集的关键时期 FSH 的浓度升高是必要的。卵泡膜细胞在少量 LH 的影响下开始分泌雄激素，并在芳香化酶的作用下转化为雌激素。FSH 诱导芳香化酶活性，增加雌激素的产生，在排卵前 24 ～ 36 h 形成月经周期的第一个高峰。在月经第 5 ～ 7 天，卵泡经选择而进入第 8 ～ 12 天的优势发育。逐渐升高的雌激素在优势卵泡中增强 FSH 的作用，在下丘脑 - 垂体水平却表现为负反馈作用，抑制 FSH 对发育不良卵泡的支持，最终引起其他卵泡的闭锁（图 1-4）。

FSH 和雌二醇促进颗粒细胞 LH 受体生成，使 LH 逐步升高。LH 促进少量孕激素形成。但孕激素的量很少，采用普通的放射免疫技术几乎检测不到。少量孕激素可以协同雌激素正反馈，最终确保卵泡成熟。

2. 排卵期 在卵泡中期，雌激素对 FSH 和 LH 的作用由负反馈变为正反馈，最终 FSH 出现平缓的高峰，LH 出现陡峭的高峰。这取决于两个重要因素：其一是雌二醇水平达到 200 pg/ml 并且持续 50 h 以上，其二是排卵多出现在 LH 高峰后 36 h。LH 高峰

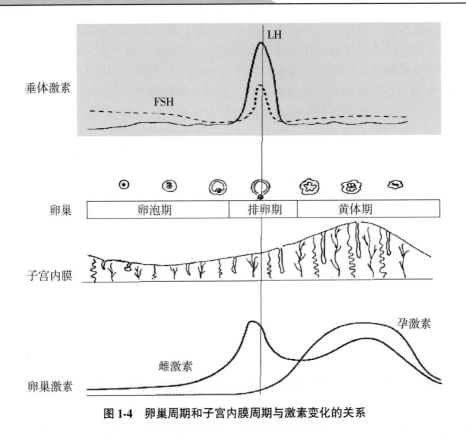

图 1-4　卵巢周期和子宫内膜周期与激素变化的关系

关闭的机制尚不十分明了，可能与雌激素正反馈作用消失和孕激素负反馈作用增强有关。

3. 黄体期　排卵后血液循环中的 LH 和 FSH 均急剧下降。在少量 LH 和 FSH 的作用下，黄体形成并逐渐发育成熟。排卵后雌激素水平迅速下降，排卵后 3 天雌激素降至峰值的 50%。黄体主要分泌孕激素，也分泌雌二醇，使子宫内膜发生分泌期变化。排卵后第 7～8 天孕激素达到高峰，雌激素达到月经周期的第二个高峰，峰值多低于第一个峰值。雌激素和孕激素作用于子宫内膜，为囊胚植入做准备。如无胚泡着床，在大量孕激素、雌激素和抑制素 A 的负反馈作用下，LH 和 FSH 分泌进一步下降，黄体萎缩退化，雌激素和孕激素分泌减少，恢复到月经周期的最低水平。子宫内膜失去性激素的支持，发生剥脱而导致月经来潮。

黄体溶解后，雌激素、孕激素和抑制素 A 快速下降，解除了对下丘脑和垂体的负反馈抑制，使 FSH 分泌增加，启动了新的卵泡发育，开始新的月经周期，如此周而复始。

（惠　英）

参考文献

[1] 谢幸，苟文丽．妇产科学．北京：人民卫生出版社，2016：15-27.
[2] 曹泽毅．中华妇产科学．北京：人民卫生出版社，2014：34-47.
[3] 石一复，郝敏．卵巢疾病．北京：人民军医出版社，2014：3-35.
[4] 中华医学会妇产科分会妇科内分泌学组．异常子宫出血诊断与治疗指南．中华妇产科杂志，2014，49（11）：801-806.
[5] 葛秦生．临床生殖内分泌学．北京：科学技术文献出版社，2001：589-638.
[6] 田秦杰，葛秦生主编．实用女性生殖内分泌学．北京：人民卫生出版社，2018.
[7] Harris GW．Neural control of the pituitary gland．Physio Rev，1948，28：139-179.

第二章　异常子宫出血的相关术语和定义

异常子宫出血（AUB）相关的术语和定义长期存在混淆，描述性术语和诊断性术语混用。例如，对于月经过多（menorrhagia），回顾100年来发表的文献，3/4的文献认为月经过多是一个症状，其余的则认为它是一种诊断[1]。即使用它来描述一种症状，也缺乏对月经模式的统一描述和是否存在并发症的一致认识。同样的问题出现在子宫不规则出血（metrorrhagia）、月经频多（menometrorrhagia）和功能失调性子宫出血（dysfunctional uterine bleeding，DUB）等术语。

此外，引起AUB的潜在原因很多，缺乏标准的分类法，命名也很混乱，这阻碍了其临床诊疗、学术交流、教学及多中心科学研究的设计和解读[2]。针对上述问题，国际妇产科联盟（FIGO）月经异常工作组（FIGO Menstrual Disorders Group，FMDG）通过复习文献、调查和讨论，历时5年，废弃了混淆的术语，对正常月经和AUB相关医学术语和定义的推荐达成共识，设计了非妊娠育龄期女性AUB病因的PALM-COEIN分类系统。这有利于提高我们对这种经常发生的复杂临床疾病的理解并选择正确的治疗方法。

一、FIGO 建议废弃的术语

基于某些术语混乱的用法和定义不清，FIGO建议将其废弃，包括月经过多（menorrhagia, hypermenorrhea, polymenorrhagia, epimenorrhagia）及其全部用法：特发性月经过多（essential menorrhagia, idiopathic menorrhagia）、原发性月经过多（primary menorrhagia）、功能性月经过多（functional menorrhagia）、有排卵或无排卵月经过多（ovulatory or anovulatory menorrhagia）、子宫不规则出血（metrorrhagia）、子宫不规则过多出血（menometrorrhagia）、月经过少（hypomenorrhea）、月经频发（polymenorrhea）、月经过频（epimenorrhea）、子宫出血（uterine hemorrhage）、功能失调性子宫出血（dysfunctional uterine bleeding）及功能性子宫出血（functional uterine bleeding）[3,4]。

二、正常月经、月经周期和 AUB 相关的定义

1. 正常月经和月经周期　定义正常月经和月经周期时应该基于以下参数：月经的规律性、频率、经量和月经出血的持续时间（表2-1）[4]。

表2-1　FIGO推荐的育龄期女性正常月经参数的限定[3,4]

临床术语	描述性术语	正常的界值
月经和月经周期		5% ~ 95%
月经频率	月经频发	< 24 天
	月经正常	24 ~ 38 天
	月经稀发	> 38 天
12 个月内月经的规律性、周期到周期的变化	周期缺如	无
	规律月经	变化在 2 ~ 20 天内
	不规律月经	变化 > 20 天
经期持续时间	经期延长	> 8 天
	经期正常	4.5 ~ 8 天
	经期过短	< 4.5 天
经量	月经过多	> 80 ml
	月经正常	5 ~ 80 ml
	月经过少	< 5 ml

　　中华医学会妇产科学分会妇科内分泌学组 2014 年制定了"异常子宫出血诊断与治疗指南"。其定义的正常子宫出血（月经）和 AUB 术语与 FIGO 的育龄期女性正常月经参数的限定范围不同（表 2-2）[5]。

表2-2　正常子宫出血（月经）与AUB术语（中国指南）

月经的临床评价指标	术语	范围
周期频率	月经频发	< 21 天
	月经稀发	> 35 天
周期规律性（近 1 年的周期之间 的变化）	规律月经	< 7 天
	不规律月经	≥ 7 天
	闭经	≥ 6 个月无月经
经期长度	经期延长	> 7 天
	经期过短	< 3 天
经期出血量	月经过多	> 80 ml
	月经过少	< 5 ml

　　2．FIGO 制定的 AUB 的相关术语　　AUB 是描述任何偏离正常月经或正常月经周期模式的总体术语，涵盖了全部症状[2,4]。

　　（1）慢性 AUB：在过去 6 个月中大多数时间存在月经量、周期和频率异常的子宫腔出血。无须立即处理。

（2）急性 AUB：突然发生的大量出血，须要立即处理，以防止进一步失血。可单独出现，也可出现于慢性 AUB 的基础之上。

（3）经间期出血（intermenstrual bleeding，IMB）：指有清晰的规律周期、在可预期的月经之间出现的出血，包括随机出现的出血和每个周期固定时间出现的出血。按出血的时间可分为卵泡期出血（postmenstrual spotting）、围排卵期出血（periovulation spotting）和黄体期出血（premenstrual spotting）。

3. FIGO 定义的 AUB 的特征　AUB 关键的特征是月经的规律性、频率、月经量和经期[3]。

（1）规律性异常

①不规律月经出血（irregular menstrual bleeding）：在 90 天的参考期内月经间隔时间的长度变化超过 20 天。

②闭经（absent menstrual bleeding）：6 个月无月经出血[3]。

（2）频率异常

①月经频发（frequent menstrual bleeding）：在 90 天内有超过 4 次的出血（此术语仅包含月经频发和不稳定的经间期出血，非常罕见）。

②月经稀发（infrequent menstrual bleeding）：在 90 天内有一次或两次出血。

（3）经量异常

①月经过多（heavy menstrual bleeding，HMB）：是 AUB 最常见的表现。定义为过多的月经失血量，影响到女性的身体、情绪、社会活动及生活质量。可单独发生，也可与其他症状一同发生。其通常与复杂症状相关联，包括多变的盆腔痛和躯体症状。

②月经过多并时间延长（heavy and prolonged menstrual bleeding，HPMB）：这种疾病较 HMB 少见，应将其与 HMB 区分。因为这两个症状可能来源于不同的病因，对治疗的反应也不同。

③月经过少（light menstrual bleeding）：该疾病基于患者的主诉，只有很少涉及病理，通常是一种文化疾病。这些人常认为月经量多是健康的表现。

（4）经期异常

①经期延长（prolonged menstrual bleeding）：推荐用来描述经期常持续超过 8 天。

②经期过短（shortened menstrual bleeding）：为一种很罕见的疾病，定义为月经持续时间不长于 4.5 天[3]。

三、FIGO 针对非妊娠育龄期女性 AUB 病因的 PALM-COEIN 分类系统[2]

2010 年 11 月，FIGO 正式接受了非妊娠育龄期女性 AUB 病因的 PALM-COEIN 分类系统。其命名基于每种疾病的首字母缩写 [子宫内膜息肉（polyp，P），子宫腺肌病（adenomyosis，A），子宫平滑肌瘤（leiomyoma，L），子宫内膜恶变和不典型增生（malignancy and hyperplasia，M），全身凝血相关疾病（coagulopathy，C），排卵障碍相关（ovulatory disorders，O），子宫内膜局部异常（endometrium，E），医源性（iatrogenic，I），未分类（not classified，N）]。其中 PALM 组存在可以用影像学技术和（或）组织病理观察到的结构异常，COEIN 组不存在上述结构异常。

1．子宫内膜息肉所致 AUB（AUB-P）　是否存在子宫内膜息肉须要通过超声（包括盐水灌注超声）、宫腔镜或两者联合检查，有无组织病理学表现均可诊断。必须排除子宫内膜的息肉样改变，因为那是正常子宫内膜的变异。没有必要将子宫颈管内息肉排除在本分类之外[6]。

2．子宫腺肌病所致 AUB（AUB-A）　子宫腺肌病与发生 AUB 的关系尚不明确。目前的诊断主要依据超声。在彩色多普勒超声中子宫腺肌病以边界模糊的局部病灶或腺肌瘤为特征，血管走行通过肿块。子宫肌瘤有明显的边界，并扭曲周围的子宫肌层，血管成簇地围绕肿块[7,8]。

3．子宫平滑肌瘤所致 AUB（AUB-L）　大部分无症状，不是 AUB 主诉的病因，但很常见，由此促使 FIGO 月经异常工作组创立了一级、二级和三级分类系统：一级分类反映是否存在一个或多个子宫平滑肌瘤，由超声检查确定，不考虑肌瘤的位置、数量和大小。二级分类将影响子宫腔的黏膜下肌瘤（submucous myoma，SM）与其他肌瘤（0 期）区分开，因为前者最易引起 AUB。三级分类由 Wamsteker 等提出[9]，后被欧洲人类生殖和胚胎协会（European Society of Human Reproduction and Embryology，ESHRE）所采纳。先将肌瘤分为黏膜下、其他和混合性三类后又进一步细分。黏膜下肌瘤又分为带蒂完全位宫腔内（0 型）、< 50% 位于肌壁间（1 型）、> 50% 位于肌壁间（2 型）。其他型肌瘤又分为完全肌壁间但紧靠内膜（3 型）、完全肌壁间（4 型）、浆膜下 > 50% 位于肌间（5 型）、浆膜下 < 50% 位于肌间（6 型）、带蒂浆膜下（7 型）及其他特殊类型（如宫颈肌瘤、阔韧带或寄生肌瘤）（图 2-1）。

4．子宫内膜恶变和不典型增生所致 AUB（AUB-M）　是 AUB 重要的潜在病因和相关结果。尽管在育龄期女性相对少见，但对育龄期女性，尤其是有高危因素如肥胖或长期无排卵者，必须考虑到该诊断。

5．全身凝血相关疾病所致 AUB（AUB-C）　包括引起 AUB 的系统性疾病。高质量的证据表明，13% 的月经过多女性存在通过生化检测可发现的凝血系统异常疾病。最

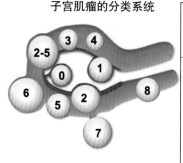

子宫肌瘤的分类系统

黏膜下子宫肌瘤（SM）	0	0型：宫腔内有蒂黏膜下肌瘤
	1	1型：无蒂黏膜下肌瘤，向肌层扩展≤50%
	2	2型：无蒂黏膜下肌瘤，向肌层扩展>50%
其他（O）	3	3型：肌壁间肌瘤，病变完全在腔外，但邻近子宫内膜
	4	4型：肌壁间肌瘤
	5	5型：超过50%的壁内
	6	6型：壁内50%以下
	7	7型：附着在浆膜浆膜下（有蒂的）
	8	8型：其他特殊，宫颈肌瘤，寄生

图 2-1　子宫肌瘤的分类

引自：Munro FIGO Classification system for causes of AUB. Fertil Steril，2011

常见的是血管性血友病（von Willebrand 病），其中约 90% 可通过详问病史确定。大约 90% 的这种患者存在家族史。

6. 排卵障碍相关所致 AUB（AUB-O） 排卵障碍导致的 AUB 主要表现为出血时间不可预料，出血量变化很大，在有些患者则可能引起大出血，发生月经过多。这些表现有的与不能周期性地产生孕酮有关，有的则是黄体萎缩不全的结果。持续无排卵主要由下丘脑 - 垂体 - 卵巢轴功能异常引起。雌激素持续作用于子宫内膜，缺乏周期性的孕酮对抗，引起雌激素突破出血或撤退出血，常见于青春期和绝经过渡期。大部分排卵障碍性疾病有明确的病因，很多是内分泌异常的产物，如多囊卵巢综合征（polycystic ovary syndrome，PCOS）、甲状腺功能减退症、高催乳素血症、精神压力、肥胖、厌食、减肥或过度运动如运动员培训。有些病例则是医源性的，由应用性激素或影响多巴胺代谢的药物（如吩噻嗪或三环类抗抑郁药）引起。

7. 子宫内膜因素所致 AUB（AUB-E） 当 AUB 的表现仍有周期规律可循，表明有正常排卵，但又缺乏其他明确病因时，最可能是子宫内膜局部止血机制异常引起的，包括缺乏血管收缩因子、纤溶酶原激活物过多引起纤溶亢进和促血管扩张物质产生过多。其他表现为经间出血，如子宫内膜炎和感染、局部炎性反应异常或子宫内膜局部血管形成异常。目前尚无诊断这些疾病的特异方法，因此，诊断 AUB-E 须在有排卵的基础上排除其他明确异常后确诊。

8. 医源性 AUB（AUB-I） 很多医疗干预会引起 AUB 或与 AUB 有关，包括一些药物干预或医疗器具的使用。在应用外源性类固醇激素治疗时发生的非预期子宫内膜出血称为突破出血（break-through bleeding，BTB），是 AUB-I 的主要组成部分，应用左炔诺孕酮宫内缓释系统（levonorgestrel intrauterine system，LNG-IUS，曼月乐）的女性在置入后前 6 个月频繁出现突破出血也属于这一类。2011 年 FIGO 分类中，当考虑 AUB 是继发于华法林或肝素等抗凝药，或者是使用干扰多巴胺代谢引起排卵障碍的药物所致时，分别归类于 AUB-C 或 AUB-O。2018 年 FIGO 新的分类将继发于华法林或肝素等抗凝药，或者使用干扰多巴胺代谢引起排卵障碍的药物导致的 AUB 均归属于 AUB-I[10]。

9. 未分类的 AUB（AUB-N） 对某位特定的患者来说因未充分诊断、检查，或极端罕见，可能存在一些引起或不引起 AUB 的情况，包括动静脉畸形和子宫肌层肥厚。此外，也许存在其他未被识别的疾病，只能通过生化或分子生物学检测确定。目前这些疾病被归为 AUB-N 中。如果可以获得进一步的证据，可以将它们单独归为一类，或属于已经存在的其他分类中。

某位患者可能存在一种或多种引起 AUB 的因素。PALM-COEIN 系统对所有患者也以缩写的形式列出所有因素。有的患者可能存在分类中的某种病理情况，如浆膜下肌瘤，但是与 AUB 并无因果关系，因此，在应用该分类系统时须对患者进行全面的分析（图 2-2）。

PALM-COEIN 分类系统可促进急、慢性 AUB 患者的流行病学、病因和治疗多方面的研究，也有助于对设计合理并有文章发表的临床试验进行 meta 分析。随着知识和技术的进步，以及可选择的检查手段的增加，FMDG 会对这个分类系统定期调整，偶尔会进行大幅度修订。

（杨 欣 王 宇 李晓冬）

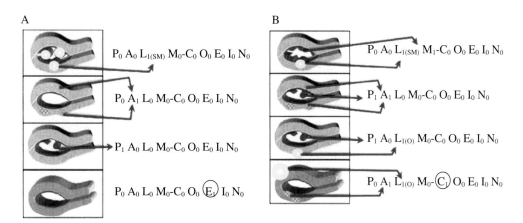

$$P_0 \, A_0 \, L_{1(SM)} \, M_0\text{-}C_0 \, O_0 \, E_0 \, I_0 \, N_0$$

$$P_0 \, A_1 \, L_0 \, M_0\text{-}C_0 \, O_0 \, E_0 \, I_0 \, N_0$$

$$P_1 \, A_0 \, L_0 \, M_0\text{-}C_0 \, O_0 \, E_0 \, I_0 \, N_0$$

$$P_0 \, A_0 \, L_0 \, M_0\text{-}C_0 \, O_0 \, \boxed{E_0} \, I_0 \, N_0$$

$$P_0 \, A_0 \, L_{1(SM)} \, M_1\text{-}C_0 \, O_0 \, E_0 \, I_0 \, N_0$$

$$P_1 \, A_1 \, L_0 \, M_0\text{-}C_0 \, O_0 \, E_0 \, I_0 \, N_0$$

$$P_1 \, A_0 \, L_{1(O)} \, M_0\text{-}C_0 \, O_0 \, E_0 \, I_0 \, N_0$$

$$P_0 \, A_1 \, L_{1(O)} \, M_0\text{-}\boxed{C_1} \, O_0 \, E_0 \, I_0 \, N_0$$

图 2-2　PALM-COEIN 的示意图和解释 [2]

A．病例均有确定的异常。Lsm，子宫黏膜下肌瘤；A，子宫腺肌病，局灶性和弥漫性；P，息肉；E，子宫内膜原因。B．病例均存在两个或两个以上的阳性病因。依次为黏膜下肌瘤合并子宫内膜取样证实的不典型增生，子宫内膜息肉和子宫腺肌病，浆膜下肌瘤和内膜息肉，子宫腺肌病和浆膜下肌瘤和筛查阳性的凝血障碍。

参考文献

[1] Woolcock JG，Critchley HO，Munro MG，*et al*．Review of the confusion in current and historical terminology and definitions for disturbances of menstrual bleeding．Fertil Steril，2008，90：2269-2280．

[2] Munro MG，Critchley HO，Fraser IS．The FIGO classification of causes of abnormal uterine bleeding in the reproductive years．Fertil Steril，2011，95（7）：2204-2208，2208．

[3] Fraser IS，Critchley HO，Broder M，*et al*．The FIGO recommendations on terminologies and definitions for normal and abnormal uterine bleeding．Semin Reprod Med，2011，29（5）：383-390．

[4] Munro MG，Critchley HO，Fraser IS．The FIGO systems for nomenclature and classification of causes of abnormal uterine bleeding in the reproductive years：who needs them？ Am J Obstet Gynecol，2012，207（4）：259-265．

[5] 中华医学会妇产科学分会妇科内分泌学组．异常子宫出血诊断与治疗指南．中华妇产科杂志，2014，49（10）：1-6．

[6] Munro MG，Critchley HO，Broder MS，*et al*．FIGO classification system（PALM-COEIN）for causes of abnormal uterine bleeding in nongravid women of reproductive age．Int J Gynaecol Obstet，2011，113（1）：3-13．

[7] Dueholm M．Transvaginal ultrasound for diagnosis of adenomyosis：a review．Best Pract Res Clin Obstet Gynaecol，2006，20：569-582．

[8] Dueholm M，Lundorf E，Hansen ES，*et al*，Magnetic resonance imaging and transvaginal ultrasonography for the diagnosis of adenomyosis．Fertil Steril，2001，

76：588-594.

[9] Wamsteker K，Emanuel MH，de Kruif JH．Transcervical hysteroscopic resection of submucous fibroids for abnormal uterine bleeding：results regarding the degree of intramural extension．Obstet Gynecol，1993，82：736-740.

[10] Munro MG，Critchley HO，Fraser IS．The two FIGO systems for normal and abnormal uterine bleeding symptoms and classification of causes of abnormal uterine bleeding in the reproductive years：2018 revisions．Int J Gynecol Obstet，2018：1-16.

第三章　异常子宫出血的诊断

根据 AUB 病程的长短，可分为慢性 AUB 及急性 AUB。国内指南定义慢性 AUB 是指近 6 个月内至少出现 3 次 AUB，无须紧急临床处理，但须要进行规范诊治的 AUB。急性 AUB 指发生了严重大出血，须要紧急处理以防进一步失血的 AUB，可见于有或无慢性 AUB 病史的患者。

如第二章所述，FIGO 将 AUB 病因分为两大类九个类型，按英语首字母缩写为 "PALM-COEIN"，"PALM" 存在结构性改变，可采用影像学技术和（或）组织病理学方法明确诊断，包括子宫内膜息肉所致 AUB（AUB-P）、子宫腺肌病所致 AUB（AUB-A）、子宫平滑肌瘤所致 AUB（AUB-L）、子宫内膜恶变和不典型增生所致 AUB（AUB-M）。而 "COEIN" 无子宫结构性改变包括全身凝血相关疾病所致 AUB（AUB-C）、排卵障碍所致 AUB（AUB-O）、子宫内膜局部异常所致 AUB（AUB-E）、医源性 AUB（AUB-I）和未分类的 AUB（AUB-N）。

一、诊断评估

AUB 患者的诊断应该依据详细的病史、体格检查以及适当的辅助检查（包括实验室检查及影像学检查），再结合患者的年龄等相关因素，最终明确诊断。

1．采集详细的病史　应包括患者的年龄、月经情况（初潮年龄、是否绝经及绝经年龄、月经出血模式、出血量和程度以及是否伴有腹痛），既往病史，尤其是否合并凝血障碍相关性疾病以及有无抗凝药物服用史。

2．体格检查　包括全身检查和盆腔检查。

（1）主要的全身检查包括患者的身高、体重并计算体重指数判断是否肥胖，是否有多囊卵巢综合征的体征如多毛和痤疮，甲状腺疾病的体征如甲状腺肿大和甲状腺结节，胰岛素抵抗的体征如黑棘皮病，凝血相关疾病的体征如皮肤瘀点、瘀斑及黏膜苍白。

（2）盆腔检查是不可或缺的。对于有性生活的患者应进行阴道检查及双合诊，无性生活的患者可行肛诊。通过阴道检查可以排除阴道和子宫颈等部位的病变，必要时还可行薄层液基细胞学检测（thinprep cytologic test，TCT）。通过双合诊可评估子宫大小以及有无包块等病变。

3．实验室检查　包括血或尿 HCG、全血细胞计数、凝血功能分析、甲状腺功能、性激素六项以及子宫颈癌筛查（TCT）等。

（1）血或尿 HCG：育龄期女性须首先排除妊娠相关的出血。

（2）全血细胞计数：可以提示贫血、血小板减少、白血病或再生障碍性贫血等疾病。对严重贫血的患者，应同时积极采取输血或补铁等措施。

（3）凝血功能分析：如果凝血功能异常，须考虑凝血障碍相关性疾病所致的 AUB（AUB-C），并及时请血液科等相关科室会诊，以完善进一步评估。

（4）性激素六项检查：可除外高雄激素、高催乳素导致的月经异常。应在黄体期测定，以判断有无排卵。如果血孕酮＞5 ng/ml，提示本周期有排卵。

（5）甲状腺功能：用于鉴别因甲状腺疾病导致的 AUB。

4．影像学检查　首选经阴道超声检查。即使患者有不规则出血，也可以在消毒后进行阴道超声检查。

5．子宫内膜病理

（1）子宫内膜活检：对长期有 AUB 病史，经 B 超检查发现有宫腔内异常回声，尤其是年龄＞45 岁的女性，可以考虑进行分段诊刮术。

（2）宫腔镜检查＋诊刮术：可减少分段诊刮术的漏诊率，发现 AUB-P 等器质性病变。

二、诊断流程

诊断 AUB 时应该针对异常出血的原因进行诊断。例如，患者既有子宫肌瘤，又有子宫腺肌病。如只存在肌壁间肌瘤，直径＜3 cm，且患者的主诉为月经过多伴贫血，应该更倾向于诊断 AUB-A，而不是 AUB-L，子宫肌瘤只是同时并列的诊断。可按照图 3-1 至图 3-5 所示的流程进行[1]。

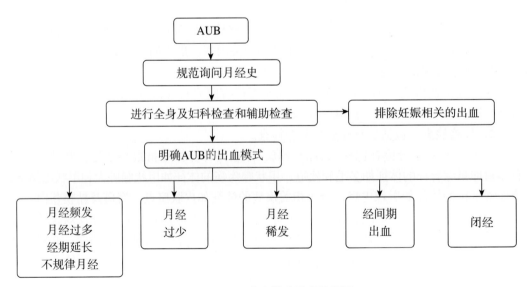

图 3-1　AUB 出血模式诊断流程图

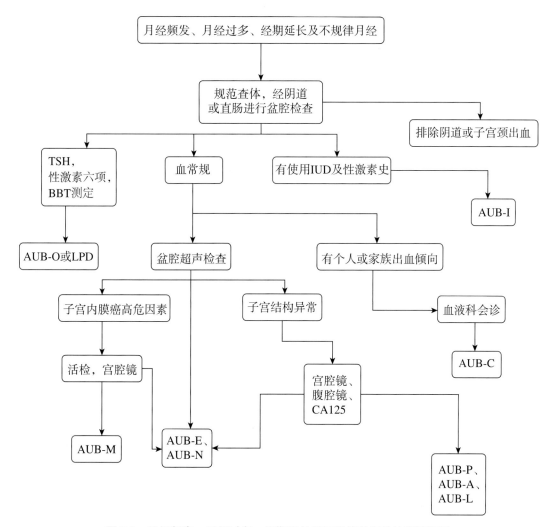

图 3-2　月经频发、月经过多、经期延长及不规律月经的诊断流程图

注：性激素六项包括 FSH、LH、催乳素、雌二醇、睾酮及孕酮；子宫内膜癌高危因素包括年龄≥ 45 岁、持续无排卵、肥胖；TSH（thyroid stimulating hormone）：促甲状腺素；BBT（basal body temperature）：基础体温；IUD（intrauterine device）：宫内节育器；LPD（luteal phase defect）：黄体功能不足

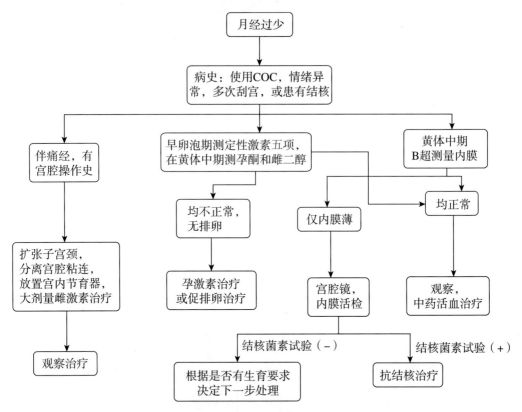

图 3-3　月经过少的诊治流程图

注：性激素六项包括 FSH、LH、催乳素、雌二醇、睾酮及孕酮；COC（combined oral contraceptive）：复方口服避孕药

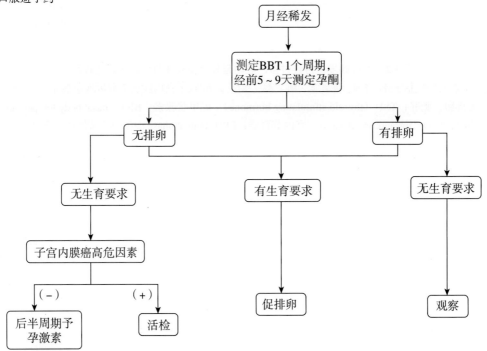

图 3-4　月经稀发的诊治流程图

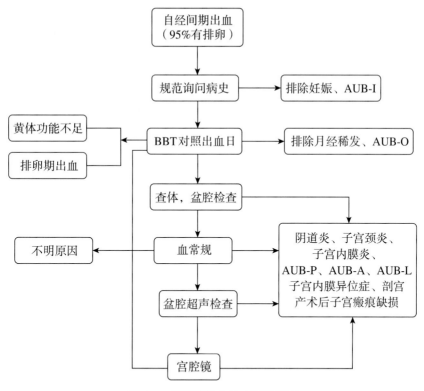

图 3-5　经间期出血的诊断流程图

（王　威　李莎莎　杨　欣）

参考文献

[1] 中华医学会妇产科学分会妇科内分泌学组．异常子宫出血诊断与治疗指南．中华妇产科杂志，2014，49（10）：1-6.

第四章　异常子宫出血治疗常用药物

第一节　孕激素

一、概述

孕激素是甾体化合物，有以下类别：

（一）以结构分类 [1]

孕激素的分类：有天然孕激素及合成孕激素。

1. **黄体酮（progesterone）** 为从黄体分离出的天然孕激素，但在黄体中的含量极低。

2. **逆转孕酮（retroprogestrone）** 如地屈孕酮（Dydrogesterone）。

3. **孕酮衍生物（progestrone derivative）** 如美屈孕酮（Medrogestone）。

4. **17α- 羟孕酮衍生物（17α-hydroxyprogesterone derivatives，pregnanes 孕烷）** 为孕酮衍生物，包括甲羟孕酮（安宫黄体酮，醋酸甲羟孕酮，Medroxyprogesterone acetate）、甲地孕酮（醋酸甲地孕酮，Megesterot acetate）、醋酸环丙孕酮（Cyproterone acetate）和醋酸氯地孕酮（Chlormadinone acetate）。

5. **17α- 羟去甲孕酮衍生物（17α-Hydroxynorprogesterone derivatives，norpregnanes 去甲孕烷）** 己酸孕诺酮酯（Gestonorone caproate）和己酸孕诺酮（nomegestrol acetate）。

6. **19- 去甲基睾酮衍生物（雌烷）（19-Nortestosterone derivatives，estranges）** 为睾酮衍生物，包括左炔诺孕酮（Levonorgestrel）、炔诺酮（Norethindrone）、醋酸炔诺酮（Norethindrone acetate）和炔诺酮烯丙雌醇（Norethindrone allylestrenol）。

7. **19- 去甲基睾酮衍生物（甾烷）（19-Nortestosterone derivatives，gonanes）** 包括去氧孕烯（Desogestrel）、孕二烯酮（Desogestrel）、诺孕酯（Norgestimate）和地诺孕素（Dienogest）。19- 去甲基睾酮衍生物是口服避孕药常用的类型。

8. **19- 去甲孕酮衍生物（19-Norpestosterone derivatives）** 包括地美孕酮（Demegestone）、普美孕酮（Promegestone）、曲美孕酮（Trimegestone）、诺美孕酮（Nomegestrol）、醋酸烯诺孕酮（Nestoron）和己酸孕诺酮（Gestonorone Caproate）。

9. **螺旋内酯衍生物（Spirallactone derivatives）** 如屈螺酮（Drospirenone）。

（二）以合成的时间分类

如果根据孕激素合成的先后时间顺序，可分为四代。第一代是甲地孕酮和炔诺酮。第二代为左炔诺孕酮，第三代为去氧孕烯和孕二烯酮，第四代包括地诺孕素、屈螺酮以及 19- 去甲孕酮衍生物烯诺孕酮、诺美孕酮和曲美孕酮。第一到三代孕激素大多是睾酮衍生物，没有受体的选择性，初期有孕激素和雄激素的活性，所以在临床上的不良反应相对较多。由于第四代孕激素能够选择性地与孕激素受体结合，选择性更高，而不与其他类固醇激素受体结合，因而也就没有其他激素的活性，安全性相对比较高，可以给临床上提供更好的选择。屈螺酮因为具有抗盐皮质激素的活性，能够有效地拮抗雌激素引起的水、钠潴留的不良反应，因而不良反应相对来说较少一些。

二、作用机制

1．药效学　孕激素通过染色体的交互作用增加 RNA 的合成，使增殖期子宫内膜变为分泌期。长期应用可抑制垂体前叶黄体生成素（LH）的释放，抑制排卵，使宫内膜萎缩。长期大剂量应用可使子宫内膜腺癌和乳腺癌组织萎缩坏死。孕激素有维持早孕蜕膜组织和抑制子宫肌肉收缩的作用，故可以保胎。孕激素可使子宫颈黏液变稠，不利于精子穿透。

2．药动学　孕激素的活性及疗效时间与孕激素的吸收率、胃肠代谢、肝的首过效应、孕激素在脂肪和其他组织中的分布与储存、与血清中蛋白的结合以及灭活等因素相关。孕激素的不同摄入方法，如口服与非口服（经阴道、肌内注射和经皮肤），可产生明显的不同效应。口服孕酮即使是微粒化的形式，不同个体间的吸收率和生物利用度也存在很大差异。合成孕激素总体吸收迅速，在 2 ~ 5 h 达到峰值血浓度，半衰期长，长期使用血药浓度稳定，在血液循环中与血清蛋白高度结合，在肝内代谢，大部分经肾排泄。

3．受体亲和力

（1）孕酮和合成孕激素与类固醇激素受体及血清蛋白的相对结合力见表 4-1。

表4-1　孕酮和合成孕激素与类固醇激素受体及血清蛋白的相对结合力[1]

孕激素类药物	PR	AR	ER	GR	MR	SHBG	CBG
孕酮	50	0	0	10	100	0	36
地屈孕酮	75	0	–	–	–	0	0
醋酸环丙孕酮（17α- 羟孕酮）	90	6	0	6	8	0	0
醋酸甲羟孕酮（17α- 羟孕酮）	115	5	0	29	160	0	0
炔诺酮（19- 去甲基睾酮）	75	15	0	0	0	16	0
左炔诺孕酮（19- 去甲基睾酮）	150	45	0	1	75	50	0
氯地孕酮	67	5	0	8	0	0	0
地诺孕素	5	10	0	1	0	0	0
屈螺酮	35	65	0	6	230	0	0
醋酸甲地孕酮	65	5	0	30	0	0	0
孕二烯酮	90	85	0	27	290	40	0
去氧孕烯	150	20	0	14	0	15	0

注：PR（progesterone receptor）：孕激素受体（以普美孕酮与受体结合力为 100%，普美孕酮 =100%）；AR（androgen receptor）：雄激素受体（以与受体结合力为 100%，美曲勃龙 =100%）；ER（estrogen receptor）：雌激素受体（以 17β- 雌二醇与受体结合力为 100%，17β 雌二醇 =100%）；GR（glucocorticoid receptor）糖皮质激素受体：（以地塞

米松与受体结合力为 100%，地塞米松 =100%）；MR（mineralocorticoid receptor）：盐皮质激素受体（以醛固酮与受体结合力为 100%，醛固酮 =100%）；SHGB（sex hormone-binding globuline）：性激素结合蛋白（以双氢睾酮与性激素结合蛋白结合力为 100%，双氢睾酮 =100%）；CBG（corticosteroid-binding globulin）：皮质类固醇结合蛋白（以皮质醇与结合蛋白结合力为 100%，皮质醇 =100%）

（2）黄体酮和孕激素类药物的生物活性，见表 4-2[1]。

表4-2　黄体酮和孕激素类药物的生物活性

孕激素类药物	P	Anti-E	E	A	Anti-A	Gluco C	Anti-MC
孕酮	+	+	−	−	±	+	+
地屈孕酮	+	+	−	−	±	−	±
醋酸环丙孕酮（17α- 羟孕酮）	+	+	−	−	++	+	−
甲羟孕酮（17α- 羟孕酮）	+	+	−	±	−	+	−
炔诺酮（19- 去甲基睾酮）	+	+	+	+	−	−	−
左炔诺孕酮（19- 去甲基睾酮）	+	+	+	+	−	−	−
屈螺酮	+	+	−	−	+	−	+
氯地孕酮	+	+	−	−	+	+	−
地诺孕素	+	±	±	−	+	−	−
去氧孕烯	+	+	−	+	−	−	−
孕二烯酮	+	+	−	+	−	+	+

注：P：孕激素活性；Anti-E：抗雌激素活性；E：雌激素活性；A：雄激素活性；Anti-A：抗雄激素活性；Gluco C：糖皮质激素活性；Anti-MC：抗盐皮质激素活性
有效（+），弱（±），无效（−）

3．不同孕激素的转化剂量　转化剂量（transformation dose）是指孕激素使雌激素作用下的子宫内膜转化为分泌期的剂量。表 4-3 比较了不同的口服孕激素促使子宫内膜达到分泌期的剂量及抑制排卵的剂量。口服的转化剂量依周期服用和连续服用而不同[1]。

表4-3　不同孕激素的转化剂量

	抑制排卵的每日剂量（mg/d）	转换子宫内膜周期使用的每日剂量（mg/d）	转换子宫内膜周期使用的每周期总剂量（mg）	转换子宫内膜连续使用的每日剂量（mg/d）
口服微粒化黄体酮	300	200 ～ 300	4200	100
地屈孕酮（达芙通）	> 30	10 ～ 20	140	5 ～ 10
醋酸甲羟孕酮（安宫黄体酮）	10	5 ～ 10	80	2.5
炔诺酮（妇康片）	0.5	1.0	100 ～ 150	0.5

续表

	抑制排卵的每日剂量（mg/d）	转换子宫内膜周期使用的每日剂量（mg/d）	转换子宫内膜周期使用的每周期总剂量（mg）	转换子宫内膜连续使用的每日剂量（mg/d）
醋酸炔诺酮	0.5		30～60	
左炔诺孕酮	0.05	0.15	6.0	
醋酸环丙孕酮（17α-羟孕酮）	1	1.0	20	
氯地孕酮	1.5～2.0	10	20～30	
去氧孕烯	0.06	0.15	2.0	
孕二烯酮	0.03		3.0	
地诺孕素	1.0		6.0	
屈螺酮	2.0		50	

三、适应证

1. 常与雌激素联合或序贯应用，作为人工月经周期及围绝经期及绝经后激素补充治疗。

2. 治疗 AUB。

3. 治疗子宫内膜异位症和子宫腺肌病。

4. 治疗痛经。

5. 用于减少长期应用雌激素治疗引起的子宫内膜增生或腺癌的危险性。

6. 单独或与雌激素联合用于避孕。

7. 治疗晚期转移性子宫内膜癌。

8. 用于习惯性流产和先兆流产的保胎。

9. 用于乳腺癌的辅助治疗。

10. 探测体内雌激素水平（黄体酮撤出）试验。

11. 治疗黄体功能不足，辅助生育时的黄体支持。

四、禁忌证

1. 对药物制剂成分过敏者。

2. 不明原因的阴道出血者。

3. 严重肝功能障碍者，如肝肿瘤（现病史或既往史）、杜宾-约翰逊综合征（Dubin-Johnson syndrome）、罗托综合征（Rotor syndrome）及黄疸患者。

4. 妊娠期或应用性激素时发生或加重的疾病（或症状）者，如严重瘙痒症、阻塞性黄疸、妊娠期疱疹、卟啉症和耳硬化患者。

5．有血栓性静脉炎、血管栓塞及脑卒中等血栓性疾病病史者。

6．患有孕激素相关的脑膜瘤患者。

五、不良反应

1．较常见的不良反应 ①胃肠道反应，胃纳差。②痤疮。③液体潴留和水肿。④体重增加。⑤可见皮肤过敏、荨麻疹、瘙痒、水肿和过敏性皮肤炎症。⑥精神紧张，抑郁。⑦乳房胀痛。⑧女性性欲改变。⑨月经紊乱，不规则出血，经期血量改变、闭经。

2．少见的不良反应 头痛，胸、臀、腿特别是腓肠肌疼痛，手臂和脚无力、麻木和疼痛，突然或原因不明的呼吸短促，突然语言发音不清，突然视力改变、复视及不同程度的失明等。

3．长期应用可引起的不良反应 ①肝功能异常。②缺血性心脏病的发病率上升。

4．早期妊娠时应用可能发生的不良反应 ①某些雄激素活性高的孕激素可引起女性后代男性化。②后代发生生殖道畸形，多见为尿道下裂。

六、常用孕激素

（一）天然孕激素——黄体酮

黄体酮的给药途径包括口服、注射和阴道给药。未经特殊处理的黄体酮口服无效，微粉化的黄体酮胶囊才可吸收，但是生物利用度低。阴道给药包括凝胶和胶丸，但是目前说明书里还没有纳入阴道途径给药，用药的安全性应根据临床实际情况进行评估。

1．油剂型黄体酮

（1）概况：通用名称为黄体酮注射液。主要成分为黄体酮，为黄体酮的灭菌油溶液。化学名称为孕甾 -4- 烯 -3，20- 二酮。分子式 $C_{21}H_{30}O_2$。分子量 314.47。规格：黄体酮针剂，每支 10 mg/ml 或 20 mg/ml。

（2）药动学：肌内注射油注射液后迅速吸收。无肝首过效应，生物利用度高，在肝内代谢，约12% 代谢为孕烷二酮，代谢物与葡萄糖醛酸结合并随尿排出。肌内注射后迅速吸收，血中孕酮浓度明显升高，注射 100 mg 后 6 ～ 8 h 达到峰值，血药浓度达 68 ng/kg，以后逐渐下降，可持续 48 h ～ 72 h 消失。

（3）推荐剂量：20 ～ 100 mg/d，肌内注射。

（4）优、缺点：优点为疗效确切，价格低廉。缺点为每日注射不方便，注射部位存在疼痛和刺激，易形成局部硬结，偶有发生局部无菌脓肿和坐骨神经损伤等。通常形成的局部硬结及无菌脓肿的吸收恢复需要较长时间。

2．口服微粒化黄体酮 口服微粒化黄体酮胶囊后，由于肝首过效应，有效成分大部分经肝代谢分解，生物利用度低，仅有10% 产生孕激素活性。口服后血中孕酮浓度显著低于肌内注射黄体酮，且不稳定。口服后 1 ～ 3 h 血药浓度达到峰值，以后逐渐下降，半衰期为 16 ～ 18 h，约 72 h 完全消失。推荐剂量为 200 ～ 300 mg/d，分 1 次或 2 次服用，1 次口服剂量不得超过 200 mg。

由于口服微粒化黄体酮的生物利用度低，需要较大剂量，不良反应大，经肝代谢分解后产生的代谢产物多，可产生明显的头晕及嗜睡等中枢神经系统症状，还会改变催乳素和促性腺激素释放激素（GnRH）的分泌，以及肝功能损害等不良反应。

（1）黄体酮胶囊

1）概况：通用名称为黄体酮胶囊。商品名称为益玛欣。主要成分为黄体酮。化学名称为孕甾 -4- 烯 -3，20- 二酮，分子式 $C_{21}H_{30}O_2$，分子量 314.5。本品为硬胶囊，内容物为白色或类白色粉末。规格：每胶囊含 50 mg。

2）药动学：口服后在肝内代谢，约 12% 代谢为孕烷二醇。代谢物与葡萄糖醛酸结合并随尿排出。口服 100 mg 后 2～3 h 血药浓度达到峰值，以后逐渐下降，约 72 h 后消失，半衰期为 2.5 h 左右。

（2）黄体酮软胶囊

1）概况：通用名称为黄体酮胶囊。商品名称为安琪坦，琪宁。主要成分为黄体酮。化学名称为孕甾 -4- 烯 -3，20- 二酮，分子式 $C_{21}H_{30}O_2$，分子量 314.5。本品为浅黄色圆形不透明软胶囊，内容物为均匀的白色糊状混悬液。规格：每胶囊含 100 mg。

2）药动学

①口服给药：通过消化道吸收，服药后 1～3 h 血药浓度达到峰值。以志愿者为病例进行的药动学研究表明，同时服用 2 粒黄体酮，1 h 后血浆浓度达到 0.13～4.25 ng/ml，2 h 后 11.75 ng/ml，4 h 后 8.37 ng/ml，6 h 后 2 ng/ml，8 h 后 1.64 ng/ml。血浆里主要代谢物为 20α- 羟基，△4α- 孕烷醇酮和 5α- 二氢孕酮。95% 以葡萄糖醛复合代谢物的形式从尿中排出，主要是孕二醇。这些血浆和尿中的代谢物与生理分泌的卵黄体的代谢物相同。

②阴道给药：将软胶囊插入阴道后，黄体酮被阴道黏膜迅速吸收，1 h 后血液浓度开始升高。早晚各用 100 mg 胶囊后，2～6 h 后血浆浓度达到最高水平。24 h 内药物的平均浓度可以保持在 9.7 ng/ml。200 mg/d 获得的黄体酮浓度与怀孕的前 3 个月的黄体酮浓度类似。在代谢过程中，血浆里 5β- 孕烷醇酮浓度没有升高，主要是以孕二醇从尿中排出。

3）用法和用量：可经口服或阴道给药。对于黄体酮缺乏症，推荐剂量 200～300 mg/d，1 次或分 2 次服用，即早晨 100 mg，晚上睡觉前 100 mg 或 200 mg。在任何情况下，无论是口服还是阴道给药，每次剂量均不得超过 200 mg。

（二）地屈孕酮

1. 概况　通用名称为地屈孕酮片，化学名称 9β，10α-pregna-4，6-diene-3，20-dione，9β，10α- 孕烷 -4，6- 二烯 -3，20- 二酮。分子式 $C_{21}H_{28}O_2$，分子量 321.85。规格：每片 10 mg。本品为白色薄膜衣片，除去包衣后显白色。

2. 药动学　口服标记过的地屈孕酮，平均 63% 随尿排出，72 h 体内完全清除。地屈孕酮在体内完全被代谢，主要的代谢物是 10，11- 二羟基衍生物（20α-dihydrogesterone，DHD）。此成分大多以葡萄糖醛酸化物在尿中测得。所有代谢产物的结构均保持 4，6- 二烯 -3- 酮的构型，而不会产生 17α- 羟基化。该特性决定了本品无雌激素和雄性化作用。地屈孕酮口服后被迅速吸收。地屈孕酮和 DHD 分别在 0.5 h 和 2.5 h 血药浓度达到峰值。地屈孕酮和 DHD 的平均最终半衰期分别为 5～7 h 和 14～17 h。地屈孕酮与内源性孕激素不同，在尿中不以孕烷二醇形式排出。因此，根据尿中孕烷二醇的排出量仍可测定内源性孕激素的产生。

3．用法和用量

（1）痛经：从月经周期的第 5～25 天，每日 2 次，每次 1 片（10 mg）。

（2）子宫内膜异位症：从月经周期的第 5～25 天，每天口服地屈孕酮 2～3 次，每次口服地屈孕酮 1 片。

（3）异常子宫出血

1）止血剂量：每次口服地屈孕酮 1 片，每日 2 次，连续 10～14 天。

2）预防出血剂量：从月经周期的第 11～25 天，每次口服地屈孕酮一片，每日 2 次。

3）调整周期：从月经周期的第 11～25 天，每日口服地屈孕酮 2 次，每次 1 片。

4）闭经：从月经周期的第 1～25 天，每日服用雌二醇，每天 1 次。从月经周期的第 11～25 天，联合用地屈孕酮，每天 2 次，每次一片。

5）经前期综合征：从月经周期的第 11～25 天，每日口服地屈孕酮 2 次，每次 1 片。

6）先兆流产：起始剂量为一次口服 4 片地屈孕酮（以地屈孕酮计 40 mg），随后每 8 h 服 1 片地屈孕酮（以地屈孕酮计 10 mg），至症状消失。

7）习惯性流产：每日口服地屈孕酮 2 次，每次 1 片，至怀孕 20 周。

8）内源性孕酮不足导致的不孕症：月经周期的第 14～25 天，每日口服地屈孕酮 1 片。治疗应至少持续 6 个连续的周期。建议在怀孕的前几个月里连续采用该方法治疗，剂量应参照习惯性流产治疗剂量或遵医嘱。

（三）醋酸甲羟孕酮

1．概况 通用名称为醋酸甲羟孕酮片、安宫黄体酮片。商品名称为安宫黄体酮。本品的主要成分为醋酸甲羟孕酮。化学名称：6α- 甲基 -17α- 羟基孕甾 -4，6 二 - 烯 -3，20- 二酮醋酸酯。分子式 $C_{24}H_{34}O_4$，分子量 386.53。口服后在胃肠道吸收，在肝内降解。肌内注射后 2～3 天血药浓度达到峰值。血药峰值越高，药物清除就越快。肌内注射 150 mg 后 6～9 个月血液中才检不出药物。血中醋酸甲羟孕酮水平超过 0.1 mg/ml 时，LH 和雌二醇均受到抑制从而抑制排卵。常用剂型与规格为：口服，2 mg、250 mg 或 500 mg（子宫内膜增生、子宫内膜癌）；肌内注射：150 mg（避孕）。

2．用法和用量

（1）用于激素补充治疗：口服。①连续序贯疗法及周期序贯法须每周期（28～30 天一个周期）加用 10～14 天，推荐剂量 4～10 mg/d，晚睡前与雌激素一起顿服。②连续联合及周期联合疗法推荐剂量 2 mg/d，晚睡前与雌激素一起顿服。

（2）功能性闭经撤退出血：口服，4～10 mg/d，顿服，连服 7～14 天。

（3）子宫内膜癌或肾癌：口服，推荐剂量 250～500 mg/d。

（4）避孕：肌内注射，每 3 个月肌内注射一次 150 mg，于月经来潮第 2～7 天内注射。

（5）用于 AUB 急性重症出血止血：每次 10～20 mg，每 8 h 一次，总量不超过 80 mg，共服 7 天后逐渐减量至 22 天。停药撤退出血后，根据病情继续服用，每天

10 ～ 20 mg，建议服用 3 ～ 6 个月。如无生育要求，可在撤退出血后子宫内放置曼月乐治疗。

（四）炔诺酮片

1. 概况　通用名称为炔诺酮片。商品名称为妇康片。成分为炔诺酮。化学名称 17β- 羟基 -19- 去甲 -17α- 孕甾 -4- 烯 -20- 炔 -3- 酮，分子式 $C_{20}H_{26}O_2$，分子量 298.43。本品为薄膜衣片，除去包衣后显白色或类白色。规格为每片 0.625 mg。

2. 药动学　口服后可从胃肠道吸收，血药浓度达峰值时间为 0.5 ～ 4 h，平均 1.17 h，半衰期为 5 ～ 14 h，血浆蛋白结合率为 80%，作用持续至少 24 h，吸收后大多与葡糖醛酸结合，从尿排出。

3. 用法和用量　（1）用于 AUB 急性重症出血止血：每次 5 mg，每 8 h 一次，直至血止；血止 3 天后减量为每次 5 mg，每 12 h 一次（2 ～ 14 天），再减量为 5 mg/d 至 22 天。为了防止药物减量过程中发生的突破出血，使用方法也可为每次 5 mg，每 8 h 一次，至 22 天。停药撤退出血后，根据病情继续服用 5 ～ 15 mg/d，建议服用 3 ～ 6 个月。如无生育要求，可在撤退出血后子宫内放置曼月乐治疗。每服 22 ～ 25 天，建议停药。一般可以停 3 ～ 5 天。连续服用安全性没有问题，但连续服用的缺点是不规则出血，如果撤退性出血量多，可以在停药 24 h 开始服用下一周期的药物。

（2）痛经：口服，2.5 mg/d，连续 20 天。下一次从月经周期第 5 天开始用药，3 ～ 6 个周期为一疗程。

（3）子宫内膜异位症：口服，10 ～ 30 mg/d，开始时 10 mg/d，每 2 周后增加 5 mg，最高剂量为 30 mg/d，分次服，连续服用 6 ～ 9 个月。

（4）探亲避孕药，与探视前一天或者当日中午起服用一片，此后每晚服一片，至少连服 10 ～ 14 天。如果需要，可以接着改服短效口服避孕药。

（五）地诺孕素

1. 概况　通用名称地诺孕素。商品名为唯散宁（Visanne）。化学名称为 17α- 氰乙基 -17β- 羟基 -4, 9- 雌甾二烯 -3- 酮，分子式 $C_{20}H_{25}NO_2$，分子量 311.42。本品为白色或类白色圆形、平面、边缘为斜面的片剂，一面有 "B" 字凸起。

2. 药动学　地诺孕素在口服给药后几乎能被完全吸收，约在单次摄入后 1.5 h 血药浓度达到峰值，生物利用度大约为 91%，血清峰浓度为 47 ng/ml。在总血清药物浓度中，10% 以游离形式存在，90% 与白蛋白非特异性结合。地诺孕素主要通过肾清除。终末处理期半衰期为 9 ～ 10 h。

地诺孕素为 19- 乙烯去甲睾酮，由甾体类 19- 去甲睾酮衍生而来。与其他 19- 乙烯去甲睾酮不同，它在 17α 位置上用氰乙基团代替了乙炔基团。这一独特的分子结构结合了 19- 乙烯去甲睾酮的优点（如血浆半衰期相对较短，大约为 10 h，对子宫内膜有强烈的孕激素效应，口服生物利用度 > 90%）和孕酮衍生物的益处（如抗雄激素活性和相对适度地抑制促性激素分泌），并且同时几乎没有雄激素、雌激素或糖皮质激素活性。

3. 用法和用量　用于治疗子宫内膜异位症，口服。唯散宁每日服用一次，每片含 2 mg 地诺孕素。

参考文献

[1] Schindler AE，Campagnoli C，Druckmann R，*et al*．Classification and pharmacology of progestins．Maturitas，2003，46S1，S7-S16．

第二节　复方口服避孕药

复方口服避孕药（combined oral contraceptive，COC）是含有低剂量雌激素和孕激素的复合甾体激素制剂。COC 的问世被誉为 20 世纪最伟大的发明之一，标志着现代避孕方法的出现，翻开了女性生殖健康、性别平等和社会地位提高的新篇章。COC 是目前世界范围内使用得最广泛的避孕方法之一，具有非常可靠的避孕效果。如果正确使用，避孕效果可接近 100%。然而，COC 在中国女性中用于避孕的比率非常低。即使是妇产科女医生，选择 COC 避孕的比率在未生育组也仅为 2.5%，在已生育组为 4.4%。使用率低的主要原因还是担心 COC 的不良反应 [1]。

一、概述

COC 自 20 世纪 60 年代上市以来，最显著的发展是雌激素剂量降低。随着孕激素的更新换代，孕激素具有更高的选择性和高效性。

1．雌激素剂量的降低　为了降低 COC 的不良反应，口服避孕药中雌激素 - 炔雌醇的剂量从最初的每片 150 μg 逐渐减至 20 ~ 35 μg。WHO 对于低剂量 COC 中炔雌醇的剂量定义为 ≤ 35 μg。降低雌激素剂量的原因如下：雌激素剂量与血栓发生、脑血管意外、静脉血栓形成和心血管疾病有关，并且与凝血机制的改变程度相关。许多并发症不严重，但给使用者带来不方便的不良反应，如恶心、乳房胀痛和呕吐，主要是由雌激素引起的。

2．孕激素的更新　高效孕激素的产生使孕激素剂量降低成为可能。研究发现，孕激素剂量与动脉疾病发生率相关，即使是低剂量。这些老一代孕激素仍对低密度胆固醇及高密度胆固醇之间的平衡产生不良影响。已证实孕激素的雄激素作用越强，对脂代谢的不良影响就越大。新一代口服避孕药优思明及优思悦中的孕激素——屈螺酮有独特的抗盐皮质激素和抗雄激素作用。其既能控制体重，同时对血脂和血压也有积极的作用。

3．缩短无激素间期　多数 COC 为服药 21 天、停药 7 天的方式。优思悦的使用方法为服用有效片 24 天，服用安慰剂药片 4 天，可以更好地抑制排卵，降低激素波动水平，减少激素撤退相关症状的发生。并且连续服药方式更有助于形成用药习惯，减少漏服的发生。

二、作用机制

避孕原理为孕激素通过抑制下丘脑 - 垂体 - 卵巢轴（HPO 轴）抑制排卵；改变子宫颈黏液的性质，不利于精子穿透；改变子宫内膜的形态和功能，不适宜受精卵着床，同时影响输卵管的分泌与蠕动，阻碍孕卵的运输，以达到避孕目的。雌激素协同孕激素抑制 HPO 轴，并能稳定子宫内膜，防止突破出血，更好地控制月经周期。

三、适应证

各种复方口服避孕药的适应证见表 4-4。

表4-4　各种复方口服避孕药的适应证

商品名	成分	适应证
妈富隆	炔雌醇 0.03 mg 去氧孕烯 0.15 mg	女性避孕
美欣乐	炔雌醇 0.02 mg 去氧孕烯 0.15 mg	女性避孕 周期调控
优思明	炔雌醇 0.03 mg 屈螺酮 3 mg	女性避孕
优思悦	炔雌醇 0.02 mg 屈螺酮 3 mg	女性避孕 痤疮
达英	炔雌醇 0.035 mg 醋酸环丙孕酮 2mg	雄激素敏感性所致的痤疮和多毛，其中包括这些症状的多囊卵巢综合征患者
炔雌醇醋酸环丙孕酮片	同上（达英仿制品）	雄激素敏感性所致的痤疮和多毛及该类女性的避孕

四、禁忌证

1．肾功能损害。

2．肾上腺功能减退。

3．动脉或静脉血栓栓塞疾病风险升高者，包括已知有下列情况的女性：

（1）吸烟，并且年龄 > 35 岁。

（2）现在或过去患有深静脉血栓或肺栓塞。

（3）脑血管疾病。

（4）冠心病。

（5）血栓形成性心脏瓣膜病或血栓形成性心脏节律疾病（如亚急性细菌性心内膜炎伴瓣膜疾病或心房颤动）。

（6）遗传性或获得性高凝疾病。

（7）未控制的原发性高血压。

（8）糖尿病伴血管疾病。

（9）伴局灶性神经症状的头痛；或伴有或不伴有先兆的偏头痛，并且年龄超过 35 岁。

4．未诊断的异常子宫出血。

5．现在或既往患有乳腺癌或其他雌激素或孕激素敏感的癌症。

6．患有肝良、恶性肿瘤或肝疾病。

7．妊娠，因为在妊娠中没有理由使用 COC。

8．对本品活性成分或其任何赋形剂过敏。

9．服用的丙型肝炎药物组合中含有奥比他韦（Ombitasvir）、帕利普韦/利托那韦（Paritaprevir/ Ritonavir），因存在潜在的谷丙转氨酶（glutamic-pyruric transaminase，GPT）丙氨酸氨基转移酶（alanine aminotransferase，ALT］升高的风险，也属于禁忌证 [2]。

五、常用制剂

表 4-5 为常用 COC 雌、孕激素的种类、制剂及剂量。

表4-5　常用的COC雌、孕激素制剂

	孕激素	制剂（μg）	炔雌醇（μg）	商品名
第一代	甲地孕酮	1000	35	2 号避孕药
	炔诺酮	625	35	1 号避孕药
第二代	甲基炔诺酮	300	30	
	左炔诺孕酮	50	30	特居乐（三相片）
		75	40	
		125	30	
第三代	去氧孕烯	150	30	妈富隆
	孕二烯酮	75	30	敏定偶
	醋酸环丙孕酮	2000	35	达英 -35
第四代	屈螺酮	3000	30	优思明
	屈螺酮	3000	20	优思悦

六、避孕外的治疗作用

研究证明，COC 具有众多非避孕的益处，多与避孕药抑制排卵和调整周期有关。因此，医生常常因非避孕目的而使用 COC，以治疗其说明书所示的适应证以外的疾病。目前 COC 可以用于治疗痛经、异常子宫出血、多囊卵巢综合征、痤疮和多毛等疾病。COC 也可以被用来预防功能性卵巢囊肿，为闭经患者提供雌激素补充治疗及改善月经周期相关的一些症状，包括情绪波动、头痛和经前紧张征 [3]。

1. AUB　青春期及绝经过渡期易发生排卵功能障碍性异常子宫出血（AUB-O），表现为月经周期不规则、经期延长及经量过多。国外研究显示，月经过多在育龄期女性非常普遍。有 20% ～ 30% 的育龄期女性有月经量过多的症状 [4]。

COC 作为低剂量雌、孕激素复合制剂，协同作用于中枢和外周，发挥"多靶点"作用。COC 不仅作用于子宫内膜，更抑制下丘脑 - 垂体 - 卵巢轴，抑制卵巢的功能。避孕药中的合成孕激素抑制雌激素受体的合成，从而可以减少子宫内膜的活动，在避孕的同时建立规律的月经周期，并可减少出血量。当周期性服用时，COC 可以使生长得更薄的子宫内膜定期脱落并且抑制排卵。使用这种方法既可以达到良好的周期调控，又能可靠地避孕，因此，对一些经量过多的女性而言，COC 是最可接受的长期治疗方案。国内外各大指南都推荐将 COC 用于 AUB 与月经过多的治疗，恢复子宫内膜的同步性，以及预防不排卵导致子宫内膜增生甚至内膜癌的长期不良后果 [3]。

2014 年中国 AUB 诊断与治疗指南推荐将 COC 用于治疗 [5]：① AUB-A：对症状较轻、不愿手术者，可试用 COC、促性腺激素释放激素激动剂（GnRH-a）治疗 3 ~ 6 个月。停药后症状会复发，复发后还可再次用药。② AUB-L：对以月经过多为主、已完成生育的女性，COC 和左炔诺孕酮宫内缓释系统（LNG-IUS，曼月乐）可缓解症状。③ AUB-C：治疗时应与血液科和其他相关科室共同协商。原则上应以血液科治疗措施为主，妇科协助控制月经出血。氨甲环酸和 COC 也可能有帮助。④ AUB-O：止血的方法包括孕激素子宫内膜脱落法、COC 或高效合成孕激素内膜萎缩法和诊刮。⑤ AUB-E：对此类非器质性疾病引起的月经过多，建议先行药物治疗。推荐的药物治疗顺序为：A. LNG-IUS。B. 氨甲环酸抗纤溶治疗或非甾体类抗炎药。C. 短效口服避孕药。D. 孕激素子宫内膜萎缩治疗。

中国 2015 年复方口服避孕药临床应用中国专家共识也推荐将 COC 用于长期管理 AUB。共识指出，COC 对 AUB 的长期治疗作用体现在：COC 对各种无结构性改变病因导致的 AUB 均有不同程度的治疗作用；COC 可减少月经量，周期性使用可有效地使月经周期规律。COC 用于 AUB 长期管理的治疗方案有止血和调整周期两个方面，其中 COC 用于止血治疗。与单纯雌激素或单纯孕激素药物相比，COC 的止血率更高，止血所需时间更短。推荐方法为 1 片 / 次，急性 AUB 患者多每日使用 2 ~ 3 次，淋漓出血多每日使用 1 次。大多数出血可在 1 ~ 3 天完全停止。如继续维持原剂量治疗 3 天以上仍无出血，可开始减量。每 3 ~ 7 天减少 1 片。如仍无出血，可继续减量到每日 1 片，维持至血红蛋白正常，希望来月经，停药即可。一般在止血药撤退出血后，周期性使用 COC 3 个周期，病情反复者可酌情延长至 6 个周期 [6]。

研究显示，所有的 COC，包括含 20 μg 炔雌醇的低剂量 COC，都可以减少经期持续的天数和经量。系统评价显示，COC 可使出血量减少 35% ~ 69%，效果劣于 LNG-IUS（减少 71% ~ 95%），但优于非甾体类抗炎药（减少 10% ~ 52%）。所以对于月经不规则和经量过多的女性，COC 非常有效 [7]。

2. 多囊卵巢综合征和痤疮　　COC 一直被用来治疗雄激素过高的症状，如多囊卵巢综合征（PCOS）。PCOS 的临床特征包括慢性无排卵型出血、痤疮、多毛、不孕、胰岛素抵抗以及肥胖，并伴有高雄激素水平的实验室指标，如血清雄激素水平升高和（或）高胰岛素血症。患有 PCOS 的女性，由于子宫内膜缺乏孕激素的对抗，因此患子宫内膜癌的风险增高。

COC 主要用于 PCOS 的月经管理。可调整月经周期，防止子宫内膜增生，治疗高雄激素血症、痤疮和多毛。COC 可以有效地抑制卵巢功能，减少卵巢分泌雄激素，而且 COC 中的雌激素刺激肝合成性激素结合球蛋白，降低了血中游离雄激素水平和雄激素的生物利用度。既往研究报道了各种 COC 对痤疮和多毛症状的改善作用，其中含有抗雄激素作用孕激素（醋酸环丙孕酮、屈螺酮）的 COC 可能更有优势。

3. 子宫内膜异位症和子宫腺肌病　　子宫内膜异位症影响了 15% ~ 20% 的育龄期

女性。其主要症状为慢性盆腔疼痛、痛经、性交疼痛和不孕。COC 治疗子宫内膜异位症疼痛的机制是通过抑制排卵而影响子宫内膜生长，从而减少月经量和前列腺素分泌，降低宫腔压力和子宫痉挛。COC 在子宫内膜异位症和子宫腺肌病中的应用主要是：①对子宫内膜异位症相关疼痛症状的控制。②预防术后复发。如果无 COC 的使用禁忌证，且无生育要求，COC 可以长期使用。③治疗子宫腺肌病相关的疼痛和月经量增多。COC 可使子宫内膜及异位内膜萎缩，使月经量减少，痛经减轻。

周期性 COC 用法是模拟月经模式，有周期性撤退出血，突破出血的机会较少，患者的依从性较好。COC 连续用药可以避免月经来潮，减少激素撤退症状，效果比周期性用药好，但连续服药时突破出血的发生率较高。对子宫内膜异位症相关的非周期性的慢性盆腔痛，则建议连续用药。如果连续用药仍无效，则改用其他方法如二线药物治疗[6]。目前在多个国家 COC 已成为治疗子宫内膜异位症和子宫腺肌病痛经和月经过多的一线选择。

4. 经前紧张征 经前紧张征（premenstrual tension syndrome，PMS）是指在月经前周期性发生影响女性的日常生活和工作，涉及躯体、精神及行为的症候群。经前期综合征在黄体期发生，月经来潮后可自然消失。目前发病原因不清，治疗以 COC 和抗抑郁药物为首选。经前期综合征中伴有严重情绪不稳定者为经前情绪障碍（premenstrual dysphoric disorder，PMDD）。服用 COC 的女性在整个周期中激素水平都相对稳定，可以改善许多与月经周期相关的疾病，包括头痛和情绪改变等。2006 年，FDA 公布支持屈螺酮 3 mg+ 炔雌醇 20 μg 的 24 天活性药片 +4 天空白药片（即 24/4，优思悦）方案用于有避孕要求的 PMDD 女性。

七、COC 与肿瘤

COC 长期使用获益多，长期使用 COC 可降低结、直肠癌风险和女性整体癌症风险。一项 2017 年全球首个针对 COC 健康效益进行的最长时间（44 年）的涉及 46 022 名女性的随访研究显示，使用 COC 能避免很多癌症的发生。即使停止口服 COC，亦能降低结、直肠癌（IRR 0.81，99% CI 0.66 ~ 0.99），卵巢癌（IRR 为 0.67，99% CI 0.50 ~ 0.89）、子宫内膜癌（IRR 0.66，99% CI 0.48 ~ 0.89）、淋巴和造血系统恶性肿瘤（IRR 0.74，99% CI 0.58 ~ 0.94）的发生风险，保护作用可持续 30 年[8]。

1. COC 与乳腺癌 COC 与乳腺癌的关系一直存在争议。南非一项大型的包含所有癌症类型的病例对照研究评估了口服和注射型避孕药物与乳腺癌、子宫颈癌、卵巢癌及子宫内膜癌发病风险的相关性，共纳入 5702 例患者。病例组包括新诊断的侵入性乳腺癌（n=1664）、子宫颈癌（n=2182）、卵巢癌（n=182）及子宫内膜癌（n=182）患者。对照组为 1492 例，为患有与避孕药物使用不相关的其他癌症的女性。结论提示曾经和近期使用激素避孕者发生乳腺癌和子宫颈癌的风险暂时性地明显升高。随着停药时间的延长，这种风险逐渐降低并消失。其风险与使用药物的时限无关。使用激素避孕 ≥ 5 年者发生卵巢癌和子宫内膜癌的风险明显降低[9]。丹麦全国注册关于初次发生浸润性乳腺癌的研究囊括了年龄范围为 15 ~ 49 岁、无肿瘤史、无静脉血栓栓塞的 180 万女性，随访 10.9 年。与从未使用者相比，正在或近期使用 COC 者发生乳腺癌的相对风险为 1.2

（95% CI，1.14 ～ 1.26），使用小于 1 年者 RR 为 1.09（95% CI，0.96 ～ 1.23），使用大于 10 年者为 1.38（95% CI，1.26 ～ 1.51）（$P=0.002$）。停用 5 年后，风险仍高于未使用者，单孕激素避孕者乳腺癌的 RR 也增加 1.21（95% CI，1.11 ～ 1.33）[10]。

2. COC 与子宫颈癌　到目前为止，流行病学关于浸润性子宫颈癌与 COC 关系的研究结论尚有矛盾。很多相关的因素与子宫颈癌的发生有关。如不使用 COC 的女性可能使用屏障法避孕。而屏障法避孕可防护性传播疾病如人乳头瘤病毒（human papilloma virus，HPV）感染。Meta 分析结果显示：口服 COC 的使用并未增加子宫颈癌的发生风险（RR 1.12，95%CI 0.90 ～ 1.38）[11]。另一些研究显示正在使用 COC 的女性轻度增加了子宫颈癌的风险[8,9]，长期使用 COC 可能促进 HPV 的致癌作用。

3. COC 与卵巢癌和卵巢良性肿瘤　1977 年人们开始注意到使用 COC 对卵巢有保护作用。关于使用 COC 与卵巢癌发生的研究中，几乎所有研究显示使用 COC 可降低卵巢上皮性癌[8,9]。2018 年 1 月发表的一项近 20 万人的研究证实：COC 可大大降低女性癌症的发病率，尤其是存在"癌症风险因素"的女性。该研究入组了 1995—2011 年使用 COC 的总计超过 10 万名的女性。研究发现：服用 COC ≥ 10 年显著降低卵巢癌的发生风险，高达 40%（$P < 0.001$），服用 COC ≥ 10 年显著降低内膜癌的发生风险，高达 34%（$P < 0.001$）。即使目前吸烟，坚持服用 COC 超过 10 年，亦能显著降低卵巢癌和子宫内膜癌的发生风险。即使体重指数 ≥ 25 kg/m^2，坚持服用 COC 超过 10 年，亦能显著降低卵巢癌和子宫内膜癌的发生风险。即使饮酒或缺乏体育锻炼，长期服用 COC 亦能显著降低卵巢癌和子宫内膜癌的发生风险[12]。COC 的使用时间不仅与卵巢的保护作用有关，而且这种保护作用在 COC 停止后仍存在很多年。同时，COC 似乎也降低卵巢良性肿瘤的发生，包括浆液性和黏液性囊腺瘤、囊性畸胎瘤、纤维瘤和子宫内膜异位囊肿。美国国立综合癌症网络（National Comprehensive Cancer Network，NCCN）、美国妇产科学院（American College of Obstetricians and Gynecologists，ACOG）和妇产科肿瘤学会（Society of Gynecologic Oncology，SGO）卵巢癌相关指南中均提及 COC 降低 *BRCA* 基因突变携带者的卵巢癌发生风险，对于 *BRCA1* 突变携带者，建议在 25 岁之后开始服用口服避孕药，且持续服用至少 5 年。对于 *BRCA2* 突变携带者，应建议使用口服避孕药至少 3 年[13]。COC 开始服用的时间与卵巢癌风险降低也有关系，< 35 岁时使用 COC 的卵巢癌风险降低得更多[14]。

4. COC 与子宫内膜癌　多项研究显示服用 COC 可显著降低子宫内膜癌的发生风险。使用 COC 的时间与内膜癌风险降低的程度有关。随着使用时间的延长，对子宫内膜癌的保护作用亦逐渐增加，而且停药后这一保护作用仍持续存在[6,8,9,12]。

八、COC 对各器官系统的影响

1. COC 与心血管疾病

（1）COC 与静脉血栓形成：1961 年即报道 COC 使静脉血栓栓塞（venous thromboembolism，VTE）风险增加。VTE 风险是自 COC 问世后，人们一直关注的安全性问题。所有 COC 均导致 VTE 的风险增加。VTE 的风险与炔雌醇剂量有关。流行病学研究显示，育龄期未用 COC 的女性，VTE 的发生率为 4 ～ 5/10000 女性年，而服用

COC 的女性 VTE 发生率为 9 ~ 10/10 000 女性年，并且该风险在服用 COC 的第 1 个月内最高，随后逐渐降低。值得注意的是，妊娠期 VTE 的发生率为 29/10 000 女性年，而围生期及哺乳期的发生率更高达 300 ~ 400/10000 女性年。VTE 是多病因疾病，不论女性是否服用 COC，均有发生 VTE 的风险。VTE 的危险因素有 VTE 家族史、肥胖（体重指数 > 30 kg/m²）、吸烟、妊娠、高龄、制动（卧床、长时间飞行、创伤或手术）等。由于遗传及体型等的差异，中国人群的 VTE 发生率明显低于欧美人群，其中控制 VTE 风险的关键是识别"高危女性"。年龄 > 35 岁、糖尿病、原发性高血压、冠状动脉粥样硬化性心脏病（简称冠心病）、有血栓家族史及个人史、肥胖（年龄 > 35 岁，且体重指数 ≥ 30 kg/m²）者应慎用[15]。

COC 是当前应用广泛且有效的避孕措施，能够显著降低非意愿妊娠。所以，综合评估 COC 导致的 VTE 风险和妊娠及围生期增加的 VTE 风险显示：与未有效避孕的人群相比，COC 反而可降低了 VTE 的绝对风险。

（2）COC 与动脉疾病：动脉血栓栓塞（artery thromboembolism，ATE）包括脑卒中和心肌梗死。其发生风险与多种因素有关，主要包括高龄、吸烟、原发性高血压、肥胖、糖尿病和脂代谢异常等。COC 使用者中所有类型的动脉事件总发生率非常低（1/10 000 ~ 3/10 000 女性年）。识别危险因素是降低使用 COC 女性 ATE 发生风险的关键。低剂量 COC 对缺血性和出血性卒中的发生率升高不明显。无原发性高血压、不吸烟的女性使用低剂量 COC 后，其心肌梗死的发生率并不增加。高选择性孕激素的 COC 可能降低冠心病的发病风险（特别是急性心肌梗死）。

2. COC 对生育的影响 COC 不影响生育能力，一项前瞻性、对照性、非介入性队列研究（欧洲口服避孕药主动监测研究，European Active Surveillance Study on Oral Contraceptives，EURAS-OC）纳入了 59 510 例使用 COC 避孕的女性。研究显示，使用者在停用 COC 1 个月后即怀孕的比率为 21.1%，在停用 1 年内怀孕的比率为 79.4%[16]。Bracken 对 12 项前瞻性研究进行了 meta 分析。结果显示，使用 COC 期间妊娠或妊娠期间误服了 COC，均不增加子代畸形的危险。所以 COC 停药后即可妊娠，不影响生育力，并且不增加子代发生畸形的风险，适用于大多数健康女性[17]。

3. COC 对体重的长期影响 很多女性认为 COC 增加体重。对于体重增加的顾虑会导致女性拒绝使用 COC，是早期停药的原因。研究显示，使用 COC 并不是体重增加的因素。在女性中，体重增加与 COC 的使用时间并没有关系[18]。观察到的体重增加常为雌激素引起的水、钠潴留现象。选用新一代含屈螺酮的 COC（如优思明或优思悦）可有效地对抗雌激素引起的水、钠潴留。

九、COC 服用中异常出血的处理

所有的 COC 在服用前几个月都可能发生点滴性出血或突破出血，主要原因为雌激素不足以维持子宫内膜的完整性。在用药 3 个月适应期后评估更有意义。但用药前须除外子宫黏膜下肌瘤、恶性肿瘤或妊娠的可能性。如果持续出血，或在原来规则出血周期后发生异常出血，则可能是非激素原因导致。对于服药期间发生的突破出血，如果量很少，可以不处理。处理意见详见第十四章。

十、WHO 关于低剂量 COC 的使用分级[2]（参照 WHO《避孕方法选用的医学标准》）

1．WHO I 级（使用这种避孕方法时没有任何限制）

（1）年龄：自月经初潮至 40 岁。

（2）体重指数＜ 30 kg/m²。

（3）妇产科状况：有先兆子痫病史；宫外孕后；盆腔手术史；流产后（早期、中期及感染性）；产后＞ 21 天（未授乳）；月经不规则或痛经；盆腔炎症疾病（有病史或现患）；良性乳腺疾病；子宫颈外翻或糜烂；子宫肌瘤；子宫内膜癌或卵巢癌；妊娠滋养细胞疾病；妊娠相关的糖尿病史。

（4）慢性病或其他情况：甲状腺疾病；癫痫、肝炎（带病毒者，非活动状态）、血吸虫病、疟疾、缺铁性贫血或结核病。

（5）性传播疾病或 HIV 危险因素（建议使用避孕套）。

（6）小手术不制动。

（7）静脉曲张。

（8）轻度非偏头痛性头痛。

2．WHO II 级（使用该方法的优点一般超过其理论或事实上的危险）

（1）年龄＞ 40 岁。

（2）体重指数＞ 30 kg/m²。

（3）＜ 35 岁的吸烟者。

（4）重度非偏头痛性头痛，＜ 35 岁无局灶性神经症状的偏头痛。

（5）妇产科状况：正在哺乳（产后＞ 6 个月）；患有乳腺疾病（有未诊断出的肿块）；妊娠相关的黄疸史；子宫颈癌或子宫颈癌前病变。

（6）心血管状况：浅表性增殖性血栓静脉炎，无并发症的瓣膜性心脏病，有家族深部静脉栓塞及肺栓塞史（一级亲属）。

（7）慢性病或其他情况。

（8）地中海贫血、镰状细胞贫血、胰岛素依赖性和非胰岛素依赖性糖尿病（无并发症的）、外科治疗后或无症状的胆囊疾病。

（9）大手术不制动。

3．WHO III 级（使用该方法理论或事实上的危险一般超过其优点）

（1）年龄＞ 35 岁，吸烟者每日＜ 15 支。

（2）妇产科状况：正在授乳（产后 6 周至 6 个月），产后＜ 21 天（未授乳），有乳腺癌史，不能解释的阴道出血。

（3）心血管状况：有原发性高血压史；目前血压未明；轻度高血压（血压＜ 160/100 mmHg）（如果能定期监测血压，可列入 2 级）；已知高血脂（在不太严重的情况可列入 2 级）。

（4）慢性病或其他情况：现患或已经药物治疗的胆囊疾病；与 COC 相关的黄疸病史；使用某些抗生素或抗疾病发作药物的治疗。

（5）长期服用肝酶诱导类抗生素或抗抽搐药。

4. WHO Ⅳ级（使用该方法可发生不能接受的危险情况）

（1）年龄＞35岁的重度吸烟者（每日＞15支烟）。

（2）伴有局部神经症状的偏头痛或无症状＞35岁的偏头痛。

（3）妇产科状况：已知或可疑妊娠，正在授乳（产后＜6周），患者乳腺癌（现患）。

（4）心血管情况：中度或严重高血压（血压＞160／100 mmHg）；现患或有血栓栓塞疾病（深部静脉栓塞形成及肺栓塞）或卒中病史，现患或有局部缺血性心脏病史，合并肺动脉高压。存在心房颤动的风险，存在亚急性细菌性心内膜炎史的瓣膜性心脏病；原发性高血压伴有血管疾病。

（5）慢性病或其他情况：糖尿病伴有某些血管并发症（眼底、肾和神经病变等）和（或）病程超过20年，活动性肝炎或严重肝硬化，肝肿瘤（良性或恶性）。

（6）大手术长时间制动。

（7）已知血栓形成的基因突变：如Leiden V因子、凝血酶原突变蛋白S、蛋白S、蛋白C或抗凝血酶缺乏症。

参考文献

[1] Xin Yang，Xiaodong Li，Yanjie Wang，*et al*. Practices and knowledge of female gynecologists regarding contraceptive use：a real-world Chinese survey. Reproductive Health，2018，15：115-121.

[2] WHO Medical eligibility criteria for contraceptive use. 2015，5TH.

[3] Practice bulletin noncontraceptive uses of hormonal contraceptives. Obstet Gynecol，2010，115：206 -218.

[4] Fraser IS，Mansour D，Breymann C，*et al*. Prevalence of heavy menstrual bleeding and experiences of affected women in a European patient survey. Int J Gynecol Obstetrics，2015：128：196-200.

[5] 中华医学会妇产科学分会妇科内分泌学组. 异常子宫出血诊断与治疗指南. 中华妇产科杂志，2014，49（10）：1-6.

[6] 复方口服避孕药临床应用中国专家共识专家组. 复方口服避孕药临床应用中国专家共识. 中华妇产科杂志，2015，50（2）：81-91.

[7] Matteson KA，Rahn DD，Wheeler TL，*et al*. Nonsurgical management of heavy menstrual bleeding：a systematic review. Obstet Gynecol，2013，121（3）：632-643.

[8] Iversen L，Sivasubramaniam S，Fielding S，*et al*. Lifetime cancer risk and combined oral contraceptives：the Royal College of General Practitioners' Oral Contraception Study. Am J Obstet Gynecol，2017，21，1-9.

[9] Urban M，Banks E，Egger S，*et al*. Injectable and oral contraceptive use and cancers of the breast，cervix，ovary，and endometrium in black South African women：case-control study. PLoS Med，2012，9（3）：e1001182.

[10] Mørch LS，Skovlund CW，Hannaford PC，*et al*. Contemporary hormonal contraception and the risk of breast cancer. N Engl J Med，2017，337：2228-2239.

[11] Peng Y，Wang X，Feng H，*et al*. Is oral contraceptive use associated with an increased risk of cervical cancer? An evidence-based meta-analysis. J Obstet Gynaecol Res，2017，43（5）：913-922.

[12] Michels KA，Pfeiffer RM，Brinton LA，*et al*. Modification of the associations between duration of oral contraceptive use and ovarian，endometrial，breast，and colorectal cancers. JAMA Oncol，2018，4（4）：516-521.

[13] Neff RT，Senter L，Salani R. BRCA mutation in ovarian cancer：testing，implications and treatment considerations. Ther Adv Med Oncol，2017，9（8）：519-531.

[14] Wu AH，Pearce CL，Lee AW，*et al*. Timing of births and oral contraceptive use influences ovarian cancer risk. Int J Cancer，2017，15，141（12）：2392-2399.

[15] Reid R，Leyland N，Wolfman W，*et al*. SOGC clinical practice guidelines：oral contraceptives and the risk of venous thromboembolism：an update：no. 252，December 2010. Int J Gynaecol Obstet，2011，112（3）：252-526.

[16] Cronin M，Schellschmidt I，Dinger J. Rate of pregnancy after using drospirenone and other progestin-containing oral contraceptives. Obstet Gynecol，2009，114（3）：616-622.

[17] Bracken MB. Oral contraception and congenital malformations in offspring：a review and meta-analysis of the prospective studies. Obstet Gynecol，1990，76（3 Pt 2）：552-557.

[18] Gallo MF，Lopez LM，Grimes DA，*et al*. Helmerhorst FM Combination contraceptives：effects on weight. Cochrane Database Syst Rev，2014，29（1）：CD003987.

第三节　左炔诺孕酮宫内缓释系统

左炔诺孕酮宫内缓释系统（LNG-IUS，曼月乐）是由软塑料制成的 T 形宫内节育器，含有左炔诺孕酮 52 mg，可持续、稳定、少量地在宫腔内释放左炔诺孕酮（初始释放速度为 20 μg /24 h）长达 5 年。LNG-IUS 在全球上市至今已有 26 余年，累积使用超过 9500 万女性。LNG-IUS 于 2000 年在中国上市。其两大适应证为避孕及治疗特发性月经过多。LNG-IUS 的避孕机制为：抑制子宫内膜增生；使子宫颈黏液增厚，抑制精子通过；抑制精子的活动，抑制精子和卵子的结合，抑制着床。但其主要的作用环节在于通过缓释的左炔诺孕酮对子宫内膜产生持续的抑制作用，使其无法正常增生及发生周期性改变，从而干扰或不利于受精卵着床。与其他避孕手段相比，LNG-IUS 置入后第 1 年的避孕失败率仅为 0.1%，避孕效果相当于甚至优于女性绝育手术。LNG-IUS 的另一个适应证为治疗特发性月经过多，其机制为：在高左炔诺孕酮浓度下，机体下调了子宫内膜的雌、孕激素受体，使子宫内膜对血液循环中的雌二醇失去敏感性，从而发挥强力的内膜增生拮抗作用，使月经出血持续时间及出血量减少。

LNG-IUS 除了避孕之外，其他健康益处有可降低宫外孕的发生风险，降低生殖道感染风险，减少月经出血，缩短出血天数，提高血红蛋白和血清铁蛋白水平，治疗月经过多及异常子宫出血，联合雌激素替代治疗（estrogen replacement therapy，ERT）治疗，提供子宫内膜保护，缓解痛经，缓解及预防子宫内膜异位症，缓解及预防子宫内膜增生，降低子宫全切发生的可能。

一、治疗作用

（一）月经过多

月经过多指连续数个规则周期经期失血量（menstrual blood loss，MBL）过多，客观测量 > 80 ml。主观上讲，月经过多可定义为患者对连续几个月经期经血量过多的主诉。英国国家健康与临床优化研究所（National Institute for Health and Clinical Excellence，NICE）指南中对月经过多（heavy menstrual bleeding，HMB）的定义为：当月经期出血量影响女性的身体、情绪、社会和物质生活质量时，无论是单独发生还是与其他症状伴发，就可诊断月经过多[1]。月经过多应为各种原因导致的月经量增多，生殖系统器质性疾病约占 30%。治疗目标是减少月经量，改善女性的生活质量。

欧洲近期一项大型关于月经过多的流行病学调查研究结果显示，本病在 18 ~ 57 岁女性中患病率达 27.2%（1225/4506）。针对绝经过渡期出血模式的大型研究结果显示，约 1/3 的女性在绝经过渡期期间出现月经过多（月经过多指月经经期量多，持续 > 3 天，月经量多的表现为每天有 4 h 须要每 1 ~ 2 h 更换一次防护措施）[2,3]。

1. LNG-IUS 减少月经量的机制和效果 LNG-IUS 通过在子宫内膜释放左炔诺孕酮的局部孕激素作用，使子宫内膜转化，腺体萎缩，基质出现水肿及脱膜化，黏膜变薄。血管变化包括动脉管壁增厚，螺旋小动脉被抑制及毛细血管血栓形成。放置 3 个月内，子宫内膜的变化均匀一致。

不论使用 LNG-IUS 前患者的月经出血量如何，使用后所有女性的出血量均减少。肖碧莲等[4]研究了 34 例特发性月经过多的患者使用 LNG-IUS 的效果。使用 LNG-IUS 前经血量为 124.2 ml（80 ~ 277.5 ml），使用 LNG-IUS 后第 6、12、24 及 36 个月的经血量分别减少 23.4 ml、26.4 ml、2.7 ml 及 13.7 ml。血清铁蛋白在使用 LNG-IUS 后明显上升。

2. LNG-IUS 与传统药物对月经过多治疗的比较 2018 年发表的英国 NICE 指南[5]建议，LNG-IUS 是以下情况月经过多的一线治疗方案：无结构性病变、直径 < 3 cm 且不引起宫腔变形的子宫肌瘤、疑似或已确诊的腺肌病。如果患者拒绝使用 LNG-IUS 或存在使用禁忌，请考虑以下药物治疗方法：非激素类药物 [氨甲环酸、非甾体抗炎药（non-steroidal anti-inflammatory drugs，NSAIDs）和激素类药物（COC、周期性孕激素）。对使用 LNG-IUS 和于周期第 5 ~ 26 天口服炔诺酮（15 mg/d）治疗月经过多进行比较的研究显示，3 个月后两组的月经量分别减少了 94% 和 87%，两组对治疗满意并希望继续治疗的比率分别为 77% 对 22%[6]，提示 LNG-IUS 比炔诺酮更有效，更容易被患者接受。关于 LNG-IUS 和氟比洛芬（Flurbiprofen，前列腺素抑制剂，非甾体类抗炎药，每次 100 mg，每日 2 次，共 5 天）及氨甲环酸（每次 1.5 g，每日 3 次，共 3 天，每次 1 g，每日 2 次，共 2 天）对月经过多的比较研究显示，三组患者 4 个月后月经量分别降低 81.6%、20.7% 和 44.4%。LNG-IUS 组患者继续使用至 6 个月及 12 个月，月经量

减少分别为 88.0% 和 95.8%[7]。一项 Cochrane Meta 分析纳入了 1966—2015 年 1 月发表的 20 项随机对照研究，n=2082，比较了 LNG-IUS 与其他月经过多治疗方案的疗效与安全性。与其他药物治疗相比，LNG-IUS 可以显著改善月经过多，显著降低治疗失败率，显著改善生活质量，显著降低治疗 LNG-IUS 脱落率[8]。

3. LNG-IUS 与子宫内膜去除手术的比较　随机对照研究显示，LNG-IUS 与经宫颈子宫内膜去除术（transcervical resection of the endometrium，TCRE）及热球子宫内膜去除术相比疗效相当，均可明显减少经血量，改善生活质量，而费用低于子宫内膜切除术，并可以用于子宫内膜去除后的继续治疗，降低术后复发率[9,10]。子宫内膜去除术由于需要特殊的内镜技术和手术器械，因此总体费用高于 LNG-IUS 的治疗方法，同时对子宫内膜的作用是不可逆的。循证医学 meta 分析结果显示，与子宫内膜去除术相比，放置 LNG-IUS 改善周期失血量的效果相似，可能拥有更好的出血模式，且费用更低[8]。

4. LNG-IUS 与子宫全切术的比较　在等待行子宫全切术的月经过多患者的研究中，放置 LNG-IUS 与不治疗组 6 个月后，分别有 64.5% 和 14.3% 的患者取消了手术计划。与开腹子宫全切术相比，1 年及 5 年后放置 LNG-IUS 组分别有 68% 及 48% 的患者使用，20% 及 42% 的 LNG-IUS 组患者行子宫全切手术。与开腹手术组相比，生活质量改善相同[11]。循证医学 meta 分析与子宫全切术相比显著降低术后近期感染风险，显著降低术后远期背痛的发生率，并且费用更低，提示 LNG-IUS 治疗月经过多可部分取代子宫全切术[8]。

（二）排卵功能障碍性异常子宫出血（AUB-O）

由多种诱因如某些外在的刺激、压力大及劳累等导致的下丘脑 - 垂体 - 卵巢轴紊乱而引发的月经异常，在症状上表现为子宫内膜的不规则剥脱，即月经周期无规律，易闭经后大出血，常经期延长，出血不净，且病程长，反复发作，有发生子宫内膜增生及恶变的风险。绝经过渡期 AUB-O 是发病率和复发率高的疾病，可引起贫血、子宫内膜增生和子宫内膜癌等，须长期管理。治疗时以孕激素为主，包括口服孕激素、COC 和 LNG-IUS。对于绝经过渡期患者，尤其须要注意用药安全性问题，尽可能选取静脉血栓栓塞风险低，对糖脂代谢、心血管、肝和肾功能影响小的药物。LNG-IUS 具有减少月经量效果最好、内膜增生症逆转率高及全身不良反应少（对血栓、肝和代谢影响小）等优点，适合对绝经过渡期 AUB-O 患者的长期管理。2013 年美国妇产科学院（ACOG）临床指南提示：LNG-IUS 对各年龄组的 AUB-O 均有效，可减少出血量，预防不排卵对子宫内膜的长期风险，对有需求的患者是一种简单、有效、可逆的长效治疗方案（证据等级 B）[12]。

LNG-IUS 治疗月经过多及 AUB-O 的优点为既能有效避孕，又可显著降低经血量，而且疗效高，可靠，一次放置后作用可持续 5 年，无须住院和康复时间；在宫腔内释放孕激素，全身血药浓度低，不良反应少，可逆，不影响将来的生育能力。很多国家已将 LNG-IUS 作为月经过多患者的一线治疗方法之一。

（三）LNG-IUS 在子宫内膜异位症和子宫腺肌病的作用

缓解及治疗子宫内膜异位症痛经和减少月经量的药物治疗有 NSAIDs、长效醋酸甲羟孕酮（depot medroxyprogesterone acetate，DMPA）、促性腺激素释放激素激动剂（GnRH-a）、雄激素衍生物（丹那唑）和 COC 等。其中 GnRH-a 是药物治疗子宫内膜异位症的金标准。但是由于 GnRH-a 价格昂贵，导致体内低雌激素状态，引起患者骨丢失而限制其长期使用。然而，LNG-IUS 可放置 5 年，对体内雌激素无明显影响，可导致子宫内膜萎缩和闭经，可能对子宫内膜异位症有长期治疗作用。

1. LNG-IUS 治疗子宫内膜异位症的机制　子宫内膜异位症是激素依赖性疾病，药物治疗的机制是降低雌激素的产生。放置 LNG-IUS 对治疗子宫内膜异症的机制尚不完全清楚，可能与 LNG-IUS 对子宫内膜的强力抑制作用和全身作用有关。

2. 总体效果　LNG-IUS 被多国指南推荐用于缓解子宫内膜异位症相关的疼痛症状，并作为手术后的二级预防策略[13-15]。研究显示子宫内膜异位症患者放置 LNG-IUS 后 12 个月，患者月经失血图法评分（pictorial blood loss assessment chart，PBAC）从 111 ± 36 分降为 27 ± 26 分，视觉模拟评分法（visual analogue scale，VAS）（1 ~ 100 分）从 76 分降为 34 分[16]。腹腔镜术后子宫内膜异位症的患者放置 LNG-IUS 组与对照不治疗组相比，中、重度痛经的发生率分别为 10% 和 45%[17]，而且对直肠阴道隔子宫内膜异位症患者可明显改善痛经、盆腔痛和深部性交痛，并缩小病灶[18]。LNG-IUS 与 GnRH-a 的对照研究显示，在痛经 VAS 评分下降上两组无显著性差异，6 个月时两组闭经率分别为 70% 和 98%[19]。国内的研究显示，中到重度的子宫腺肌症患者使用 LNG-IUS 后，VAS 明显下降，3 月后月经量为使用前的 27% ~ 32%[20,21]。

子宫内膜异位症和子宫腺肌病的发病率高，可导致不育、痛经和月经量过多，目前尚无长期可靠的治疗手段。LNG-IUS 可提供长期治疗，又不影响体内雌激素水平，可使子宫内膜萎缩，达到闭经状态，以缓解痛经症状。虽然目前的文献尚无大样本、长期的临床观察，但认为 LNG-IUS 在提供避孕的同时，是治疗子宫内膜异位症、子宫腺肌病和慢性盆腔痛的有效治疗手段之一。

（四）LNG-IUS 对子宫肌瘤导致的月经量过多的作用

LNG-IUS 被国际指南推荐用于治疗子宫肌瘤导致的月经过多[22,23]。一项使用 LNG-IUS 治疗与子宫肌瘤相关的月经过多、特发性月经过多与单纯避孕组 3 年比较研究显示，子宫体积及子宫肌瘤体积在两 LNG-IUS 组缩小，但差异无显著性。闭经率分别为 44.5%、53.4% 和 57.1%，点滴出血率为 11%、7.7% 和 4%[24]。而在放置 LNG-IUS 后 6 个月阴道持续出血的患者，环异位及合并子宫肌瘤尤其是子宫黏膜下肌瘤的发生率明显高于对照组。由于子宫肌瘤可导致子宫腔变形，所以在选择使用 LNG-IUS 时，对于宫腔严重变形的患者，由于放置后脱环率及环异位率增加，影响疗效，不建议选用。

（五）LNG-IUS 对子宫内膜不典型增生和内膜癌的影响

LNG-IUS 以局部作用为主，每天通过控释系统直接向宫腔释放微量的左炔诺孕酮 20 µg。子宫内膜至肌层的浓度梯度 > 100 倍，内膜至血清中的浓度梯度 > 100 倍。2016 英国皇家妇产科医师学院（Royal College of Obstetricians and Gynecologists，RCOG）和英国妇科内镜学会（British Gynecologic Endoscopy Society，BSGE）子宫内膜增生的管理指南推荐 LNG-IUS 为无子宫内膜不典型增生及子宫内膜不典型增生的一线选择。对于希望保留生育功能的女性，充分告知子宫内膜不典型增生存在潜在恶性和进展为内膜癌的风险。应全面评估，以除外子宫内膜浸润癌和可能合并存在的卵巢癌，并进行多学科会诊，结合组织学、影像学特征和肿瘤标志物表达情况，制定管理和随访方案。英国首选治疗方案应为 LNG-IUS，其次为口服孕激素。一旦患者不再有保留生育力的意愿，应尽快进行手术切除子宫[25]。

（六）LNG-IUS 在乳腺癌术后三苯氧胺治疗中的内膜保护作用

使用他莫昔芬可增加子宫内膜增生和癌变风险。应用芳香化酶抑制剂（如阿那曲唑、依西美坦和来曲唑等）的女性，是否会增加子宫内膜增生和癌变风险尚且未知。有证据显示 LNG-IUS 能够降低他莫昔芬使用者子宫内膜增生风险，并能够预防该类人群子宫内膜息肉的形成[26]。但是 LNG-IUS 对于乳腺癌复发风险尚不明确，不推荐常规用于乳腺癌患者的避孕[27]。

二、禁忌证

选择 LNG-IUS 前须考虑与带铜宫内节育器（IUD）和单纯孕激素避孕方法相关的一些禁忌情况。

（一）绝对禁忌证

1．已知或怀疑妊娠。

2．现患盆腔炎性疾病或盆腔炎性疾病复发。对于有性传播疾病低度危险的女性，放置 LNG-IUS 引起盆腔炎的危险甚少。

3．下生殖道感染。对现患衣原体或淋菌感染的女性，应避免因放置 LNG-IUS 导致盆腔炎（pelvic inflammatory disease，PID）的潜在危险的增加。对其他有性传播疾病和阴道炎（包括滴虫性阴道炎和细菌性阴道病）的此种顾虑较少（属于 WHO 避孕方法选用的医学标准的 2 级）[27]。

4．产褥期感染。

5．感染性流产后。

6．现患激素依赖性肿瘤，主要为现患乳腺癌。乳腺癌为激素敏感的肿瘤，但对 LNG-IUS 加速乳腺癌进展的顾虑可能小于 COC 或较高剂量的单孕激素口服避孕药。对有其他良性乳腺疾病和有乳腺癌家族史者放置 LNG-IUS 无限制。

7．不明原因的子宫出血。

8．现患子宫或子宫颈恶性病变，处于等待治疗阶段。

9．先天性或获得性子宫异常，包括使宫腔变形的子宫肌瘤。由于子宫颈发育异常、子宫畸形（如子宫纵隔、双子宫或双角子宫等）造成的宫腔形态异常或已存在的子宫肌瘤使宫腔变形，会使 LNG-IUS 难以放置和不能放置到位。

10．病毒性肝炎活动期、肝硬化失代偿期或肝肿瘤。

11．对该系统的成分过敏。

（二）相对禁忌证

1．产后 4 周内。如在此期内放置，LNG-IUS 的脱落率有所升高。

2．当前患有深静脉血栓、肺栓塞或缺血性心脏病。一些孕激素可增加静脉血栓形成的危险，尽管这种危险性的增加明显低于 COC。

3．当前患有良性妊娠滋养叶细胞疾病。由于对这种情况的治疗可能需要多次刮宫，增加穿孔的可能。

4．当前患有卵巢癌。

三、放置时间

1．原则上在除外妊娠的任何情况下均可放置 LNG-IUS，在月经来潮的 7 天以内放置为最佳。如果在月经来潮的 7 天后放置，随后的 7 天应禁欲或采用其他避孕措施。

2．阴道分娩后 4 周或 4 周以上或转经后子宫恢复正常。剖宫产的女性放置 LNG-IUS 的时间亦为剖宫产 6 个月后。

3．负压吸宫术和钳刮术后、中期妊娠引产后 24 h 内，清宫术后即时均可放置 LNG-IUS。人工流产后即时放置 LNG-IUS 不增加并发症的发生率。

4．早孕自然流产、药物流产正常转经后子宫恢复正常。

5．更换新的 LNG-IUS 可以在任何时间进行。取出原来放置的 LNG-IUS 与新的 LNG-IUS 放置可同时进行。

6．宫腔镜检查及手术后即时放置。

7．使用 GnRH-a 或米非司酮的患者于闭经时放置（可减少脱环率）。

四、不良反应

有一些常见的不良反应，在放置前应充分告知患者以增加患者放置后的依从性。宫腔局部激素给药可确保局部持续高浓度的激素水平，而全身激素水平很低。其血液浓度为 0.1 ~ 0.2 ng/ml，明显低于其他甾体激素避孕方法。左炔诺孕酮为 19- 去甲基睾酮类的衍生物。尽管血液浓度甚低，但仍存在与雄激素或孕激素相关的不良反应，如乳房胀痛、痤疮和情绪改变，其次是体重变化、脱发和多毛等。在放置 LNG-IUS 开始的前几个月可较明显，多于 3 个月内自然消退。约 12% 的 LNG-IUS 使用者出现卵泡增大，诊断为卵巢囊肿，但多无症状，并且在 3 个月内消失。

五、放置后相关问题解答与处理

（一）LNG-IUS 放置后出血模式的变化

1．不规则出血和点滴出血 有些女性在放置 LNG-IUS 的最初 3 ~ 6 个月（特别是在头 3 个月内），由于月经期较长和月经间期点滴出血而导致阴道出血时间延长。3 ~ 6 个月后，阴道出血时间逐渐缩短，可出现月经过少甚至闭经。取出 LNG-IUS 后，月经很快恢复正常。

不规则出血和点滴出血是所有单纯孕激素避孕方法存在的共性问题。由于子宫内膜高浓度孕激素的持续作用，可能使内膜的孕激素和雌激素受体下调。低水平的雌激素可能导致频繁的突破出血。此类不良反应的发生率较高，持续时间也较长。由于出血量很少，这种出血并不导致贫血，无须特殊治疗，也无须限制性生活，但要注意清洁卫生。当子宫内膜进一步抑制后可发展为闭经。

对于 LNG-IUS 放置后前 3～6 个月期间出现的不规则出血和点滴出血症状，研究已证实的治疗方法包括 NSAIDs 和 COC[28-31]，而一般止血药、维生素 E 及孕激素的效果欠佳（详见第十四章）。由于 LNG-IUS 在子宫内膜局部的药物浓度很高，补充孕激素对改善出血的症状无明显作用。如果为放置 3～6 个月后出现的出血症状，或放置 3～6 个月后出血症状持续存在，或经药物治疗无效，或出现新的出血模式改变，建议进行妇科和超声检查，以确定 LNG-IUS 的位置，并排除感染或子宫颈病变，同时进行妊娠试验以排除妊娠反应。

正确的放置对减少出血不良反应也有重要作用。如放置不当，横臂嵌入子宫内膜或肌层的情况并不少见，会由此而导致异常出血。

2. 月经血量减少或闭经　WHO 关于甾体激素避孕方法出血不良反应分析方法中对闭经的定义为是"连续 90 天无出血"。使用 LNG-IUS 后，由于低剂量左炔诺孕酮持续、稳定地局部释放，使子宫内膜受到抑制，并且子宫内膜对卵巢产生的激素不起反应，因此，闭经成为常见的不良反应。使用 LNG-IUS 发生闭经的女性，其垂体和卵巢所分泌的激素仍呈排卵的模式，而且经超声检查可以见到与激素变化一致的卵泡。闭经及月经血量减少并不表示妊娠、卵巢功能早衰或不育。

月经量减少或月经完全停止可使血红蛋白和血清铁蛋白增加，缓解痛经，避免经前紧张征，更有利于健康。可给女性及其配偶带来更多的方便。在东南亚和西方的不少国家，女性已经普遍接受 LNG-IUS 放置后导致的闭经。该闭经为药物性月经暂停，无须特殊治疗，取出后月经即可恢复，取出后对生育能力也无不良影响。我国女性对于闭经的问题存在下列误区：

（1）担心妊娠：对于有性生活的育龄女性，一旦发现闭经，的确应首先警惕妊娠的发生。但由于 LNG-IUS 的避孕效果非常好，发生妊娠的概率极低。即使如此，可留晨尿做一次妊娠试验，以排除妊娠的风险。

（2）担心进入绝经期：LNG-IUS 所致的闭经是子宫内膜局部被抑制的结果。与此同时，测定 20 例闭经女性血液中雌激素的水平为 487 pmol/L，且高于有月经女性（$n=60$）血液中雌激素的水平（381 pmol/L）[32]。

（3）闭经对身体有害：不少女性认为每月一次的月经可将身体内的"毒素"随经血排出。一旦闭经，"毒素"淤滞，可导致头晕、情绪不良或面部痤疮等一系列问题。因此，对使用者解释月经的生理和闭经带来的避免经前紧张征、缓解痛经和改善贫血等健康益处十分重要。除此之外，闭经还会使女性及其配偶体会到生活上的其他方便。

（4）闭经是否可逆：一旦去除左炔诺孕酮对子宫内膜的抑制作用，子宫内膜即恢复对卵巢激素的敏感性，发生周期性出血。根据国外的观察，取出 LNG-IUS 后月经恢复的时间平均为 23 天，短于正常的月经周期。由此可证明 LNG-IUS 所致的闭经是完全可逆的，对今后的生育能力也无不良影响。

（5）对生育的影响：LNG-IUS 取出后生育能力即可恢复。一篇综述分析了 17 篇前瞻性研究结果，评价了停用各种避孕方式 1 年后的妊娠率和妊娠时间。研究结果显示，停用 LNG-IUS 和铜环 1 年后妊娠率分别为 79% ～ 96% 和 71% ～ 91%，两者之间无差异。研究结论提示停用 COC、埋植剂、避孕针、铜环以及 LNG-IUS 后 1 年妊娠率与停用屏障避孕法或未曾进行避孕的女性 1 年妊娠率相似 [33]。

（二）LNG-IUS 脱落的预防

如果放置 LNG-IUS 后月经出血量反而出现增多，提示可能发生环脱落，应返诊检查。LNG-IUS 在避孕人群中脱环率并不高于其他宫内节育器。但在治疗 AUB 中，由于患者的子宫腔大，尤其宫腔深度 > 10 cm，或宫腔有变形，或月经量大，因此均增加了脱环的概率。LNG-IUS 在子宫内缓慢起效，不适合急性出血时放置，对于有急性多量出血的患者，可使用孕激素如炔诺酮，或 COC 急性止血后在下一周期撤退出血快要干净时放置。对于子宫腺肌病或子宫肌瘤导致的月经过多的患者，可以使用 GnRH-a 2 ～ 3 个周期，等子宫腔缩小后再放置。建议在放置 LNG-IUS 的同时再使用 GnRH-a 1 个周期，以等待 LNG-IUS 起效。每天使用米非司酮 10 mg，连续 3 个周期，也可以使子宫腺肌病或子宫肌瘤患者的子宫体积及宫腔缩小，并使患者在闭经后放置 LNG-IUS，并在放置后继续使用米非司酮 1 个周期。宫腔镜下放置 LNG-IUS 也是临床上越来越多的一种方式，但尚无具体实践指导或研究证据。宫腔镜术中放置的优势是患者的接受度高，放置位置更准确，可减少环脱落率，并减少环位置不正导致的腹痛及出血，但须注意扩宫对脱落率的潜在影响。表 4-6 为 WHO 推荐的 LNG-IUS 适用人群。

表4-6　WHO推荐的LNG-IUS适用人群[27]

类别	描述	推荐级别*
个人情况和生育史	年龄	
	• 月经初潮至 20 岁前	2 级
	• ≥ 20 岁	1 级
	产次	
	• 未产妇	2 级
	• 经产妇	1 级
	产后（哺乳或未哺乳产妇，包括剖宫产）	
	• 48 h（包括在胎盘娩出后立即放置）	
	①未哺乳	1 级
	②哺乳	2 级
	• ≥ 4 周	1 级
	流产后	
	• 早孕期	1 级
	• 中孕期	2 级
	异位妊娠史	1 级

续表

类别	描述	推荐级别*
个人情况和生育史	盆腔手术史	1级
	吸烟	
	• 年龄 < 35 岁	1级
	• 年龄 ≥ 35 岁	1级
	• 吸烟 < 15 支 / 天 / 吸烟 ≥ 15 支 / 天	1级
	肥胖	
	• 体重指数 ≥ 30 kg/m²	1级
	• 初潮至 18 岁前，且体重指数 ≥ 30 kg/m²	1级
心血管疾病	高血压	
	• 既往有原发性高血压史，血压不可测量（包括妊娠高血压）	2级
	• 血压控制满意，血压可测量	1级
	• 血压升高（正规测量）	
	①收缩压 140 ~ 159 mmHg 或舒张压 90 ~ 99 mmHg	1级
	②收缩压 ≥ 160 mmHg 或舒张压 ≥ 100 mmHg	2级
	• 血管病变	2级
	妊娠期间血压升高史（目前测量血压正常）	1级
	深静脉血栓或肺栓塞	
	• 有深静脉血栓或肺栓塞病史	2级
	• 患有深静脉血栓或肺栓塞，正在进行抗凝治疗	2级
	• 有深静脉血栓或肺栓塞家族史	1级
	• 经历大手术	
	①长期不能活动	2级
	②无长期不能活动	1级
	• 小手术而无长期不能活动的问题	1级
	浅静脉疾病	
	• 静脉曲张或浅静脉血栓	1级
	瓣膜性心脏病	
	• 无并发症	1级
	• 有并发症（有肺动脉高压、心房颤动风险及亚急性细菌性心内膜炎病史）	2级
神经系统情况	头痛	
	• 非偏头痛（轻或重度）	1级
	• 偏头痛（没有局灶性神经症状）	2级
抑郁性疾病	抑郁性疾病	1级
生殖系统感染和疾病	阴道出血模式	
	• 月经不规律，但无月经过多	1级
	• 月经过多或延长（包括规律或不规律出血）	开始：1级 持续：2级

续表

类别	描述	推荐级别*
生殖系统感染和疾病	子宫内膜异位症	1级
	良性卵巢肿瘤（包括囊肿）	1级
	严重痛经	1级
	子宫颈外翻	1级
	乳腺疾病	
	• 未确诊的包块	2级
	• 患有良性乳腺疾病或有乳腺癌家族史	1级
	子宫肌瘤（不伴宫腔变形）	1级
内分泌系统	糖尿病	
	• 有妊娠糖尿病史	1级
	• 未合并血管病变（依赖或不依赖胰岛素）	2级
	肾、视网膜或神经病变	2级
	其他血管病变或患糖尿病20年以上	2级
	甲状腺疾病	
	• 单纯甲状腺肿、甲状腺功能亢进症或甲状腺功能减退症	1级
胃肠道状态	胆囊炎（症状型或无症状型）	2级
	胆囊炎病史（妊娠相关或与过去服用复方口服避孕药相关）	2级
	病毒性肝炎（急性期或发作期、携带者或慢性期）	1级
	轻度肝硬化（代偿期）	1级
贫血	地中海贫血、镰状细胞贫血或缺铁性贫血	1级

（杨 欣）

参考文献

[1] NICE. Heavy menstrual bleeding：NICE clinical guideline 44 [EB/OL]．[2014-08-29]．[2018-12-15] http：//www．nice．org．uk/guidance/cg44．

[2] Fraser IS，Mansour D，Breymann C，et al．Prevalence of heavy menstrual bleeding and experiences of affected women in a European patient survey．Int J Gynaecol Obstet，2015，128（3）：196-200．

[3] Paramsothy P，Harlow SD，Greendale GA，et al．Bleeding patterns during the menopausal transition in the multi-ethnic Study of Women's Health Across the Nation（SWAN）：a prospective cohort study．BJOG，2014，121（12）：1564-1573．

[4] Xiao B，Wu SC，Chong J，et al．Therapeutic effects of the levonorgestrel-releasing intrauterine system in the treatment of idiopathic menorrhagia．Fertil Steril，2003，79：963-9699．

[5] Steve C．Assessment and management of heavy mentrual bleeding．Prescriber，2018，29（7）：21-22．

[6] Irvine GA，Campbell-Brown MB，Lumsden MA，et al. Randomised comparative trial of the levonorgestrel intrauterine system and norethisterone for treatment of idiopathic menorrhagia. Br J Obstet Gynaecol，1998，105：592-598.

[7] Milsom I，Andersson K，Andersch B，et al. A comparison of flurbiprofen, tranexamic acid，and a levonorgestrel-releasing intra uterine contraceptive device in the treatment of idiopathic menorrhagia. Am J Obstet Gynecol，1991，164：879-883.

[8] Lethaby A，Hussain M，Rishworth JR，et al. Progesterone or progestogen-releasing intrauterine systems for heavy menstrual bleeding（Review）. Cochrane Database Syst Rev，2015，2015（4）：CD002126.

[9] Busfield RA，Farquhar CM，Sowter MC，et al. A randomised trial comparing the levonorgestrel intrauterine system and thermal balloon ablation for heavy menstrual bleeding. BJOG，2006，113：257-263.

[10] Brown PM，Farquhar CM，Lethaby A，et al. Cost-effectiveness analysis of the levonorgestrel intrauterine system and thermal balloon ablation for heavy menstrual bleeding. BJOG，2006，113：797-803.

[11] Lahteenmaki P，Haukkamaa M，Puolakka J，et al. Open randomized study of use of levonorgestrel releasing intrauterine system as alternative to hysterectomy. BMJ，1998，316：1122-1126.

[12] Practice ballitin no. 136：management of abnormal uterine bleeding associated with ovulatory dysfunction. Committee Opinion No. 557. American College of Obstetricians and Gynecologists. Obstet Gynecol，2013，122（1）：176-185.

[13] The investigation and management of endometriosis. RCOG，No. 24. London：RCOG，2000.

[14] Leyland N，Casper R. Endometriosis：diagnosis and management. SOGC clinical practice guideline No. 244，July 2010

[15] Dunselman GAJ，Vermeulen W，Becker C，et al. ESHRE quieline；management of women with endometriosis. Human Reproduction，2014，29（3）：400-412.

[16] Vercellini P，Aimi G，Paonazza S，et al. A levonorgestrel-releasing intrauterine system for the treatment of dysmenorrhea associated with endometriosis：a pilot study. Fertil Steril，1999，72：505-508.

[17] Vercellini P，Frontino G，De Giorgi O，et al. Comparison of a levonorgestrel-releasing intrauterine device versus expectant management after conservative surgery for symptomatic endometriosis：a pilot study. Fertil Steril，2003，80：305-309.

[18] Fedele L，Bianchi S，Zanconato G，et al. Use of a levonorgestrel-releasing intrauterine device in the treatment of rectovaginal endometriosis. Fertil Steril，2001，75：485-488.

[19] Petta CA，Ferriani RA，Abraˆo MS，et al. Randomized clinical trial of a levonorgestrel-releasing intrauterine system and a depot GnRH analogue for the treatment of chronic pelvic pain in women with endometriosis. Hum Reprod，2005，

20：1993-1998．

[20] 盛洁，卢淡，张建萍，等．左炔诺孕酮宫内节育系统治疗子宫腺肌病痛经的临床
观察．中华妇产科杂志，2006，41：467-470．

[21] 何淑明，韦明秀，韩燕华，等．左炔诺孕酮宫内节育系统治疗子宫腺肌病的临床
观察．中华妇产科杂志，2005，40：536-538．

[22] Vilos GA，Allaire C，Laberge PY，et al．The management of uterine leiomyomas. J
Obstet Gynaecol Can，2015，37（2）：157-178．

[23] Pérez-López FR，Ornat L，Ceausu I，et al．EMAS position statement：management
of uterine fibroids．Maturitas，2014，79（1）：106-116．

[24] Magalhães J，Aldrighi JM，de Lima GR．Uterine volume and menstrual patterns in
users of the levonorgestrel-releasing intrauterine system with idiopathic menorrhagia or
menorrhagia due to leiomyomas．Contraception，2007，75：193-198．

[25] van der，Meer AC，Hanna LS．Development of endometrioid adenocarcinoma despite
Levonorgestrel-releasing intrauterine system：a case report with discussion and review
of the RCOG/BSGE Guideline on the Management of Endometrial Hyperplasia．Clin
Obes，2017，7（1）：54-57．

[26] Gardner FJ，Konje JC，Abrams KR，et al．Endometrial protection from tamoxifen-
stimulated changes by a levonorgestrel-releasing intrauterine system：a randomised
controlled trial．Lancet，2000，356：1711-1717．

[27] Altshuler AL，Gaffield ME，Kiarie JN．The WHOs medical eligibility criteria for
contraceptive use：20 years of global guidance．Curr Opin Obstet Gynecol，2015，27
（6）：451-459．

[28] Faculty of Sexual & Reproductive Healthcare．Problematic bleeding with hormonal
contraception．FSRH，2015．04．

[29] World Health Organization．Selected practice recommendations for contraceptive
use-3rd ed．WHO Document Production Services，2016，Geneva，Switzerland．
Available at：http：//www．who．int/reproductivehealth/publications/family-
planning/SPR-3/en/ Last accessed：October 2017

[30] Madden T，Proehl S，Ausworth JE，et al．Naproxen or estradiol for bleeding and
spotting with the levonorgestrel intrauterine system：a randomized controlled trial．
Am J Obstet Gynecol，2012，206（2）：129．e1-8．

[31] Friedlander E，Kaneshiro B．Therapeutic options for unscheduled bleeding associated
with long-acting reversible contraception．Obstet Gynecol Clin North Am，2015，
42（4）：593-603．

[32] Luukkainen T，Lähteenmäki P，Toivonen J．Levonorgestrel-releasing intrauterine
device．Ann Med，1990，22（2）：85-90．

[33] Mansour D，Bahamondes L，Critchley H，et al．The management of unacceptable
bleeding patterns in etonogestrel-releasing contraceptive implant users．
Contraception，2011，83（3）：201-210．

第五章　急性异常子宫出血的诊断 与治疗

一、诊断

评估及处理急性异常子宫出血（AUB）的三个阶段为：①快速评估患者的临床情况及生命体征。②确定最可能的出血病因。③为患者选择最合适的治疗方法。

（一）急性 AUB 患者的初步评估

对急性 AUB 患者的初步评估应包括是否存在低血容量和潜在的血流动力学不稳定。若患者的血流动力学不稳定或出现低血容量迹象，应尽快开放一或两条静脉通路为输血或成分输注做准备。在初步评估和患者的生命体征平稳后，下一步是评估急性 AUB 最可能的病因，以便选择最合适、最有效的治疗方法来控制出血。

（二）急性 AUB 的病因

多因素的急性 AUB 病因可能与慢性 AUB 病因是一样的。如前所述，参照 FIGO 的分类系统，AUB 的病因分为"与子宫结构异常有关"和"与子宫结构异常无关"的 PALM-COEIN 分类系统。

可以通过病史、体格检查、实验室和影像学检查来确定病因。

1．病史　在 PALM-COEIN 病因分类的指导下，根据当前出血发作的情况、伴随症状和既往妇产科相关疾病史，以全面采集病史，并指导合理、必要的实验室和影像学检查。国外文献报道高达 13% 的重度 AUB 的女性患有某种变异的血管性血友病，高达 20% 的患者可能有潜在的凝血障碍。凝血因子缺乏、血友病和血小板功能障碍可能与任何年龄组的 AUB 有关。根据表 5-1 可以帮助临床医生确定哪些患者可以从凝血异常的实验室检查中获益。此外，系统性疾病，如白血病和肝衰竭，以及药物如抗凝血剂或化疗药物使用，会导致凝血异常，从而导致 AUB。

2．体格检查　对急性 AUB 患者的体格检查应关注急性失血的症状（血容量不足和贫血）以及提示出血原因的检查结果。进行盆腔检查（包括窥器视诊和双合诊检查），以排除任何可能导致阴道出血的外阴、阴道或子宫颈的创伤，也可以确定出血量，并了解可能由结构性原因（如子宫肌瘤或子宫腺肌病）导致的急性 AUB。

3．实验室检查和影像学检查　建议对急性 AUB 患者进行表 5-2 的实验室评估。所有的青少年以及在初步实验室检查中有异常，或凝血功能障碍筛查阳性的女性，都应考虑行血管性血友病和其他凝血功能异常相关疾病的特定检测，包括血管性血友病瑞斯托霉素辅助因子活性、血管性血友病因子抗原和凝血因子Ⅷ。根据临床表现，可能须要做针对甲状腺功能、肝功能、败血症或白血病的诊断检查。对于年龄 > 45 岁、反复

表5-1　月经过多患者潜在凝血障碍的临床筛查

在月经过多的患者中，对潜在凝血障碍的初步筛查应以病史为基础。阳性筛查结果包括以下情况：

①自月经初潮就有月经过多。

②具备下面一条：

- 产后出血。

- 外科手术相关的出血。

- 牙科相关操作的出血。

③下述症状中具备两条或以上

- 每月 1～2 次瘀伤

- 每月 1～2 次鼻出血

- 频繁牙龈出血。

　　有出血家族史。

注意：满足①、②、③中任何一项即为筛查阳性，应做进一步评估，包括请血液学专家会诊和（或）进行血管性血友病因子和瑞斯托霉素辅助因子的检测（详见 AUB-C 的诊断与处理）

表5-2　急性AUB患者的实验室评估

实验室评估	特定的实验室实验
初步的实验室检查	①全血细胞计数 ②血型和交叉配血 ③妊娠试验
凝血障碍的初步实验室评估	①部分凝血酶时间 ②凝血酶原时间 ③部分活化凝血酶时间 ④纤维蛋白原
血管性血友病的初筛	①血管性血友病因子抗原 ②瑞斯托霉素辅助因子的检测 ③凝血因子Ⅷ
可考虑的其他实验室检查	①促甲状腺激素 ②血清铁、总铁结合力和铁蛋白 ③肝功能检查 ④宫颈癌筛查

注：对潜在凝血障碍临床筛查阳性或者凝血障碍实验室初筛结果异常的成年女性，应该进行血管性血友病的检测。对自月经初潮就有月经过多的急性 AUB 未成年患者，也应进行血管性血友病检测。只要这些指标异常，均须请血液学专家会诊（详见第十一章）。

发作的 AUB 患者，应首选进行子宫内膜组织活检或诊断性刮宫，以排除子宫内膜恶性病变。对于年龄在 45 岁以下、有雌激素暴露的高危因素（如肥胖或多囊卵巢综合征患者）、常规药物治疗失败以及持续 AUB 的患者，也应该进行子宫内膜组织活检。建议进行盆腔超声检查。

（三）处理急性 AUB 的原则

急性 AUB 的治疗目的是控制急性出血，减少下一次月经的出血量。对于急性 AUB 的处理，主要根据患者出血的严重程度、临床表现、可能的病因以及有无生育要求等决定。

1. 药物治疗　在初步排除器质性病变后，急性重症 AUB 的治疗多首选药物治疗。可选择口服孕激素或各类 COC 用于急性止血。氨甲环酸可作为辅助用药。用药剂量由患者的出血量及血红蛋白、合并症等决定。若药物治疗控制效果不佳，还要重新考虑器质性病变的可能。

2. 手术治疗　若患者病情危急而不适合药物治疗，或存在药物治疗的禁忌证或药物治疗失败，或高度怀疑子宫内膜病变而须要病理确诊的患者，须行紧急手术治疗。手术方式的选择应考虑患者的全身状况、可能存在的潜在子宫内膜病理情况以及是否有生育要求。一旦急性出血得到控制，应过渡到长期的药物控制治疗中。

二、治疗

（一）一般治疗

1. 矫正凝血功能　出血严重时可补充凝血物质，如纤维蛋白原、血小板、新鲜冻干血浆或全血。

2. 矫正贫血　对中重度贫血患者在上述治疗的同时给予铁剂和叶酸治疗，必要时输血。

3. 抗感染治疗　如出血时间长，贫血严重，抵抗力差，或合并感染的临床征象时，应及时应用抗生素。

（二）急性 AUB 的常用药物治疗[1,2]

1. COC　适用于青春期及育龄期女性急性止血和月经周期调控，围绝经期女性慎用。使用前须排除禁忌证，评估血栓风险。

COC 是含有雌、孕激素，用以控制生育的复合甾体激素制剂。在急性 AUB 的治疗中，COC 中的炔雌醇和孕激素协同起效，达到快速止血的目的。多数患者在使用后 24 h 出血量明显减少，使用 72 h 后血止。每日剂量由患者的出血量及血红蛋白等因素决定。应尽可能选择最低有效剂量，并排除禁忌证。用法为含炔雌醇 30 ~ 35 μg 的 COC 药物每 12 h 一次至每 6 h 一次，应用 5 ~ 7 天直到出血停止，逐渐减量 1 片 /8h（2 ~ 7 天），至 1 片 /12h（2 ~ 7 天），到 1 片 / 天，完成 28 天治疗后停药，或等血红蛋白正常后停药。停药阴道出血 3 ~ 5 天后再次服用 COC，每日 1 片。建议每月 1 盒 COC，连续应用 3 ~ 6 个月。

2. 醋酸炔诺酮（Norethindrone acetate）　适合育龄期和围绝经期女性。用法为每次 5 mg，每 8 h 一次至血止，血止 3 天改为 5 mg 每 12 h（2 ~ 14 天），5 mg 每天至 22

天。为了防止药物减量过程中发生突破出血，使用方法也可为每次 5 mg，每 8 h 一次，至 22 天。停药撤退出血后，根据病情继续服用 5 ～ 15 mg/d，建议服用 3 ～ 6 个月。如无生育要求，可在撤退出血后子宫内放置 LNG-IUS 治疗。

3．醋酸甲羟孕酮（Medroxyprogesterone，MPA） 可每次 10 ～ 20 mg，每 8 h 一次，总量不超过 80 mg，共服 7 天后逐渐减量至 22 天。停药撤退出血后，根据病情继续服用每天 10 ～ 20 mg。建议服用 3 ～ 6 个月。如无生育要求，可在撤退出血后子宫内放置 LNG-IUS 治疗。

4．氨甲环酸 为非激素类止血药物，多作为激素类止血的辅助用药。其作用机制为可逆性阻断纤溶酶原的赖氨酸结合位点，防止纤维蛋白降解，竞争性抑制纤溶酶原激活为纤溶酶，抑制子宫内膜纤溶酶原激活物，降低纤溶和血凝块分解，减少月经量。氨甲环酸对月经过多患者的抗纤溶活性高于月经正常者。口服有效，半衰期为 2 h，24 h 内 40% ～ 70% 以原型经尿排泄。推荐剂量：静脉注射，10 mg/kg，每 8 h 可重复；口服，20 ～ 25 mg/kg，每 8 h 可重复。

5．结合雌激素（conjugated oestrogens） 是美国食品和药品监督管理局（Food and Drug Administration）批准用于急性 AUB 的药物。用法为静脉注射，25 mg，每 4 ～ 6 h 重复至血止，48 h 评估，血止后可改为 COC 治疗。但中国尚无此药品上市。

（三）急性 AUB 的手术止血

当药物治疗失败，或有药物治疗禁忌证（如血栓性疾病），或出血严重危及生命时，可考虑手术治疗。

1．分段诊刮术 单纯的分段诊刮术只有止血、明确子宫内膜病理诊断的作用，所以"一次应用有效"。后续周期控制需要药物治疗，应避免反复不必要地使用。

2．子宫动脉栓塞术 如子宫动静脉瘘所致月经过多，仅用于抢救生命的女性，作为二线治疗方案。虽有治疗后再次妊娠的报道，但妊娠合并症增加，并存在治疗后内膜血供受损及内膜损伤的可能，而导致下次受孕困难，且有卵巢功能早衰的风险。

3．子宫腔 Foley 尿管压迫（注射 5 ～ 30 ml 生理盐水） 用于急性大量出血，无明显子宫内膜器质性疾病的患者。

4．宫腔镜检查及手术 疑有子宫内膜器质性病变、子宫内膜息肉和子宫黏膜下肌瘤所致急性出血时，可行宫腔镜下诊刮术、息肉切除术或子宫黏膜下肌瘤切除术等。

5．子宫内膜去除术 仅推荐用于有排卵性月经过多、其他治疗方式无效、患者无生育要求且已经排除子宫内膜癌风险者，子宫 < 12 周，宫腔深度 < 14 cm。对于子宫内膜增生的患者，由于不能完全切除内膜，有子宫内膜增生复发的风险，故不建议使用。

6．子宫全切术 对无生育要求、药物治疗无效者，子宫全切术疗效确切。尤其是年龄过大、不宜随访或者病理诊断为癌前病变或癌变者。

（杨　欣　李莎莎　王彦洁）

参考文献

[1] James AH，Kouides PA，Abdul-Kadir R，*et al*．Evaluation and management of acute menorrhagia in women with and without underlying bleeding disorders：consensus from an international expert panel．Eur J Obstet Gynecol Reprod Biol，2011，158：124-134.

[2] American College of Obstetricians and Gynecologists．Management of acute abnormal uterine bleeding in nonpregnantr eproductive-aged women．Committee Opinion No．557．Obstet Gynecol 2013，121，891-896.

第六章　异常子宫出血的宫腔内手术治疗

国际妇产科联盟（FIGO）于 2011 年提出了非妊娠育龄期女性异常子宫出血（AUB）的病因新分类系统——PALM-COEIN 系统 [4]。根据这样的统一分类，本章将描述各类 AUB 的宫腔内手术治疗。

一、子宫内膜息肉

子宫内膜息肉是一种由子宫内膜腺体、间质以及厚壁血管构成的、多为凸向宫腔内的良性病变（图 6-1）。息肉可单发或多发，无蒂或带蒂。息肉通常位于子宫底部，特别是在宫角处。文献报道子宫内膜息肉发生率占女性人口的 20% ~ 30%，在 40 ~ 50 岁女性中尤其多见。按照 2011 年 FIGO 对于 AUB 的分期，因子宫内膜息肉导致的 AUB 为结构异常中的 AUB-P。子宫内膜息肉的治疗须要根据患者的症状、恶变概率、生育要求和手术技术等多方面来考虑。宫腔镜下子宫内膜息肉切除术可以在直视下定位子宫内膜息肉组织，不易穿孔，出血少，手术时间短，术后并发症低，尤其是能够切除位于子宫内膜基底层的息肉根部，明显降低复发率，并且能够集诊断与治疗于一体，是子宫内膜息肉的首选治疗方法。

（一）手术适应证

有症状的单发或多发性子宫内膜息肉，已经除外恶性病变。

（二）手术禁忌证

1. 绝对禁忌证　无。

2. 相对禁忌证　体温 > 37.5 ℃；子宫活跃性大量出血、重度贫血；宫内妊娠；急

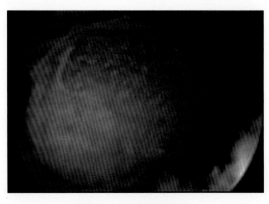

图 6-1　子宫内膜息肉

性或亚急性生殖道或盆腔炎症；近期发生子宫穿孔；宫腔过度狭小或子宫颈管狭窄、坚硬，难以扩张；浸润性子宫颈癌、生殖道结核未经抗结核治疗；严重的内、外科合并症不能耐受手术操作。

（三）术前准备

术前应进行子宫颈准备。术前晚于阴道后穹隆放置米索前列醇片（400 μg）软化子宫颈，以便于术中子宫颈扩张。对于有原发性高血压或青光眼的患者，可于术前 10 min 给予间苯三酚 80 mg 静脉或肌内注射，或于术前 2 h 放置一次性子宫颈扩张棒。

（四）手术时机的选择

在早卵泡期进行手术，一般为月经净后 3 ~ 7 天。此时内膜较薄，视野相对开阔，可便于手术操作。

（五）手术技巧

1. 宫腔镜挟持法　适用于息肉较小、蒂位于子宫上段或输卵管开口者，用微型活检钳挟持取出（图 6-2）。

2. 电切除术　适用于息肉多发或复发者。将切割环置于蒂部的远端进行切割，切割深度须达肌层，以减少复发（图 6-3）。

3. 刨削法　采用特有的刨削装置在直视下吸除息肉，以有效地保留息肉周围的子宫内膜（图 6-4）。

4. 网除法　将特制的双极电网经操作孔道进入，网除途经的所有息肉（图 6-5）。

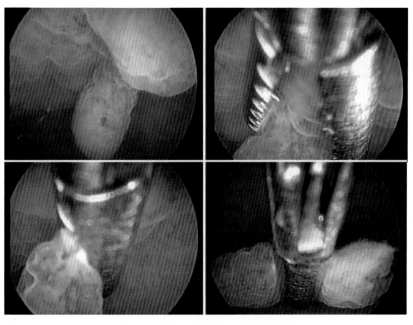

图 6-2　子宫内膜息肉宫腔镜挟持法

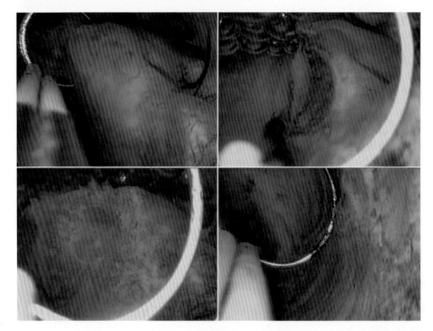

图 6-3　子宫内膜息肉电切术

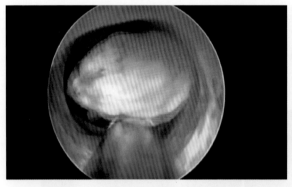

图 6-4　刨削法吸除子宫内膜息肉

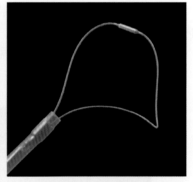

图 6-5　双极电网

对全部取出的子宫内膜息肉组织进行病理组织学检查。

（六）术中监测

1. 生命体征　包括呼吸、脉搏、血压、血氧饱和度及心电监护等。

2. 灌流介质　计算灌流液入量和出量的差值（进入患者体内的灌流液量）。如该差值 ≥ 1000 ml，应严密观察生命体征的改变，警惕灌流液过量吸收综合征的发生。当灌流液入量和出量差值达到 2000 ml 时，应关注和监测生命体征的变化，尽快结束手术。

3. 血液电解质　当灌流液出入量差值 ≥ 1000 ml 时，应酌情测定血清电解质的变化。

4. B 超监护　可提示手术切割范围及深度，以防止子宫穿孔。

（七）术后管理

1. 术后观察生命体征，适时下床活动。
2. 术后有阴道出血时，酌情选用催产素及止血药物。
3. 合理使用抗生素。
4. 酌情选择预防宫腔粘连的方法。
5. 酌情使用促进内膜生长的药物。
6. 对术后有生育要求的患者，可使用孕激素调整月经周期，并促排卵治疗。对无生育要求的患者，口服避孕药或使用左炔诺酮宫内缓释系统（LNG-IUS）以预防复发。
7. 术后随诊　子宫内膜息肉术后易复发，应常规进行随诊。

子宫内膜息肉的处理流程见图 6-6。

二、子宫腺肌病

子宫腺肌病是指子宫内膜腺体及间质存在于子宫肌层中，并伴有周围肌层细胞的代偿性肥大和增生。病灶常分为弥漫型与局限型两种。子宫腺肌病的发病率在不同国家和不同种族间没有差异，常见于 30 ～ 50 岁的育龄期女性。对于 < 1.5 cm 的浅层腺肌病、结节及弥漫性腺肌病，可进行宫腔镜治疗（图 6-7）。在对浅层弥漫性腺肌病的治疗中可以同时进行子宫内膜合并内膜下浅肌层剥除。须要注意的是，深层弥漫性腺肌病无法通过宫腔镜治疗。一些研究者进行了手术，但效果均不理想。患者的症状没有减轻，异位内膜从手术瘢痕处向更深处侵袭，造成疾病进展，甚至发生恶变。

（一）局灶性腺肌病

腺肌瘤切除术现获得了广泛认可。手术通过电切环首先切入向宫腔内凸出的病灶，再逐渐剥除瘤体。对浅层腺肌病结节的治疗通常将上述治疗手段简化。对于植入较深的病灶，应首先使其凸向宫腔，再进行切除。这一手术方式与侵犯肌层的子宫肌瘤电切手术方式类似。最后电凝病灶基底部。手术旨在切除病灶的同时保留正常的肌纤维。但由

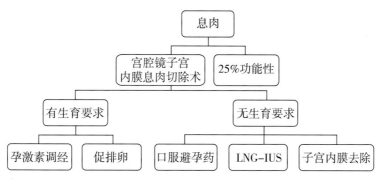

图 6-6　子宫内膜息肉的处理流程

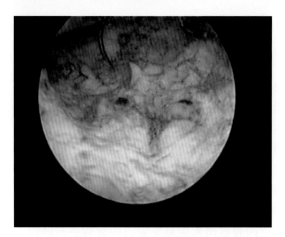

图 6-7　子宫内膜去除术

于缺乏有效的监护手段，达到这一目标还有一定难度。

（二）弥漫性腺肌病

内膜 - 肌层剥除术（endo-myometrectomy）为治疗浅层弥漫性腺肌病的手段之一，其成功率不尽相同。与传统子宫内膜剥除技术不同，此手术的切除范围不局限于子宫内膜和 2 ~ 3 mm 肌层，而是切除至暴露正常肌组织，最后电凝残余的子宫内膜。此手术通过 3 mm 或 5 mm 球状电极电凝剥除宫底及宫角内膜，用传统电切环剥除子宫壁的内膜组织。手术切除深度与患者对手术的耐受程度、技术难度、残留风险、宫腔内播散风险、穿孔风险和出血风险等密切相关。为了提高手术效果并降低复发率，术前可通过超声进行评估，着重考虑手术部位的宫壁厚度。须要注意的是，子宫内膜 - 肌层切除术可能会造成异位内膜播散和增殖，从而加重病情。

另外，目前二代子宫内膜去除术或放置 LNG-IUS 是常见的两种治疗子宫腺肌病的微创方法。多个研究将两种方法相对比，探讨其疗效的差异。其中有研究[6]发现采用二代子宫内膜去除术治疗后患者的闭经率为 66.6%，远高于 LNG-IUS 治疗组，而 LNG-IUS 治疗后的痛经缓解率为 85.2%，高于二代子宫内膜去除术治疗组。因此，可见二代子宫内膜去除术在治疗月经过多方面效果更好，而 LNG-IUS 在缓解痛经症状上效果更好。因此，对于子宫腺肌病的治疗，我们可以在行二代子宫内膜去除术的同时放置 LNG-IUS。这样既可以治疗异常子宫出血的症状，又可以缓解痛经等不适（图 6-8）。

三、子宫平滑肌瘤

子宫平滑肌瘤是子宫平滑肌组织增生而形成的良性肿瘤，是女性最常见的良性肿瘤。子宫平滑肌瘤根据生长部位的不同，有不同的临床表现。其中最常见的临床表现为月经改变，表现为月经增多、经期延长、淋漓出血及月经周期缩短，可发生继发性贫血。因子宫平滑肌瘤导致的 AUB 归为结构异常中的 AUB-L（子宫肌瘤导致的异常子宫

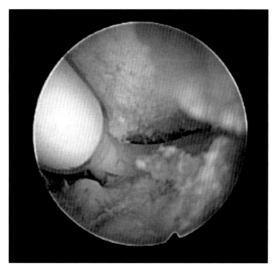

图 6-8　子宫内膜去除术后放置 LNG-IUS

出血）。在子宫平滑肌瘤中仅 5% ~ 10% 的平滑肌瘤为黏膜下肌瘤且经常有症状。宫腔镜手术为患有此类肌瘤的女性提供了微创性的术后并发症较低的治疗手段。

（一）手术适应证

1．黏膜下肌瘤。
2．内凸壁间肌瘤。
3．子宫颈内凸肌瘤。

（二）手术禁忌证

同子宫内膜息肉。

（三）术前准备

1．子宫肌瘤的预处理　对于肌瘤直径≥ 4 cm 的Ⅰ型和Ⅱ型黏膜下肌瘤及肌壁间内凸肌瘤，或黏膜下肌瘤合并严重贫血者，必要时用 GnRH-a 治疗 2 ~ 3 个月，使肌瘤和子宫体积缩小，纠正贫血。

2．子宫颈准备　术前晚于阴道后穹隆放置米索前列醇片（400 μg）软化子宫颈，以便于术中宫颈扩张。但对于壁间肌瘤，不建议使用药物软化子宫颈，以避免子宫收缩引起肌瘤坏死。对于有原发性高血压或青光眼的患者，可以利用间苯三酚或宫颈扩张棒，也可以术中在子宫颈旁注射稀释的血管升压素。

（四）手术时机的选择

在早卵泡期进行手术，一般为月经干净后 3 ~ 7 天。此时内膜较薄，视野相对开阔，可便于手术操作。术前已进行药物预处理者，完成预处理后即可进行手术。

（五）手术技巧

实施宫腔镜子宫肌瘤切除术前应置镜观察子宫腔的整体形态，确定子宫肌瘤的部位、大小、数目及有无蒂，评估肌瘤类型，按照不同类型的肌瘤实施手术。

1. 0 型黏膜下肌瘤 对于估计可经子宫颈完整取出的肌瘤，可以环状电极切除肌瘤根蒂部后，以卵圆钳夹持取出。对于肌瘤体积较大者，须以环状电极从肌瘤两侧壁切割，以缩小肌瘤体积，再用卵圆钳夹持拧转取出。酌情修整肌瘤瘤腔并止血。对于脱入阴道的肌瘤，在宫腔镜直视下切断肌瘤根蒂部后再取出。

2. Ⅰ型及Ⅱ型黏膜下肌瘤 以电极在肌瘤最突出部位切开瘤体包膜，使肌瘤瘤体突向宫腔，然后切除之。术中可通过使用催产素和水分离等方法促使肌瘤瘤体向宫腔内移动。对于不能突向宫腔的肌瘤，不宜强行向肌壁内掏挖。将肌瘤切除至与周围肌壁平行，残留部分肌瘤视术后增长情况酌情进行二次手术。

3. 突向子宫腔的肌壁间肌瘤 对于可实施宫腔镜切除的肌壁间内突肌瘤，手术方法与原则参照Ⅰ型与Ⅱ型黏膜下肌瘤。

对全部取出的子宫肌瘤组织进行病理组织学检查。

（六）术中监测

1. 生命体征 包括呼吸、脉搏、血压、血氧饱和度及心电监护等。
2. 灌流介质 同子宫内膜息肉手术。
3. 血液电解质 当灌流液出入量差值 ≥ 1000 ml 时，酌情测定血清电解质变化。
4. B 超监护 可提示手术切割范围及深度，防止子宫穿孔。
5. 可酌情联合腹腔镜手术。

（七）术后管理

1. 术后观察生命体征，适时下床活动。
2. 对于术后出血，可用卡前列甲酯（卡孕栓）或球囊子宫腔压迫处理。
3. 合理使用抗生素。
4. 酌情选择预防宫腔粘连的方法。
5. 酌情使用促进内膜修复的药物。
6. 术后禁食 6 h，保留导尿 12 ~ 24 h。
7. 术后禁性生活和盆浴半个月。
8. 术后复查。

（八）注意事项

1. 建议术中持续 B 超监护，防止漏切，防止和发现子宫穿孔，以提高手术安全性。
2. 注意术中灌流液的出入量及其差值，预防医源性水中毒（经尿道前列腺切除术 transuretheral resection of prostate，TURP）综合征的出现。
3. 单极电切时将外鞘紧靠在子宫颈上。不接触组织时，则不启动电切，确保电极和周围隔离，减少使用高压电流的次数，会减少生殖道灼伤的机会。

4．对于 2 型黏膜下肌瘤和月经过多，同时又没有生育要求的患者，同时进行子宫内膜去除术是一种有效的治疗方法。

5．对于有生育要求的患者，将肌瘤经宫腔镜切除会损伤大片子宫内膜的位置时，应采用经腹入路手术。

6．多个肌瘤切除术后，宫腔内的粘连更常见。在这种情况下，如果出现不孕，二次探查并行粘连松解术是很有必要的。

7．手术时，如果肌瘤对面的内膜没有切除，可以减少粘连的形成。对于术后粘连的患者，可以二次探查治疗。

四、子宫内膜恶变及不典型增生

子宫内膜增生性病变的新分类方法将其分为子宫内膜增生不伴不典型增生（hyperplasia without atypia）以及伴不典型增生（atypical hyperplasia，AH）。这种分类方法主要基于细胞的异形性，不仅十分简化，并且能够预测癌变的可能性。有研究认为伴不典型增生者无论是形态学还是临床上都与分化较好的子宫内膜腺癌相似，它的本质是癌前病变，两者均可导致 AUB。按照 2011 年 FIGO 对于 AUB 的分期，因子宫内膜恶变及不典型增生导致的 AUB 归为结构异常中的 AUB-M（子宫内膜恶变及不典型增生导致的 AUB）。

近年来，40 岁以下患有子宫内膜不典型增生或子宫内膜癌的患者比例呈现出升高趋势。其中大部分患子宫内膜癌的年轻患者存在十分强烈的保留生育的要求。宫腔镜下切除病灶组织联合高效孕激素、LNG-IUS、促性腺激素释放激素激动剂（GnRH-a）以及选择性雌激素受体调节药的治疗方法可以避免手术切除子宫，保留患者的生育功能，并通过自然受孕或辅助生殖技术助孕而达到使患者妊娠的目的，大幅地提高了患者的生活质量。

（一）手术适应证

1．年龄 ≤ 40 岁，生育要求强烈，且有随访条件。

2．组织学提示为孕激素受体阳性、高分化（G1）子宫内膜腺癌。

3．彩色多普勒超声和 MRI 等辅助检查提示无子宫肌层和子宫颈浸润，未显示淋巴结或远处病灶转移。

4．CA_{125} 无异常升高，必要时行腹腔镜探查以排除卵巢肿瘤。

5．排除心肺功能异常、急性肝和肾功能损伤及凝血功能障碍等系统疾病，无药物治疗禁忌。

6．夫妇双方的生育能力合格。

7．无家族史，既往无其他肿瘤发生史或合并其他部位肿瘤。

8．能够充分理解风险，并签署知情告知同意书。并且即使治疗有效，也不能保证患者能成功妊娠或顺利分娩。

（二）治疗

低压灌流、宫腔镜下去除病灶组织联合高效孕激素、LNG-IUS、GnRH-a 以及选择性雌激素受体调节药是这类患者的主要治疗手段。LNG-IUS 的原理在于每日释放 20 μg 左炔诺酮。左炔诺酮经子宫内膜丰富的毛细血管网吸收，使宫腔内形成持续性的高孕激素状态，导致子宫内膜萎缩或蜕膜化。同时诱导雌二醇向雌酮转化，下调雌激素受体。应定期随访。如多次宫腔镜下取活检未见肿瘤细胞，即可进行妊娠。现我院已有 3 位患者成功妊娠并分娩，仅 1 例因分娩后未继续放置 LNG-IUS 而导致内膜癌复发。

五、非结构异常所致 AUB

子宫内膜去除术可用于治疗 AUB 中非结构性改变的疾病，如凝血相关疾病、排卵障碍相关 AUB、子宫内膜良性病变和医源性 AUB 等。有研究[7]表明二代子宫内膜去除术也可用于直径 < 3 cm 的息肉或肌瘤（Ⅰ型或Ⅱ型）。美国妇科腔镜学会（AAGL）[8]也提出对于Ⅱ型或Ⅰ型（直径 < 3 cm）黏膜下肌瘤伴月经过多、同时没有生育要求的患者，子宫内膜去除术是一种有效的治疗方法。关于子宫腺肌病的治疗，可选用二代子宫内膜去除术联合 LNG-IUS 放置术。既可改善出血症状，又可缓解痛经等不适。但对于存在子宫腺肌病的患者，行二代子宫内膜去除术的治疗失败率可达 25%。除此之外，二代子宫内膜去除术还可用于伴有严重合并症的 AUB、畸形子宫（如双角子宫或子宫纵隔等）和瘢痕憩室等无生育要求的患者。图 6-9 为目前市面上各种子宫内膜电切术仪器。

（一）手术适应证

1. 久治无效的 AUB，已排除恶性疾病。
2. 子宫体大小 < 妊娠 8 周，子宫腔长 10 ~ 12 cm。
3. 合并黏膜下肌瘤，且直径 < 3 cm。
4. 无生育要求者。

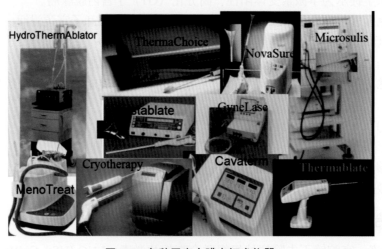

图 6-9　各种子宫内膜电切术仪器

（二）手术禁忌证

1. 绝对禁忌证　无。

2. 相对禁忌证　体温 > 37.5℃；子宫活跃性大量出血、重度贫血；急性或亚急性生殖道或盆腔炎症；近期发生子宫穿孔；子宫腔过度狭小或子宫颈管狭窄、坚硬，难以扩张；浸润性子宫颈癌或生殖道结核未经抗结核治疗；存在严重的内、外科合并症，不能耐受手术操作；确诊为子宫恶性肿瘤；本手术旨在解除症状，少数患者术后仍有复发的可能，对此缺乏良好的心理耐受者。

（三）术前准备

1. 宫腔镜检查　对预接受子宫内膜去除术的患者，应常规进行子宫内膜的筛查，包括诊断性宫腔镜检查或内膜活检，以减少诊断性刮宫时子宫腔内病变漏诊的可能性。

2. 子宫内膜预处理

（1）药物预处理：GnRH-a 或孕三烯酮等，使用 2 ~ 3 个月，以抑制内膜增生，薄化子宫内膜。

（2）机械性预处理：术中负压吸宫，薄化子宫内膜（不孕症及宫腔粘连者慎用）。

3. 宫颈准备　术前晚可于阴道后穹隆放置米索前列醇片（400 μg）软化子宫颈，对于有原发性高血压或青光眼的患者，可予间苯三酚或宫颈放置扩张棒。

（四）手术时机的选择

在早卵泡期进行手术，一般为月经净后 3 ~ 7 天。此时内膜较薄，视野相对开阔，便于手术操作。术前已进行药物预处理者，完成预处理后即可进行手术。

（五）手术技巧

以环状或球状电极顺序切除或凝固子宫内膜。一般自子宫底部开始至两侧子宫角及侧壁内膜，然后自上而下切除子宫前壁及后壁内膜。切除或凝固深度应包括子宫内膜全层及其下方 2 ~ 3 mm 的肌肉组织。切除或凝固范围终止于子宫颈内口上方 0.5 ~ 1.0 cm（部分切除）或下方 0.5 ~ 1.0 cm（完全切除）。手术中应注意对双侧子宫底部和子宫角部内膜的破坏深度。必要时可以环状电极和球状电极交替使用，尽量减少内膜残留。术后对取出的子宫内膜组织进行病理组织学检查。

（六）术中监测

1. 生命体征　包括呼吸、脉搏、血压、血氧饱和度及心电监护等。

2. 灌流介质　同子宫内膜去除术。

3. 血液电解质　灌流液出入量差值 ≥ 1000 ml 时，酌情测定血清电解质的变化。

4. B超监护　可提示手术切割范围及深度，防止子宫穿孔。

5. 可酌情联合腹腔镜手术。

（七）术后管理

1. 术后观察生命体征，适时下床活动。

2．术后有阴道出血时，酌情选用催产素及止血药物。

3．合理使用抗生素。

4．酌情选择预防宫腔粘连的方法。

5．术后禁食 6 h，保留导尿 12 ～ 24 h。

6．术后禁性生活及盆浴半个月。

7．术后复查。

（八）注意事项

1．建议术中持续 B 超监护，防止漏切，防止和发现子宫穿孔，提高手术安全性。

2．注意术中灌流液的出入量及其差值，预防 TURP 综合征的出现。

3．合并子宫内膜异位症（腺肌病）可导致内膜去除术的失败。其效果与子宫内膜异位灶的位置有关。当子宫内膜异位灶表浅（＜ 2.5 mm）时，术后效果明显优于病灶深者（＞ 2.5 mm）。因此，术前采用超声或 MRI 判断子宫内膜异位灶的深度有助于评估子宫内膜去除术的效果。

4．合并有壁间肌瘤的患者，子宫内膜去除术的成功率也会降低。

（冯力民　赵　一）

参考文献

[1] Fraser IS，Critchley HO，Broder M，*et al*．The FIGO recommendations on terminologies and definitions for normal and abnormal uterine bleeding．Semin Reprod Med，2011，29：383-390．

[2] Marret H，Fauconnier A，Chabbert-Buffet N，*et al*．Clinical practice guidelines on menorrhagia：management of abnormal uterine bleeding before menopause．Eur J Obstet Gynecol Reprod Biol，2010，152（2）：133-137．

[3] Fraser IS，Critchley HO，Munro MG，*et al*．A process designed to lead to international agreement on terminologies and definitions used to describe abnormalities of menstrual bleeding．Fertil Steril，2007，87（3）：466-476．

[4] Munro MG，Critchley HO，Fraser IS，*et al*．The FIGO classification of causes of abnormal uterine bleeding in the reproductive years．Fertil Steril，2011，95（7）：2204-2208．

[5] 中华医学会妇产科学分会妇科内分泌学组．异常子宫出血诊断与治疗指南．中华妇产科杂志，2014，49（11）：801-806．

[6] 刘萍，郭蕾，马雪莲，等．二代子宫内膜去除术与左炔诺孕酮宫内缓释系统治疗异常子宫出血的疗效比较．武警医学，2016，06：580-582，585．

[7] Sabbah R，Desaulniers G．Use of the NovaSure impedance controlled endometrial ablation system in patients with intracavitary disease：12-month follow -up results of a

prospective, single-arm clinical study. J Minim Invasive Gynecol, 2006, 13（5）：467-471.

[8] American Association of Gynecologic Laparoscopists（AAGL）. Advancing minimally invasive gynecology worldwide. AAGL practice report：practice guidelines for the diagnosis and management of submucous leiomyomas. J Minim Invasive Gynecol, 2012, 19（2）：152-171.

第七章　子宫内膜息肉所致异常子宫出血

第一节　概　述

（一）定义

子宫内膜息肉（endometrial polyps，EP）是指子宫内膜（子宫腔内表面）局部的良性结节状突起。其组织来源包括子宫内膜腺体、间质以及血管，表现形式可以单发或多发。其大小不同，质地也不同。

（二）病因

目前病因不清，考虑是多种因素导致子宫内膜表面腺体及间质过度增殖，其中激素的影响和女性的年龄与子宫内膜息肉的发生相关[1]。

子宫内膜息肉可单发或多发，在异常子宫出血（AUB）原因中 13%～32% 为子宫内膜息肉[2]。中年后、肥胖、高血压及使用他莫昔芬（三苯氧胺）的女性容易出现。少数（0～12.9%）会有腺体的不典型增生或恶变。息肉体积大和高血压是恶变的危险因素[3]。通常可经盆腔 B 超检查发现，最佳检查时间为周期第 10 天之前。确诊须在宫腔镜下摘除行病理检查[4]。

（三）流行病学

子宫内膜息肉是育龄期女性常见的妇科疾病，在因 AUB 就诊的患者中，子宫内膜息肉的发病率为 10%～40%，在绝经后出血的患者中更是高达 50%，且文献报道有症状息肉的恶变率较无症状息肉的恶变率明显升高。同时，AUB 也是息肉患者的主要手术指征之一[5]。

1. 合并 AUB 的子宫内膜息肉的患病率　合并 AUB 的子宫内膜息肉在成年女性中的患病率为 10%～15%。其中通过超声在绝经前女性中偶然发现的约占 12%，在不孕女性中占 12%；通过超声检查在无症状绝经后女性中发病率约为 13%；宫腔镜发现者占 16%[6]。高危因素包括肥胖、晚绝经和使用他莫昔芬等。激素替代治疗对息肉形成的影响并不清楚。部分研究是支持的，而某些研究的结论却是否定的。合并 AUB 的子宫内膜息肉根据诊断的方法及标准不同而呈现不同的发病率，一般而言多在 20%～30%。基于育龄期女性子宫内膜息肉高发以及子宫内膜息肉与 AUB 之间的密切联系，FIGO 已将此收编入 AUB 分类中，谓之 AUB-P[2,7]。

2. 子宫内膜息肉恶变　多数子宫内膜息肉是良性病变。一项观察性研究的综述报道，息肉中的子宫内膜增生（endometrial hyperplasia，EH）不伴不典型增生（atypical endometrial hyperplasia，AEH）者占 0.2%～23.8%，伴不典型增生者低于 13%，癌变率为 0.5%～3%[8]。子宫内膜息肉恶变的高危因素包括 AUB、增龄、绝经后、肥胖、糖尿病、息肉体积逐渐增大以及应用他莫昔芬。有报道子宫内膜息肉合并 AUB 时发生子宫内膜增生或癌变的概率约为 4.2%（195/4697），而无 AUB 表现的检出率约为 2.2%（85/3941）（RR 1.97，95%CI 1.24 ~ 3.14）。子宫内膜不典型增生或癌变的检出率在有症状的绝经后女性高于育龄期女性（5.4%，214/3946 & 1.7%，68/3997）（RR 3.86，95% CI 2.92 ~ 5.11）[9]。AUB 的出现已被确定为子宫内膜息肉可能恶变的风险指标。息肉大小也似乎是子宫内膜息肉的风险指标之一。其他已知的子宫内膜癌高危因素如肥胖、糖尿病及原发性高血压能够增加子宫内膜息肉的恶变风险。他莫昔芬的使用提高了内膜不典型增生及子宫内膜息肉恶变的风险[9,20]。

（四）发病机制

子宫内膜息肉为局部子宫内膜增生形成的（良性结节状突起），可生长在子宫内壁的任何部位，一般在宫腔镜下以舌状居多。息肉表面光滑，色泽与内膜相类似。可见到表面的血管走行，息肉有粗细不等的蒂与子宫壁相连。息肉单发或多发，多数直径在 0.5 ~ 4 cm 不等。

目前研究认为病因有以下几个方面[10]：

1. 雌激素刺激作用　子宫内膜息肉为激素依赖性疾病。雌激素可促进细胞分裂，促使子宫内膜增生。孕激素可对抗这种作用，诱导子宫内膜向分泌期转化，发生周期性撤退剥脱。高雌激素、低孕激素状态可导致子宫内膜过度增殖，促使子宫内膜息肉的发生。

2. 炎症刺激理论　在一个月经周期中，子宫内膜息肉中激活的肥大细胞数目显著高于正常子宫内膜。在反复子宫腔操作、流产及使用宫内节育器的患者，子宫内膜息肉的发病率较高，这与操作过程中激活炎症反应有关。

3. 细胞因子表达失调　血管内皮细胞生长因子（vascular endothelial growth factor，VEGF）可促使局部新生血管过度增生以及细胞外基质的沉积。在整个月经周期中，VEGF 在息肉组织腺体中的含量比邻近内膜高。

4. 细胞增殖凋亡失衡　在月经周期中，细胞增殖与凋亡活性之间的平衡可调控子宫内膜正常的周期性变化。两者之间的失衡可导致内膜重建或脱落过程异常，从而引起子宫内膜息肉的生长。

5. 遗传倾向　子宫内膜息肉细胞存在多条染色体变异。最常见的是染色体 *6pHMGIC* 基因的突变。

现阶段研究还显示息肉的大小与 AUB 呈正相关，也可能存在以下几方面的影响因素：①子宫内膜息肉为腺体与间质的增生，且富含新生血管。这些血管破裂可引起出血及绝经后出血。②息肉增大压迫周围内膜，导致邻近内膜对雌、孕激素反应不同步，造成内膜不规则脱落，即 AUB。③较大息肉脱出于子宫颈口时，表面黏膜破溃及（或）感染伴有出血[13]。

第二节　临床表现

单发及小（直径＜1 cm）的子宫内膜息肉一般无症状，往往在查体时发现。多发性、弥漫型者常有月经过多、经期延长或其他 AUB 表现。子宫内膜息肉所致 AUB（AUB-P）在育龄期女性主要表现为月经量过多、月经周期不规律和经间期出血等。子宫内膜息肉在绝经期表现为不规则阴道出血（不包括在 AUB 中）。巨大息肉或脱出于子宫颈的息肉可继发感染和坏死，引起阴道不规则出血以及伴有阴道排液增多。部分患者可伴有不孕。部分绝经后子宫内膜息肉患者表现为阴道不规则出血。血常规检查血红蛋白（hemoglobin，Hb）可正常或降低。凝血功能多无异常。

对患者进行全身检查及妇科检查时往往无阳性表现。如息肉脱出子宫颈口，可在盆腔检查时看到阴道内子宫颈口脱出一质软、色泽鲜红或粉红的肿物，蒂部深在宫腔内，阴道排液增多及（或）不规则出血，须与子宫黏膜下肌瘤相鉴别。

第三节　诊　断

除了有 AUB 症状外，临床上首选超声作为 AUB-P 的诊断方法。随着宫腔镜的广泛应用，目前对子宫内膜息肉的诊断水平有了显著的提高。

（一）影像学检查

子宫内膜息肉的影像学诊断方法主要包括经阴道超声与 MRI。

1. 经阴道超声（transvaginal sonography，TVS）　对于子宫内膜息肉，临床上首选超声作为诊断方法。超声是诊断子宫内膜息肉的常用方法，具有较高的灵敏度和特异度，多表现为子宫腔内高回声。经阴道超声检查快速、方便、无创、经济，基本上是目前诊断子宫内膜息肉的首选检查方法。子宫内膜息肉在超声下常显示为边界清楚的高回声结节（图 7-1、7-2）。但是对较小的息肉缺乏特异度，只能显示内膜增厚或不均质。如息肉内同时存在其他组织学来源，影像学表现可以多样化。另外，本病与子宫内膜不均质增生易发生混淆，有时还会与子宫内膜增生、黏膜下肌瘤、宫腔粘连和子宫内膜癌相混淆。有研究报道，与宫腔镜下活检相比，经阴道超声诊断子宫内膜息肉的灵敏度及特异度分别为 19%～96% 及 53%～100%，阳性预测值为 11%～75%，阴性预测值为 87%～97%。一些增强的检查如彩色多普勒超声或造影增强超声提高了诊断的准确性[11]。

2. MRI　MRI 对软组织的分辨力高于超声显像。但由于息肉的影像学表现与子宫内膜更近似，相比子宫肌瘤的诊断意义不如超声，同时费用高，故一般不用于子宫内膜息肉的常规检查。但如有合并肌瘤或其他盆腔肿物的情况则有更大的临床意义，能显示有无肿大的淋巴结以及是否存在肿物转移等[1]。

（二）组织学检查

1. 诊断性刮宫　诊断性刮宫对不规则阴道出血或子宫内膜增厚者应用广泛，但漏诊率较高。术者只能凭感觉和经验盲刮。如息肉较小、散在而软，则不易被刮到；如息

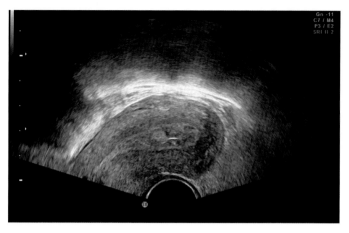

图 7-1　子宫纵切面，内膜呈三线，于子宫腔中段可见中等回声占位

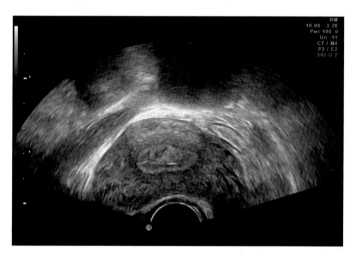

图 7-2　子宫横切面，内膜呈三线，于子宫腔中间可见中等回声占位

肉较大，蒂部较粗，也不易刮出，且息肉易残留于子宫角靠近输卵管开口处。有时刮出的息肉组织已经破碎，容易误诊为增生期子宫内膜。因此，对于没有引导下的诊断性刮宫而言，难以诊断子宫内膜息肉。目前多选择宫腔镜引导下诊断性刮宫，可提高检出率。

2. 宫腔镜检查　宫腔镜检查可在直视下全面检查子宫腔，是目前诊断子宫内膜息肉灵敏度最高的方法，也是诊断子宫内膜息肉的金标准。息肉的蒂部可粗细不等，单发或多发。在宫腔镜下亦可直视下切除病灶，在诊断的同时完成治疗。宫腔镜诊断的优势还在于可以直视下观察息肉病灶的情况，并根据息肉的形状、大小和血供等做出主观判断，同时有针对性地取组织进行活检。通过病理组织检查可以对送检的组织进行确诊。但宫腔镜为有创检查，须在手术室且患者处于麻醉状态下进行操作，因此，风险与费用也随之增加。

综上，经阴道超声检查是影像学诊断子宫内膜息肉的首选，宫腔镜检查联合病理检查是诊断子宫内膜息肉的金标准。

附：美国妇科腔镜学会（AAGL）：子宫内膜息肉临床实践指南 [12]

子宫内膜息肉的诊断指南为：

- 经阴道超声为子宫内膜息肉的检测提供了可靠的信息（B 级）。
- 彩色或能量多普勒提高了经阴道超声诊断子宫内膜息肉的能力（B 级）。
- 宫内对比超声的应用提高了子宫内膜息肉的诊断（B 级）。
- 盲目扩张、刮宫或活检不宜用于子宫内膜息肉的诊断（B 级）。

（三）病理诊断

1. 子宫内膜息肉 子宫内膜息肉是子宫内膜腺体和间质以及伴随的血管的过度生长。在宫腔活检标本中诊断息肉取决于发现成束或成索的大血管，伴有间质纤维组织增加。特别常见的是，在活检标本中存在息肉的唯一线索是出现厚壁血管的纤维组织。

子宫内膜息肉一般是基底层子宫内膜过度生长的结果。它们是由对雌激素敏感而对孕激素不完全敏感的组织组成的。因此，可以将子宫内膜息肉分为对卵巢激素似乎有反应和似乎没反应（分别称为"功能性"息肉和"非功能性"息肉）。

（1）非功能性息肉：比较常见，缺乏其余子宫内膜后半周期中可以见到的正常的分泌性改变。腺体常常完全没有活性，既无增生活性，也无分泌活性。被覆上皮含有细长的雪茄形细胞核。细胞质较正常明显减少。某些腺体可以扩张，或显示不典型性结构特点。

（2）功能性息肉：是由在分泌期显示分泌活性的腺体组成的。功能性息肉在月经期时应该脱落，之后重新生长。然而，常发生不完整的脱落，因为息肉似乎很少表现为正常和完全的分泌性反应。息肉中分泌性腺体的形态有时与其他腺体不同步。息肉中的分泌活性滞后或者分泌状态不足。

（3）绝经后子宫内膜息肉：息肉由内衬萎缩上皮的腺体构成。这些腺体常常扩张，内衬薄而萎缩性上皮，周围是淡染的纤维性间质。它们是活跃时期子宫内膜的残留。所描述的形态可能代表了多年前一段时间局灶性过度生长后的退行性状态。

2. 子宫内膜息肉样增生 子宫内膜息肉样增生单指子宫内膜腺体的增生，其内不含有间质及血管。只有当子宫内膜活检组织中出现纤维间质和条索状厚壁血管时，提示病理医生其基础病理学改变是息肉。

子宫内膜息肉是子宫内膜基底层的局部增生，绝大多数含有不规则和扩张的腺体，有时伴有纤毛细胞。子宫内膜息肉样增生只是子宫内膜局灶腺体增生。而子宫内膜单纯性增生和复杂性增生是子宫内膜广泛的腺体增生（伴或不伴细胞异形）。子宫内膜息肉样增生在某些情况下可能与排卵障碍及雌、孕激素不协调有关，但是否有病理意义及是否须要干预，须要结合临床表现来判断。而子宫内膜单纯性增生及复杂性增生一般是由 AUB-O 导致，常常伴有月经紊乱的临床症状，都须要干预并长期管理。

3. 子宫内膜息肉样腺肌瘤（腺肌瘤样息肉） 子宫内膜息肉样腺肌瘤 [13] 是一种少

见的宫腔内占位性病变。患者主要为绝经前育龄期女性，平均年龄 40 岁。主要的临床表现为阴道不规则出血、月经量增多或月经紊乱，部分有不孕史。

典型性子宫内膜息肉样腺肌瘤的组织学结构是：

（1）腺体结构无复杂性增生改变，细胞无不典型性。

（2）间质由旋涡状或交错排列的良性平滑肌束组成，无子宫内膜型间质。而在子宫内膜息肉的组织学结构中，除了腺体及息肉外，间质为纤维性间质，并见厚壁或成束的血管。亦有说此是子宫内膜息肉中的一种罕见类型，特点是息肉的间质中含有平滑肌纤维，质地较硬。

子宫内膜息肉样腺肌瘤一般易导致 AUB，最常累及子宫下段、子宫颈及宫体上部。它有可能进展为子宫内膜不典型息肉状腺肌瘤（atypical polypoid adenomyoma，APA），甚至部分可能是低度恶性潜能 APA（APL-LMP）。有 20% 的 APL-LMP 有浅肌层浸润。与普通的 APA 相比，具有较高的持续率和复发率。

子宫内膜息肉样腺肌瘤的主要治疗方法是手术。对典型的息肉样腺肌瘤常采取局部息肉摘除，术后常无复发。但也有报道认为，本病可发展为低级别的腺肉瘤，须随访。

第四节　治　疗

子宫内膜息肉治疗的目的是解决伴随的 AUB 或不孕等问题。根据患者的症状、病灶恶变的风险以及患者对生殖的需求等，可采用保守治疗或手术治疗。大多数妇科医生主张采取息肉摘除术，在诊断的同时进行治疗。

（一）手术治疗

1．手术适应证

（1）AUB 合并子宫内膜息肉。

（2）影像学检查提示子宫内膜息肉时，尤其是绝经后女性，目前认为无论息肉大小，均应通过手术检查明确诊断。

2．手术禁忌证

（1）绝对禁忌证包括生殖道或全身感染的急性期；严重内科疾病如心、肝、肾衰竭的急性期；严重的凝血功能障碍及血液病。

（2）存在其他不能耐受麻醉及手术的情况。

3．术前准备

（1）充分的术前准备及评估。通过妇科病史询问、查体、超声以及相关的实验室检查，可以初步判定症状的轻重，是否存在贫血（如 Hb < 60 g/L，应先予以支持治疗）；子宫内膜息肉的大小、数目和定位，以及阴道出血情况；是否存在内科合并症情况，是否已控制良好。

（2）术前常规准备包括血、尿常规，凝血功能，肝、肾功能，以及血糖、血清电解质等检查。如有其他合并症，必要时应请相关科室会诊。

（3）阴道准备：检查阴道分泌物，以排除阴道炎症情况，必要时用药。对于子宫内膜息肉切除目前首选宫腔镜下手术，须进行充分的阴道准备。

（4）子宫颈预处理：对宫腔镜手术来说非常重要，尤其是对于绝经后女性。可以选择的方式有：①手术前晚插入子宫颈扩张棒或海藻杆。②将卡孕栓或米索前列醇放置于阴道后穹处软化子宫颈组织，以充分地进行子宫颈扩张，便于手术进行（注意米索前列醇的药物禁忌）。

（5）手术时机：手术宜在月经周期的前半期实施。对于 AUB 无规律月经者，亦可随时进行，但在判读病理结果时要结合患者的月经时段综合评价。

（6）患者及家属对手术的风险、手术损伤及术后复发可能知情同意。应向患者及家属详细交待利弊、对 AUB 诊断和治疗的意义以及生育结局的可能影响。

4．手术方式

（1）保守性手术：宫腔内子宫内膜息肉摘除术分为盲取或宫腔镜直视下摘除。

1）盲取息肉术：此手术是以往多采用的刮宫术，存在两个问题：

①因为是非直视下操作，易出现子宫穿孔或邻近器官的副损伤等并发症。

②息肉残留的可能性大。

2）宫腔镜直视下息肉摘除术：现代宫腔镜技术的发展使直视下摘除息肉成为可能。在这个过程中可以采用机械或者电切的形式摘除息肉。宫腔镜直视下息肉摘除术除了适用于典型息肉的切除外，还可以切除多发或体积较大或基部范围较广的息肉。术者可以直视手术操作，具有并发症少、恢复快和复发率低的特点，是治疗子宫内膜息肉的首选方式[19,20]。

随着宫腔镜操作孔道的增宽及操作器械种类的增多，机械性切除息肉使手术的针对性及彻底性较以前明显改善。机械性切除亦称冷刀切除，对子宫内膜的影响比较小，但术后复发的问题值得重视。电切术的切割深度及范围仍须注意，切割深度过浅或范围过小易导致息肉残留，而过深或过于广泛可能导致子宫内膜损伤或穿孔，也可能对未来的妊娠产生潜在影响。无论哪种方式，都须要特别注意子宫颈的准备问题，尤其对于绝经后萎缩的子宫。随着宫腔镜操作孔道的增宽，对于子宫颈的准备要求更高。目前大孔道冷刀或电切镜都须要扩张子宫颈到 9.5 ~ 10 号，故而术前子宫颈的软化以及术中扩张子宫颈的操作步骤非常关键。一般术前选择局部应用米索前列醇软化，须要注意米索前列醇的禁忌证。

3）子宫内膜去除术：破坏或切除子宫内膜全层及其下方部分肌层组织时须要以宫腔镜作为媒介，利用高频电或激光等破坏子宫内膜全层，包括宫腔镜下子宫内膜电切术（transcervical resection of endometrium，TCRE）及高频电滚球子宫内膜去除术（roller-ball endometrial ablation，RBEA）。术者能够直视手术操作，把握对子宫内膜破坏的深度和范围，并同时切除子宫内膜组织，以进行病理学检查等。该手术操作难度较大，对术者的能力要求高。如操作不当，可能引起子宫穿孔、子宫颈裂伤、子宫积血及膨宫液过多导致子宫腔负荷过重等相关手术并发症。

由此可见，子宫内膜去除术适用于无生育要求、无合并子宫恶变性疾病、月经量过多而且药物治疗无效的患者。对于符合上述条件且无合并上述症状的子宫内膜息肉患者，子宫内膜去除术在去除病灶的同时，不仅可以消除患者月经过多或不规则阴道出血的症状，还避免了息肉的复发，尤其适用于多发息肉的治疗，是代替子宫全切治疗月经过多及 AUB 安全、有效的方法[14]。但该手术所致的子宫内膜创面广泛，前述的手术并发症问题不容忽视，一定要注意预防。

（2）根治性手术：子宫全切术尽管能彻底地解决息肉复发及恶变问题，但由于手术创伤大，风险大及费用高，患者恢复慢，及不能再生育等原因，子宫全切术已不适用于单纯息肉的治疗。适应证限于病理诊断怀疑息肉恶变且无生育要求的患者。

（二）非手术治疗

目前对于子宫内膜息肉仍主张手术为主。非手术治疗的选择一般多由于患者近期不适合手术或者术后为预防复发而应用的后续治疗。

1. 期待治疗　对未经治疗的子宫内膜息肉的发展过程和临床预后的认识是有限的。在一些研究中，经过1年的随访，子宫内膜息肉的自然消退率为27%。能够自然消退的息肉往往比持续存在的息肉体积要小一些。有观察性研究发现，5%～15%的子宫内膜息肉为一过性，多数为良性，可自然消退。一些观察性研究和随机对照研究显示，在约6%偶发的宫腔镜检查无症状的子宫内膜息肉患者中，摘除内膜小息肉后病理检查证实为不典型增生或癌，似乎说明宫腔镜下息肉摘除的诊断意义更大，而非解决诸如AUB的症状[2]。

2. 药物治疗

（1）适应证

1）有手术治疗禁忌证者。

2）月经过多、贫血不宜近期手术者。

3）不愿手术者。

4）宫腔镜手术病理证实为子宫内膜息肉合并子宫内膜增生，如术后用药以预防复发。

（2）禁忌证：肝、肾功能障碍，有严重内科疾病不宜用药者，有药物过敏史。

（3）常用药物：对于与子宫内膜息肉相关的一些月经问题，虽然临床上常用性激素类药物治疗，但目前尚缺乏针对子宫内膜息肉药物治疗的临床依据。手术切除是治疗子宫内膜息肉最快捷、有效的方法，药物主要用于子宫内膜息肉的预防。

1）非甾体抗炎药（NSAIDs）：子宫内膜前列腺素受体可促进异常血管和新生血管形成，导致AUB。NSAIDs抑制环氧合酶，在子宫内膜水平减少前列腺素的合成，减少月经出血。

2）氨甲环酸：氨甲环酸能与纤溶酶和纤溶酶原上的纤维蛋白亲和部位的赖氨酸结合部位吸附，抑制纤溶酶、纤溶酶原与纤维蛋白的结合，从而达到止血效果。氨甲环酸用于治疗月经过多的疗效确切，亦适用于子宫肌瘤合并月经过多者。急性止血的用法为静脉滴注，一般成人一次0.25～0.5 g，必要时可每日1～2 g，分1～2次给药。口服用量推荐每日1.0～2.0 g，分2～4次口服。应用本品时要监护患者，以降低血栓形成并发症的可能性。有血栓形成倾向及有心肌梗死倾向者慎用。常见的不良反应有胃肠道不适，如恶心、呕吐和腹泻。

对缺铁性贫血者，在止血的同时还应使用铁剂，同时服用维生素C可提高铁的吸收率。重度贫血者可肌内注射或静脉点滴右旋糖酐铁或蔗糖铁注射液。

3）复方口服避孕药（COC）：子宫内膜息肉为激素依赖性疾病。雌激素可促进细胞分裂，促使子宫内膜增生。孕激素可对抗这种作用，诱导子宫内膜向分泌期转化，发生周期性撤退剥脱。高雌激素、低孕激素状态可导致子宫内膜过度增殖，促使子宫内膜息肉的发生。基于这一机制，性激素（孕激素）对子宫内膜息肉是可以起到治疗作用的。但由于并不高效，临床实际应用有限，故临床依据并不充分。COC 中含有高效人工合成孕激素，可以减少月经量，控制月经周期，能治疗子宫内膜息肉相关的月经过多。

4）孕激素：其应用常常是在与子宫内膜息肉相关的 AUB 病例中，往往患者有生育要求，同时除息肉外常合并子宫内膜增生。手术切除息肉后短期单纯孕激素治疗之后即可试孕。

5）左炔诺孕酮宫内缓释系统（LNG-IUS）：不良反应少，主要作用体现在四个方面[15]：①局部释放孕激素，对抗雌激素对子宫内膜的增殖作用。②下调子宫内膜雌、孕激素受体的表达。③下调细胞增殖因子 Ki-67、增高细胞凋亡因子 bcl-2 等的表达。④孕激素可使子宫颈黏液栓增厚，降低宫腔炎症的发病率。LNG-IUS 通过使子宫内膜萎缩，可以有效地治疗子宫内膜息肉相关的 AUB（尤其月经过多），提高血红蛋白，但在子宫腔过大者 LNG-IUS 容易脱落。

6）促性腺激素释放激素激动剂（GnRH-a）：GnRH-a 通过"降调节"有效地抑制卵巢功能。治疗 3 个月，闭经率达 95% 以上，90% 以上的患者血清雌二醇达到去势水平。在低雌状态下子宫内膜增殖受到抑制，可预防子宫内膜息肉的复发。但 GnRH-a 价格昂贵，而且超过 70% 的患者出现药物不良反应，主要为低雌激素症状。临床上针对子宫内膜息肉的患者并不常用，非一线用药，往往在合并造成严重贫血的大子宫肌瘤或（和）导致严重痛经的子宫肌腺病时使用[1]。

（三）预防复发

子宫内膜息肉术后复发率较高，预防复发的有效手段已成为治疗的关键。目前的主要预防措施有以下三个方面。

1. 手术 能够去除子宫内膜的手术可以有效地预防复发。

（1）子宫内膜去除术：破坏或切除子宫内膜全层及其下方的部分肌层组织；须要以子宫腔镜作为媒介，利用高频电或激光等破坏子宫内膜全层，包括宫腔镜下子宫内膜电切术及高频电滚球子宫内膜去除术。

（2）子宫全切术：尽管能彻底地解决息肉复发及恶变问题，但由于手术创伤大、风险及费用高、患者恢复慢以及不能再生育等原因，子宫全切术已不适用于单纯息肉的治疗。适应证限于病理诊断怀疑息肉恶变且无生育要求的患者。

2. COC 治疗 对于无生育要求患者，能否避免子宫内膜息肉的复发尚须进一步研究证实[16]。但对 35 岁以下吸烟女性及 40 岁以上女性使用 COC 时须要注意血栓风险。有生育要求的育龄期女性尽快助孕完成生育后随诊。

3. 放置 LNG-IUS 通过对服用他莫西芬的患者进行随访发现，宫腔内放置 LNG-IUS 组未发现患有子宫内膜息肉，而观察组发现了 8 例，表明 LNG-IUS 可减少子宫内膜息肉的发生或复发（同治疗机制）。

子宫内膜息肉为常见的妇科疾病，目前首选的诊断方法为经阴道超声，金标准为宫腔镜联合病理检查。关于对子宫内膜息肉的最佳治疗方案，仍须在不同因素水平下进行统计分析，以便制定出一套针对不同年龄阶段、不同生育要求和不同病情女性的治疗方案，同时也会为有效地预防复发起到更好的指导作用。

第五节　总　结

1．目前宫腔镜检查是诊断子宫内膜息肉的金标准。

2．治疗以手术摘除为主。

3．对近期可能有生育需求的患者，可考虑息肉摘除术后用 COC 预防近期复发。COC 可通过抑制下丘脑 - 垂体 - 卵巢轴抑制子宫内膜的增殖，从而预防术后复发。

4．对近期无生育需求者，可考虑用 LNG-IUS 减少术后复发风险，长期疾病管理。LNG-IUS 可通过释放孕激素以抑制子宫内膜、下调雌激素受体表达、调节细胞增殖及凋亡来预防子宫内膜息肉的复发。

附 1：相关治疗指南总结

1．子宫内膜息肉的保守治疗可以选择 COC 使用 3 ~ 6 个月。

2．子宫内膜息肉手术后配合药物治疗可以减少复发。经子宫颈子宫内膜息肉切除术后使用短效 COC 不但在减少术后出血和调整月经周期等方面有一定的疗效，而且可显著地控制息肉复发。建议术后联合 COC 治疗 3 ~ 6 个月，以减少子宫内膜息肉的复发[15]。

3．对于已完成生育或近期不愿生育者，在宫腔镜下息肉摘除及刮宫术后可考虑使用 COC 或 LNG-IUS 以减少复发风险[16]。

4．对无生育要求者，口服 COC 或放置 LNG-IUS 可减少复发风险。无生育要求且多次复发者，建议子宫内膜去除术。

5．如合并子宫内膜增生，根据内膜增生组织学进行具体管理。

附 2：美国妇科腔镜学会（AAGL）子宫内膜息肉临床实践指南[12]

1．特别是对于小的、无症状的息肉，保守治疗是合理的（A 级）。

2．不推荐药物治疗息肉。

3．宫腔镜息肉切除术仍然是治疗金标准（B 级）。

4．不同宫腔镜息肉切除术的临床预后没有显著差异（C 级）。

5．对于绝经后有症状的女性，应切除息肉并进行组织学评估（B 级）。

6．宫腔镜切除息肉术好于子宫全切术，基于其微创性、低成本及相对低手术风险（C 级）。

第六节 病例分析

病例 1

基本信息

- 案例类型：AUB-P（合并不规则出血重度贫血）。
- 就诊日期：2017 年 7 月 29 日。
- 就诊年龄：44 岁。

主诉：阴道不规则出血伴腹痛 37 天。

现病史：患者平素月经欠规则，9/30 天，量偏多，无痛经。LMP 2017 年 6 月 5 日，6 月 18 日净，经期较前延长，经量同前。6 月 22 日患者无明显诱因出现阴道出血，量同月经量，伴下腹隐痛，呈阵发性，可忍受，未予特殊处理，出血持续至今。患者自觉头晕和乏力，为求诊治就诊于我院。患者自患病以来，大、小便如常，体重无明显变化。

既往史：既往体健，无原发性高血压、糖尿病和心脏病史，无血液疾病病史，否认肝炎和结核等传染性疾病。否认手术及外伤史，无输血史，无药物及食物过敏。

月经及婚育史：月经初潮 19 岁，9/30 天，量偏多，无痛经，LMP 为 2017 年 6 月 5 日。22 岁结婚，G2P2，未正规避孕。

入院查体：T 37.2 ℃，P 82 次 / 分，R 18 次 / 分，BP 112/69 mmHg。神志清，精神可，步入病房。贫血貌，皮肤、黏膜苍白，无瘀点及瘀斑，未触及淋巴结肿大。心、肺（−）。腹平软，无压痛及反跳痛，肝、脾未触及，双下肢无水肿。

妇科检查：外阴（−）。阴道通畅，内见少许暗红色积血。子宫颈肥大，表面光滑。于子宫颈口见一约 0.1 cm×0.5 cm 的赘生物，接触性出血（−）。子宫：前位，略增大，质中，活动度可，无压痛。双附件（−）。

辅助检查

（1）妇科彩超：子宫前位，子宫体大小 6.7 cm×6.5 cm×5.8 cm，单层内膜 0.2 cm，双侧卵巢大小和形态正常。

（2）血常规：血红蛋白（Hb）52 g/L。性激素六项检查：FSH 6.6 mIU/ml，LH 3.5 mIU/ml，E_2 51.80 pg/ml，孕酮（progesterone，P）0.21 ng/ml，PRL 12.20 ng/ml，睾酮（testosterone，T）15 ng/ml。尿 HCG 阴性。肝、肾及凝血功能均未见异常。

诊断思路及鉴别诊断

（1）中年女性，阴道不规则出血伴腹痛来诊，伴有贫血症状。超声提示子宫体略有增大，子宫内膜不厚，性激素六项检查符合早卵泡期激素水平，尿 HCG 阴性可除外妊娠相关疾病可能，支持异常子宫出血诊断。

（2）鉴别诊断：①AUB 的其他类型；②子宫内膜恶性肿瘤；③宫颈息肉导致的出血。

初步诊断：①AUB；②重度贫血。

治疗经过：患者入院后行诊断性刮宫术。病理提示：子宫内膜增生期变化，局灶间质纤维化，子宫内膜息肉形成；子宫颈息肉。术后予预防感染、输悬浮红细胞 2 U 治疗，建议患者宫内放置 LNG-IUS。患者因经济原因拒绝。之后予口服地屈孕酮片继续治疗。

确定诊断：①异常子宫出血（AUB-P）；②宫颈息肉；③重度贫血。

（闫凤东）

点评：此患者为一急性 AUB 伴严重贫血的患者。经过初步检查后急诊行诊断性刮宫后明确诊断为子宫内膜息肉。患者为 44 岁围绝经期女性，无生育要求，治疗原则为预防子宫内膜息肉复发，预防严重 AUB 的再次出现。最有效的减少月经量的方法为宫内放置 LNG-IUS，并通过抑制子宫内膜增殖预防子宫内膜息肉复发，从而减少子宫内膜息肉相关的 AUB。但该患者由于自身原因未选择放置 LNG-IUS，而是使用口服孕激素。长期口服孕激素对预防子宫内膜增生导致的 AUB 复发可行，但后半周期的孕激素治疗不能减少月经量。如果患者术后存在持续月经量多，应该采取更有效的减少月经量的方法。必须告知患者须要长期管理月经异常，定期随诊才是安全、有效的手段。

（顾　蓓）

病例 2

基本信息

- 案例类型：AUB-P（乳腺癌术后内分泌治疗后发生子宫内膜息肉）。
- 就诊日期：2017 年 8 月 8 日。
- 就诊年龄：45 岁。

主诉：乳腺癌术后 2 年余伴月经稀发，阴道不规则出血 1 个月。

现病史：患者平素月经规律，5/30 天，经量正常。2015 年 1 月于哈尔滨大学附属第一医院因乳腺癌行右侧乳腺切除术 + 淋巴结清扫术。术后口服他莫西芬治疗。继而出现月经改变，月经周期延长至 2 ～ 4 个月余不等，经期 2 ～ 3 天。经量明显减少，由原来的经期用 10 片卫生巾减少至 2 片。期间每半年复查盆腔 B 超，未提示子宫内膜异常。LMP 2017 年 2 月，经期 3 天。2017 年 6 月 26 日出现阴道流血，患者自认为是月经来潮，血色暗红，淋漓不断。2017 年 7 月 25 日行阴道 B 超检查，提示"子宫肌瘤，大小 4.7 cm×2.6 cm，子宫内膜增厚伴回声不均，厚约 2.2 cm，双侧附件区囊肿（左侧 3.4 cm × 2.1 cm，右侧 3.8 cm×2.6 cm）"。为进一步诊治收入院。

既往史：否认原发性高血压、冠心病、肝炎、肾炎和结核等病史。于 2005 年发现子宫肌瘤（1.0 cm×2.0 cm），之后定期复查，示子宫肌瘤缓慢增大。末次入院前超声检查：子宫肌瘤大小 4.7 cm×2.6 cm。2013 年曾于我院行子宫内膜息肉切除术。否认外伤史、输血史及过敏史。吸烟 20 余年，7 ～ 10 支 / 日。

月经及婚育史：月经初潮 15 岁，5/30 天，量中等，无痛经，LMP 2017 年 2 月。20 岁结婚，G2P1，工具避孕。

入院查体：T 36.4 ℃，P 70 次 / 分，R 20 次 / 分，BP 100/65 mmHg。发育正常，无贫血貌，自主体位，步入病房，查体合作。心、肺听诊无明显异常。腹软，未触及包块，无压痛及反跳痛。

妇科检查：外阴（–）。阴道通畅，阴道黏膜无充血，阴道内可见少量血性分泌物。子宫颈光滑，无举痛，阴道后穹隆无触痛。子宫前位，增大如孕 10 周，质硬，表面凸凹不平，活动度可，无压痛。双侧附件区（–）。

辅助检查

（1）阴道超声（2017 年 7 月 25 日）：子宫肌瘤大小 4.7 cm×2.6 cm，子宫内膜增厚伴回声不均，厚约 2.2 cm，双侧附件区囊肿（左侧 3.4 cm×2.1 cm，右侧 3.8 cm×2.6 cm）。

（2）血常规：WBC 7.41×10^9/L，RBC 4.24×10^{12}/L，Hb 132 g/L，PLT 272×10^9/L，PCT 0.4%。血型 B 型，RhD 阳性。尿 HCG 阴性。肝、肾、凝血功能均未见异常。

诊断思路及鉴别诊断：①该患者有乳腺癌病史，术后他莫昔芬治疗中。术后出现月经稀发。定期超声检查除子宫肌瘤缓慢增大外无异常发现；②近 1 个月出现不规则阴道出血，超声检查提示子宫内膜厚（2.2 cm）伴回声不均。不能除外子宫内膜病变的可能，须要进一步诊断明确；③子宫肌瘤首次有记录是在 2005 年，之后定期随诊超声，示肌瘤缓慢增长。本次入院超声复查子宫肌瘤大小为 4.7 cm×2.6 cm，较前增长。

初步诊断：①异常子宫出血；②乳腺癌术后；③子宫肌瘤。

诊治方案选择：先在宫腔镜下检查，明确子宫内膜情况，在排除恶性病变之后可选择：①手术治疗：子宫全切。考虑患者乳腺癌术后伴子宫肌瘤及子宫内膜息肉，近半年子宫肌瘤增长迅速，后续还须继续服用他莫昔芬治疗 2 年余，故建议行全子宫全切术；②保守治疗：如宫腔镜下检查为子宫内膜息肉，则行内膜息肉切除术，术后放置 LNG-IUS。患者及家属商议后选择保守治疗。

诊治经过：2017 年 8 月 12 日行宫腔镜检查，提示"子宫内膜息肉大小 2.0 cm×3.0 cm"，予息肉摘除及诊刮。术后病理示子宫内膜息肉。患者后续选择继续使用 LNG-IUS 以防复发，告知其严密随诊。

确定诊断：①异常子宫出血（AUB-P）；②乳腺癌术后；③子宫肌瘤。

（刘桂艳）

点评：乳腺癌术后须要长期内分泌治疗，以减少肿瘤复发，提高总生存率。一般未绝经患者选用他莫昔芬类药物长期口服（竞争雌激素受体，具有抗雌激素及弱雌激素样的双重作用）。该类药物可诱导子宫内膜增殖过度，导致子宫内膜息肉甚至使子宫内膜癌的风险增加。该患者虽然通过宫腔镜完整切除了子宫内膜息肉，但由于诱因并未解除，而且该患者仍须长期口服他莫昔芬控制乳腺癌的复发，全子宫双附件切除术（手术去势）能根本解决子宫内膜增生的问题。但患者较年轻，双附件切除可能导致严重的绝经相关症状。患者选择子宫内放置 LNG-IUS，以控制子宫内膜的增殖及息肉的复发。目前文献报道 LNG-IUS 可明显降低子宫内膜息肉和增生发生的风险，且未明显增加乳腺癌复发的风险。

（顾 蓓 杨 欣）

病例 3

基本信息

- 案例类型：AUB-P（子宫内膜息肉样增生）。
- 就诊日期：2017 年 3 月 15 日。
- 就诊年龄：45 岁。

主诉：经量增多 3 年，发现子宫内膜息肉 4 天。

现病史：患者既往月经规则，14 岁，6/25 ～ 27 天，量中，伴轻微痛经。3 年前出现经量增多，伴血块，自诉来月经第 2 ～ 4 天经量明显增多，须 2 个多小时更换卫生巾，卫生巾可湿透。经后有轻微乏力感，无头晕或心慌等不适。月经周期正常，痛经无进行性加重，LMP 2017 年 3 月 5 日。入院前 24 天就诊于当地县医院，行妇科彩超检查提示：子宫内膜增厚，回声不均（内膜厚 1.1 cm），子宫小肌瘤。建议行诊刮术，患者未遵医嘱。入院前 4 天于我院门诊行宫腔镜检查，提示子宫内膜多发息肉（最大直径 0.5 ～ 2.0 cm 不等）和子宫颈管息肉。收入院。

既往史：体检发现子宫肌瘤 7 年，定期彩超监测肌瘤。瘤体不凸向宫腔，生长不快。无原发性高血压、冠心病、糖尿病和甲状腺功能异常等病史。17 年前曾行绝育术。无输血史，无药物、食物过敏史。

月经及婚育史：22 岁结婚，配偶体健，G2P2，足月顺产 2 次，末次顺产为 17 年前。现育有 1 子 1 女，子女均体健。人工流产 2 次，末次流产为 18 年前。

入院查体：生命体征平稳，心、肺查体未发现异常。腹部平坦，下腹部可见长约 3 cm 纵行陈旧性手术瘢痕，余腹部查体无异常。

妇科检查：已婚经产外阴。阴道畅，阴道黏膜无充血，分泌物不多，无异味。子宫颈光滑，子宫颈外口可见 2 个直径约 0.5 cm 的息肉。子宫前位，正常大小、质中、活动好，无压痛。双附件区未触及增厚及压痛。

辅助检查：Hb 91 g/L。凝血四项、肝和肾功能、血糖、甲状腺功能和传染病筛查无异常。

2017 年 2 月 9 日当地县医院妇科彩超（月经干净 3 天）示子宫小肌瘤（2.0 cm × 1.7 cm）、子宫内膜增厚，回声不均（子宫内膜厚 1.1 cm）。2017 年 2 月 23 日行超薄液基细胞学检查（TCT）无异常。2017 年 3 月 15 日 X 线胸片无异常。

2017 年 3 月 11 日宫腔镜检查（月经干净 1 天）示子宫深 9 cm，子宫颈光滑，近子宫颈外口可见直径 0.5 cm 的小息肉 2 个，子宫颈管黏膜未见明显异形血管。子宫腔无明显变形，前壁略不平，子宫内膜呈现不均质增厚，可见点状腺体开口。后壁内膜可见多发息肉样突起，直径 0.5 ～ 2.0 cm，基底较宽，未见明显异形血管，双侧输卵管开口可见。

诊断思路和鉴别诊断

（1）病例特点：中年女性，月经周期规则，3 年前出现经量增多，月经干净 3 天超声提示子宫内膜增厚及回声不均。宫腔镜检查考虑为子宫内膜息肉。虽然存在子宫肌瘤，但肌瘤不大，不凸向宫腔。凝血及甲状腺功能检查无异常。

（2）鉴别诊断：①子宫黏膜下肌瘤：多见于育龄期女性，可有月经量增多。查体子宫正常或稍大，宫腔镜诊断性手术及术后病理可明确诊断；②子宫内膜增生症：多表现为阴道不规则出血，多无正常月经周期，超声下可表现为子宫内膜增厚及回声不均，子宫内膜诊刮送病理可明确诊断；③子宫内膜癌：多表现为阴道不规则出血，超声检查可提示子宫内膜增厚。宫腔镜下子宫内膜增厚、糟脆，可有异形血管。

初步诊断：① AUB-P；②子宫颈管息肉；③子宫肌瘤；④贫血。

治疗经过：入院后完善辅助检查。无手术禁忌。因患者的子宫内膜息肉为多发，同时伴有月经量明显增多症状，且息肉直径＞ 1 cm，故具备宫腔镜手术指征，于 2017 年 3 月 16 日在全麻下行宫腔镜下子宫内膜息肉切除术 + 子宫颈管息肉切除术 + 诊断性刮宫术。术前、术后给予抗生素预防感染及纠正贫血治疗。术后病理回报：子宫内膜为增殖状态，子宫内膜伴息肉样增生，子宫颈黏膜息肉。患者的息肉样增生有复发可能，须预防复发。考虑患者的年龄不适宜应用口服避孕药，后半周期孕激素口服治疗可能依从性差，故术后 3 天给予患者 LNG-IUS 子宫腔内放置后出院。

确定诊断：①异常子宫出血（AUB-P）；②子宫颈管息肉；③子宫肌瘤；④轻度贫血。

随访经过：放环后 1 个月复查妇科彩超，示宫内节育器位置正常，内膜厚 0.8 cm，回声均匀，子宫肌瘤大小 2.0 cm × 1.8 cm。Hb 118 g/L。放环后第 2 次月经来潮时患者出现月经量明显减少。放环后 3 个月复查妇科彩超，示宫内节育器位置正常，内膜厚 0.7 cm，回声均匀，子宫肌瘤大小 2.1 cm × 1.7 cm。放环后 4 个月内患者有月经间期阴道间断少量出血症状，未予特殊处理。放环 7 个月后患者出现闭经。放环 13 个月后复查妇科彩超，示宫内节育器位置正常，内膜厚 0.4 cm，回声均匀，子宫肌瘤大小 2.0 cm × 1.8 cm。

（刘静乔）

点评：该患者 45 岁，存在 AUB 伴贫血，有子宫肌瘤病史，超声提示子宫内膜增厚，回声不均，有宫腔镜探查指征。病理结果提示子宫内膜增殖状态，子宫内膜伴息肉样增生。考虑 AUB-P，术后选择 LNG-IUS 治疗，防止子宫内膜增生复发，减少月经量，改善贫血。

（顾 蓓）

病例 4

基本信息

- 案例类型：AUB-P（诊刮漏诊 + 内膜子宫腺肌瘤样息肉）。
- 就诊日期：2014 年 12 月 29 日。
- 就诊年龄：46 岁。

主诉：阴道出血 6 天，加重 3 天。

现病史：既往月经规则，5/27 天，量多，无痛经。LMP 2014 年 12 月 3 日。12 月 23 日无明显诱因出现不规则少量阴道出血，呈暗褐色，不伴腹痛。3 天前出血较前增多，同经量，自认为月经来潮。昨日出血明显增多，一天约用 1 包（10 片）卫生巾，伴血块，伴头晕、乏力，无腹痛、腹胀，无恶心、呕吐，无胸闷、心悸，无肛门坠胀感。来院就诊，查子宫 B 超，提示：子宫内膜厚 4.0 cm，左卵巢内见囊状暗区 3.1 cm×2.6 cm×2.8 cm。血 HCG 6.41 mIU/ml。门诊以"异常子宫出血、中度贫血"收入院。

既往史：否认肝炎和结核等传染病病史；否认原发性高血压、冠心病及糖尿病病史。15 年前在当地医院行经腹子宫肌瘤剥除术。每年定期查 TCT 及 HPV，未见异常。否认其他手术外伤史，否认输血史，以及食物、药物过敏史。

月经及婚育史：既往月经规则，周期 5/27 天，量多、色红，无痛经，无血块。末次月经 2014 年 12 月 3 日。近 2 年出现月经不规则，月经周期延长至 1～3 个月，经量中等，经期同前，无痛经。

入院查体：生命体征平稳正常，贫血貌，心、肺（–）。腹平软，下腹部可见一长约 8 cm 纵行手术瘢痕。全腹未触及包块，无压痛及反跳痛。

妇科检查：外阴呈已婚已产式。阴道畅，黏膜光滑，内见少量血性分泌物。子宫颈光滑，血性分泌物来源于子宫腔。子宫体前位，增大如孕 3 个月，质地中，活动可，无压痛。双侧附件未触及包块或压痛。

辅助检查：血常规：WBC $11.6×10^9$/L，中性粒细胞百分比 83%，Hb 84 g/L，PLT $300×10^9$/L，血 HCG 正常。性激素：FSH 0.84 mIU/ml，LH 3.35 mIU/ml，E_2 317.00 pg/ml，P 0.14 ng/ml。甲状腺功能正常。CA_{125}、CA_{199}、CEA 和 AFP 阴性。凝血功能正常。子宫附件 B 超：子宫体大小约 8.6 cm×7.2 cm×7.8 cm，肌层回声欠均匀，子宫内膜厚 4.0 cm，回声不均，内见众多细小暗区。CDFI 见星点状血流信号；左卵巢内见囊性暗区，大小 3.1 cm×2.6 cm×2.8 cm。CDFI 扫查未见明显血流信号。右附件区未见明显异常回声。子宫颈 TCT 无异常。

诊断思路

（1）病例特点：围绝经期女性，急性病程，表现为阴道出血并逐渐增多来诊。除贫血外，查体及初步的辅助检查未见明显异常。

（2）鉴别诊断：首先须与妊娠相关疾病及子宫颈疾病鉴别。因该患者 HCG 阴性，子宫颈外观未见异常，TCT 正常，故不考虑上述疾病导致的阴道出血。此外，还须与 AUB 的其他类型相鉴别：

1）子宫内膜息肉所致 AUB（AUB-P）：可表现为异常子宫出血。B 超提示子宫内稍强回声，病理检查可明确诊断，目前不能排除。

2）子宫腺肌病所致 AUB（AUB-A）：可表现为经量增多及痛经。B 超提示子宫明显增大，子宫肌层回声粗大不均匀。CA_{125} 可明显升高。该患者既往无痛经及经量改变的病史，目前不首先考虑。

3）子宫平滑肌瘤所致 AUB（AUB-L）：可表现为 AUB。B 超可提示子宫肌层内或子宫腔内低回声。目前不首先考虑。

4）子宫内膜恶变和不典型增生所致 AUB（AUB-M）：多发于围绝经期女性，表现为 AUB。B 超提示子宫内膜增厚或子宫腔内不均质回声。目前尚不能排除。

5）排卵障碍相关的 AUB（AUB-O）：表现为围绝经期女性出现 AUB。该患者近 2 年月经周期延长至 1～3 个月不等，不能排除此诊断。子宫内膜组织学结果可协助诊断。

6）其他如全身凝血相关疾病所致 AUB（AUB-C）、子宫内膜局部因素所致 AUB（AUB-E）、医源性 AUB（AUB-I）及未分类的 AUB（AUB-N）。结合目前患者的相关实验室检查及病史，暂不考虑。

初步诊断：① AUB——子宫内膜息肉？排卵障碍？子宫内膜癌？②中度贫血。

治疗经过及诊疗结果：入院后因阴道出血多，急诊行诊刮术。术中刮出内膜组织约 10 g。诊刮术后出血减少。诊刮病理示子宫内膜不规则增生伴息肉状增生。但因考虑诊刮术中刮出组织量较少，与 B 超提示的占位范围不符，考虑有残留，遂于诊刮术后 3 天复查子宫附件 B 超。B 超示子宫体前位，大小约 8.2 cm×7.5 cm×8.0 cm，子宫区回声欠均匀，双层内膜厚 3.6 cm，回声不均，内见众多细小暗区。CDFI 扫查可见星点状血流信号。右附件区未见明显异常回声，左侧卵巢内见囊性暗区，3.3 cm×2.6 cm×3.1 cm。CDFI 扫查未见明显血流信号。

入院后第 5 天因考虑子宫腔内仍有异常占位，与患者沟通后行宫腔镜探查术。宫腔镜下见子宫颈管形态正常，子宫腔中下段内膜厚薄不均，子宫腔底部可见广泛增厚组织，范围约 5 cm×3 cm，呈紫红色，质硬，双侧子宫角未能充分暴露。行诊刮术，刮出凝血块及内膜组织 20 g。再次探查子宫腔，子宫腔底部仍见较多增厚组织，杂乱无章，予电切环逐步刮除子宫腔底部组织。双侧输卵管开口可见。宫腔镜术后病理示子宫内膜增生紊乱，子宫底部分区域呈腺肌瘤样息肉改变。

确定诊断：①异常子宫出血（AUB-P）；②中度贫血。

后续处理：患者有保留子宫的意愿，故放置 LNG-IUS 以预防病变复发、减少经量和改善贫血。

随访：术后 1 个月随访：月经量少，经期约 10 天，复查 B 超未提示明显异常。术后半年随访：月经周期 1～3 个月不等，经量少，经期有时可持续 10 余天，无腹痛，无头痛，无乳房胀痛等不适。

（赵玲军）

点评：

子宫内膜息肉诊断的金标准是宫腔镜检查，应避免反复盲目刮宫以及组织取材不够精准并且受限的问题。目前子宫内膜息肉的治疗在明确诊断后仍以手术切除为主流方式，而术后预防复发的意义更重大。此患者使用 LNG-IUS 后随诊症状缓解，效果仍须相对长期的临床观察，目标是减少子宫内膜息肉的复发。

（顾 蓓）

病例 5

基本信息

• 案例类型：AUB-P（合并 AUB-O）。

• 就诊日期：2017 年 7 月 12 日。

• 就诊年龄：44 岁。

主诉：经期延长 6⁺ 个月，阴道不规则出血 10⁺ 天。

现病史：患者既往月经规律，4～5/28～30 天，LMP 2017 年 6 月 28 日。2016 年 12 月开始出现月经淋漓不尽，持续 8～15 天，伴月经量增多。患者曾自行服用中药调经治疗，效果不佳。2017 年 2 月就诊于某医院门诊。B 超示子宫增大，内膜增厚约 1.3 cm，回声不均。左附件区可及一囊性包块，大小约 3.2 cm×2.0 cm。行诊刮术，病理示子宫内膜息肉伴单纯性增生，未进一步治疗。2017 年 6 月 28 日再次出现阴道不规则出血，量多，持续 10⁺ 天，遂再次就诊。

既往史：发现原发性高血压病 2⁺ 年，规律服用"氨氯地平"控制血压。

月经及婚育史：G4P2A2，均为顺产，1999 年行绝育术。

入院查体：T 36.6 ℃，P 72 次 / 分，R 18 次 / 分，BP 104/70 mmHg。发育正常，贫血貌，自主体位，查体合作。心、肺听诊无明显异常，腹软，未触及包块，无压痛及反跳痛。

妇科检查：外阴、阴道（–），子宫颈光滑，子宫增大如孕 40⁺ 天大小，质中，无压痛，双附件未及明显包块。

辅助检查：血常规示 Hb 94 g/L，其余凝血、肝和肾功能、肿瘤标志物未见异常。阴道镜检查（–）。

经阴道超声检查：子宫增大，内膜增厚 1.5 cm，其内可见多个大小不均回声，双附件未见异常回声

诊断思路和鉴别诊断：围绝经女性，经期延长伴月经量多半年，曾行诊刮术。术后病理为子宫内膜单纯性增生。未治疗，3⁺ 个月后再次出现阴道不规则出血，结合临床表现、诊刮病理及入院后 B 超结果，考虑为 AUB-O（围绝经期功血）+AUB-P，但不能彻底排除 AUB-M，先行宫腔镜检查，全面了解子宫腔内的情况。

初步诊断：① AUB；②子宫腔内占位；③轻度贫血；④原发性高血压。

治疗经过：宫腔镜下探查，术中见子宫腔形态基本正常，双侧输卵管口显示清，内膜增厚，子宫腔内可见多个大小不等的息肉样赘生物。最大者位于右侧壁，约 1.5 cm × 1.0 cm。遂行子宫内膜息肉电切术 + 分段诊刮术。术后病理结果：子宫内膜单纯性增生、子宫内膜息肉。

确定诊断：①异常子宫出血（AUB-P）；② AUB-O；③子宫内膜单纯性增生；④轻度失血型贫血；⑤原发性高血压。

后续治疗：术后第 5 天放置 LNG-IUS。

随访：术后 1 个月复查 B 超，示子宫内膜厚 0.6 cm，内未见占位病变。拟术后 6 个月再次行宫腔镜检查 + 子宫内膜活检术。术中见子宫腔平整，LNG-IUS 位置正常，子宫内膜无息肉样凸起，子宫内膜活检病理仍提示增生期子宫内膜伴萎缩性改变。

（蔡　喆）

点评：本患者为围绝经女性，经期延长伴月经量多半年，存在无排卵导致的子宫内膜单纯性增生，未进一步治疗。现再次出现 AUB，宫腔镜下探查为子宫内膜多发息肉样赘生物，行子宫内膜息肉电切术 + 分段诊刮术。术后病理结果显示子宫内膜单纯

性增生、子宫内膜息肉。故诊为 AUB-P+AUB-O。据此可见，分段诊刮术可能导致子宫内膜息肉漏诊。如 B 超提示宫内异常回声，应行宫腔镜下子宫内膜活检。治疗原则为须要长期管理月经异常。为了抑制子宫内膜增生及息肉复发，放置 LNG-IUS 对 AUB-O 及 AUB-P 均有效，术后应进行临床症状及组织学随诊。子宫内膜单纯性增生相当于不伴细胞不典型性的子宫内膜增生症，治疗首选口服或局部孕激素治疗。英国皇家妇产科医师学院（RCOG）和英国妇科内镜学会（BSGE）2016 年关于子宫内膜增生管理指南首选的保守治疗为 LNG-IUS，其次为口服孕激素，并推荐无论选择口服药物还是放置 LNG-IUS，均应在治疗后半年复查宫腔镜 + 诊刮术，以重新评估内膜情况。

（顾 蓓 杨 欣）

病例 6

基本信息

- 案例类型：AUB-P。
- 就诊日期：2017 年 7 月 1 日。
- 就诊年龄：32 岁。

主诉：经期延长，经量增多半年余。

现病史：患者既往月经规律，半年前无诱因出现经期延长，伴经量略增多。自行口服止血药，无好转，遂来我院就诊。彩超检查示内膜厚约 0.5 cm，子宫腔内见一约 2 cm×2 cm×1 cm 的中强回声光团，子宫下段瘢痕部位浆膜层变薄，厚度约为 0.3 cm。以"①异常子宫出血；②子宫内膜病变？③子宫瘢痕部位憩室？"收入院。患者自发病以来，饮食及睡眠好，大、小便正常，体重较前无明显变化。

既往史：无原发性高血压、糖尿病及心脏病等病史，否认肝炎和结核等传染病病史，"1 年半前剖宫产一次"，无重大外伤及输血史，否认药物过敏史。

月经及婚育史：平素月经规律，12 岁初潮，5/30 天，量中，痛经（-），近半年 10/30 天。LMP 2017 年 6 月 22 日。28 岁结婚，G1P1，丈夫体健，1 年半前剖宫产一男婴，现体健。

入院检查：T 36 ℃，P 75 次 / 分，R 20 次 / 分，BP 122/67 mmHg，神志清，精神可，查体合作。心、肺（-）。腹软，全腹无压痛及反跳痛，肝、脾肋下未及，移动性浊音（-）。

妇科检查：外阴及阴道（-）。阴道内见少量暗红色血性分泌物。子宫颈光滑，血染。子宫前位，正常大小，质中、活动可，无压痛，双附件区未及异常。

辅助检查：彩超检查示内膜厚约 0.5 cm，子宫腔内见一约 2 cm×2 cm×1 cm 的中强度回声光团。子宫下段瘢痕部位浆膜层变薄，厚度约 0.3 cm。

初步诊断：①异常子宫出血；②子宫内膜病变？③子宫瘢痕部位憩室？

诊断思路：据患者的年龄、病史、查体及辅助检查，排除了血液系统疾病、妊娠相关疾病及严重肝、肾功能不全引起的阴道不规则流血，须进行宫腔镜检查以明确诊断。

治疗经过：入院后行宫腔镜检查。见子宫颈管形态正常，子宫颈管前壁近子宫颈内口处略凹陷，并见少量暗红色血块附着。子宫腔大小及形态正常，内膜薄，其内见一 2 cm×2 cm×1 cm 的息肉样赘生物，蒂较粗，位于子宫腔右侧壁近子宫角处。双侧输卵管开口清晰可见。建议先行宫腔镜子宫内膜息肉电切术，观察月经改善情况，再决定下一步治疗。患者同意手术。遂在静脉麻醉下行宫腔镜子宫内膜息肉电切术。手术顺利，患者术后恢复好。

术后病理：子宫内膜息肉。

确定诊断：①异常子宫出血（AUB-P）；②子宫瘢痕部位憩室。

术后随访半年，月经规律，经量减少。

（张　萍）

点评：该患者诊断明确，但未进行后续治疗，观察半年月经规律，未行影像学检查。须进一步随访，了解患者的月经及息肉复发情况。

（顾　蓓）

病例 7

基本信息

- 案例类型：AUB-P（重度贫血）。
- 就诊日期：2017 年 1 月 24 日。
- 就诊年龄：35 岁。

主诉：经期延长伴经量增多 4 个月。

现病史：患者于 4 个月前无明显诱因出现经期延长，由 3 ～ 4 天延长至 10 余天。经量增多，约为平素月经量的 2 倍，伴大量血块及下腹部闷胀感、腰酸和腰痛。无月经周期改变，无发热、恶心和呕吐，无腹泻和便秘，无尿频和尿急等不适。患者未重视，未诊治。上诉症状反复发作。1 个月前自觉下腹部闷胀感较前加重，余症状性质同前，遂于 2016 年 11 月 28 日就诊。查彩超示：子宫增大，伴宫内膜增厚（厚 1.8 cm），宫内稍高回声结节（大小约 1.2 cm×1.0 cm，宫内膜息肉？）。患者拒绝治疗。2016 年 12 月 28 日患者再次就诊于我院门诊。查彩超示：子宫内膜增厚，子宫腔多发偏强回声团，考虑内膜息肉可能。门诊予地屈孕酮口服治疗，症状未见好转，今再次就诊收入。患者自发病以来精神、饮食及睡眠尚可，二便正常，体重无明显改变。

既往史：既往身体良好。10 年前在外院行剖宫产术，无重大外伤史。无原发性高血压、糖尿病、肾炎、冠心病、肝炎及结核病史，预防接种随社会进行。否认药物及食物过敏史。无中毒史。无饮酒、吸烟史及吸毒史，无疫区接触史。

月经及婚育史：平素月经规律，初潮 11 岁，3 ～ 4/28 ～ 30 天，量中，无血凝块，无痛经，LMP 2017 年 1 月 10 日。近 4 个月月经期延长伴经量增多。已婚，G2P1，剖宫产 1 女，孕 1^+ 个月自然流产 1 次，丈夫及女体健，工具避孕。

入院查体：T 36.6 ℃，P 65 次 / 分，R 18 次 / 分，BP 121/69 mmHg。身高 162 cm，体重 55 kg，体重指数 20.96 kg/m²。神志清，查体合作。贫血貌，嘴唇及睑结膜苍白。心、肺未及异常。下腹部可见一横行陈旧性手术瘢痕。腹部触诊未及异常。移动性浊音阴性。肠鸣音 4 次 / 分。脊柱及四肢发育正常。生理反射存在，病理反射未引出。

妇科检查：外阴呈已婚未产式，阴毛呈倒三角形分布。阴道通畅，见少许血性分泌物。子宫颈轻度肥大，可见多发子宫颈腺囊肿。子宫前位，形态和大小正常，质中、活动可，无压痛。双侧附件区未触及明显异常。

辅助检查：血常规：WBC 6.47×10^9/L，RBC 2.78×10^{12}/L ↓，Hb 58.0 g/L ↓，HCT 20.7% ↓，生化全套未见异常。凝血功能 D- 二聚体 0.51 mg/L，纤维蛋白原当量（fibrinogen equivalent unit，FEU）↑，凝血酶原时间 11.0，PT-INR 0.98，活化部分凝血活酶时间 26.1 s，凝血酶时间 16.8 s，纤维蛋白原 2.86 g/L，血型 A 型，Rh 阳性。肿瘤标志物：CA_{125}（ECL）16.4 U/ml，CA_{199}（ECL）8.0 U/ml。

影像学报告：（2016 年 11 月 28 日）妇科 B 超示：①子宫增大伴子宫内膜增厚（厚 1.8 cm）（建议进一步检查），子宫内稍高回声结节（大小约 1.2 cm×1.0 cm）（子宫内膜息肉？），子宫颈无回声（考虑囊肿）；②左侧附件区无回声（大小约 2.2 cm×1.7 cm）（考虑囊肿）；③右侧附件区和膀胱未见明显异常。（2016 年 12 月 28 日）经阴道彩超示：①子宫内膜增厚（约 1.6 cm），请结合临床；②子宫腔多发偏强回声团（其中一个大小约 0.80 cm×0.84 cm），考虑子宫内膜息肉可能；③双侧卵巢未见明显异常。子宫颈 TCT 未见上皮内病变及癌变。心电图正常。

初步诊断：①异常子宫出血：子宫内膜息肉？②重度贫血；③剖宫产术后。

鉴别诊断

（1）子宫肌瘤：好发于育龄期女性，常表现为月经紊乱和月经过多。妇科检查提示子宫增大或形态不规则。阴道彩超检查可见子宫增大伴低回声区，内膜多正常。另外也须与黏膜下肌瘤相鉴别。

（2）子宫内膜癌：发病年龄以 50 岁以上多见，表现为阴道不规则流血和流液。彩超检查可见子宫内膜不均匀回声，其内可见血流信号。该患者 35 岁，较年轻，且无他莫昔芬使用史，诊断该病的可能性较小，诊断性刮宫可明确诊断。

（3）子宫内膜增生症：为 AUB-O 患者常见的病理表现。临床以月经紊乱为主要表现，妇科检查无异常发现，彩超多无异常或可表现为内膜增厚，诊断性刮宫和活检可确诊。

治疗经过：入院后完善相关检查。血常规提示重度贫血，2017 年 1 月 24 日予输同型悬浮红细胞 400 ml 及蔗糖铁补血等处理，排除禁忌证后于 2017 年 1 月 25 日在腰麻下行宫腔镜下检查。宫腔镜探查见子宫颈内口未见异常，前后壁子宫内膜不均，呈多发息肉表现。行子宫内膜息肉摘除术＋宫内置环术（LNG-IUS）。手术顺利，出血约 5 ml。术毕患者安全返回病房。将刮出的组织物送病理检查。术后病理：子宫内膜息肉。

确定诊断：①异常子宫出血（AUB-P）；②重度贫血；③剖宫产术后。

随访：患者无腹痛、腰酸或白带异常等不适，月经 2 ～ 8/26 ～ 30 天，量较少，少于平素正常月经量的 1/3，呈咖啡色至暗黑色，无痛经。

（何春妮）

点评：此患者经期延长伴经量增多 4 个月，继发严重贫血，超声检查提示子宫内膜增厚并伴有高回声结节，给予支持治疗后宫腔镜检查提示宫内多发息肉样赘生物，予以摘除并行诊刮术。术后病理为子宫内膜息肉。术中同时放置 LNG-IUS，从而达到预防复发的目的。

（顾　蓓）

病例 8

基本信息

- 案例类型：AUB-P（合并子宫内膜复杂性增生）。
- 就诊日期：2017 年 1 月 6 日。
- 就诊年龄：39 岁。

主诉：月经周期缩短及经期延长 6$^+$ 个月。

现病史：平素月经规律，2 ~ 3/28 天。自诉于 2016 年 7 月起无明显诱因出现经期延长，周期缩短，8 ~ 9/23 天，经量同平素月经周期，血红色，夹血块，偶伴经期下腹胀痛，可忍受，无须止痛药缓解。无恶心、呕吐、头晕和乏力等不适。2016 年 12 月 19 日来我院就诊。阴道 B 超检查示子宫内膜内稍强回声光团，其中一个大小约 1.0 cm×0.6 cm，性质待定（子宫内膜息肉？）；左侧卵巢内囊性液性暗区，大小约 2.8 cm×1.6 cm（囊肿？）；预约宫腔镜检查，示子宫内赘生物性质待查：黏膜下子宫肌瘤？门诊遂以"子宫内赘生物，性质待查"收住我科。

既往史：既往体健。

月经及婚育史：初潮 13 岁，平素月经规律，2 ~ 3/28 天。适龄结婚，G2P1，工具避孕。

体格检查：生命体征正常，心、肺听诊无异常。腹软，无压痛及反跳痛。

妇科检查：外阴发育正常，阴道通畅，可见少量白色分泌物，无异味。子宫颈正常大小，柱状上皮轻度外移，质地中等，无举痛或摇摆痛。子宫体前位，大小正常，质地中等，活动度好，无压痛。附件区：左右两侧均未扪及异常。

辅助检查：2016 年 11 月 22 日本院 TCT 检查未见上皮内病变或恶性病变。电子阴道镜检查示子宫颈柱状上皮轻度外移，子宫颈囊肿。2016 年 12 月 19 日本院阴道 B 超检查示子宫内膜内稍强回声光团，其中一个大小约 1.0 cm×0.6 cm，性质待定（子宫内膜息肉？）；左侧卵巢内囊性液性暗区，大小约 2.8 cm×1.6 cm（囊肿？）。入院后完善相关检查。血常规、大小便常规、凝血功能、肝和肾功能、电解质、血糖、血脂及心肌酶等各项检查结果均正常。TORCH 检查（－），HPV（－），肿瘤标志物六项正常。抗体筛查＋血型鉴定：ABO 血型 O 型，Rh（D）血型阳性，血型抗体检测阴性；乙肝＋丙肝：乙肝表面抗体（＋）。乙肝 e 抗体（＋），乙肝核心抗体（＋），其余阴性。性激素测定：PRL 17.79 ng/ml，FSH 11.95 mIU/ml，LH 12.06 mIU/ml，E$_2$ 41.70 pg/ml，P 2.24 ng/ml，T 0.10 nmol/L。X 线胸片、ECG 以及肝、胆及泌尿系 B 超正常。

盆腔 MRI 检查：子宫腔内见结节状低信号影，大小约 1.7 cm×0.9 cm，子宫颈见多发小圆形长 T1、长 T2 信号影，边界尚清。诊断意见：①子宫腔异常信号，性质待定，子宫内膜息肉？黏膜下肌瘤？建议进一步检查；②子宫颈多发小囊肿；③盆腔少量积液。

宫腔镜检查：2016 年 12 月 21 行宫腔镜检查，示子宫前位，宫深 7.5 cm。子宫颈管内可见一息肉样赘物，子宫腔右后壁可见一球状赘生物，表面血管扩张，双侧输卵管开口可见。

初步诊断：① AUB-P；② AUB-L。

鉴别诊断

（1）绝经过渡期功能失调性子宫出血（简称绝经过渡期功血）：主要表现为月经紊乱，如经量增多、经期延长、经间期出血或不规则流血等。妇科检查无异常发现，与内膜癌的症状和体征相似，临床上难以鉴别。应先行分段刮宫，确诊后再对症处理。

（2）子宫黏膜下肌瘤或内膜息肉：多表现为月经过多及经期延长，可行 B 超检查、诊刮或宫腔镜检查以确诊。

诊疗经过：于 2017 年 1 月 19 日在全麻下行宫腔镜下宫内赘生物电切手术。术中见阴道通畅。子宫颈正常大小，柱状上皮轻度外移。探子宫前位，宫深 7.5 cm。常规置镜于子宫颈管内可见一息肉样赘物，子宫腔右后壁可见一球状赘生物，表面血管扩张，双侧输卵管开口可见。遂行宫腔镜下宫内赘生物电切手术。台下剖视示子宫内赘生物质软，呈息肉样改变。

术后病检回报：子宫内膜复杂性增生，子宫内膜息肉。

随访：患者 1 个月后门诊复查一次阴道 B 超，未见异常回声，再继续每 3 个月复查阴道 B 超。在随访过程中，B 超提示子宫腔内异常回声，而后再次行宫腔镜及病理检查，确诊为子宫内膜息肉，诊断为子宫内膜息肉术后复发。

点评：该患者 39 岁，月经周期缩短，经期延长 6$^+$ 个月，宫腔镜行息肉电切术，术后病理检查除证实是子宫内膜息肉外，同时伴有子宫内膜复杂性增生。患者无生育要求，根据病理结果，应该进行孕激素后续治疗以防息肉复发，同时控制子宫内膜复杂性增生。

（顾 蓓 杨 欣）

病例 9

基本信息

- 案例类型：AUB-P（宫腔镜手术 +COC+ 自然妊娠）。
- 就诊日期：2017 年 1 月 11 日。
- 就诊年龄：37 岁。

主诉：月经经期延长，经量增多半年。

现病史：月经规律，5/30 天，量中，无痛经。近半年月经经期延长，淋漓不尽，有 10 ～ 12 天，经量较前增多约 1/4。LMP 2017 年 1 月 2 日，至今未尽。

既往史：否认心、肺、肝、肾疾病及家族疾病史，无手术外伤史，无药物过敏史。

月经及婚育史：每年单位妇科体检无异常发现。G2P1，工具避孕，目前希望生育二胎。

体格检查：无异常。

妇科检查：外阴为已婚式。阴道有少许咖啡色分泌物。子宫颈轻度糜烂，未见赘生物。子宫前位，正常大小，质中。附件未触及包块，无压痛。

实验室检查：尿 HCG 阴性。TCT 检查正常。血常规及血生化各项指标均正常。

影像学检查：阴道彩超示子宫形态规则，肌层回声均匀。子宫内膜厚 1.6 cm，回声不均。内可见中高回声反射 1.5 cm×1.1 cm×0.9 cm。双侧卵巢未见异常信号，提示宫内占位（子宫内膜息肉可能）。

诊断思路和鉴别诊断：育龄期女性经期延长，经量增多半年。阴道超声提示子宫内膜厚 1.6 cm，回声不均，内可见中高回声反射 1.5 cm×1.1 cm×0.9 cm，诊断 AUB-P 的可能性大。须要与其他导致 AUB 的疾病相鉴别。目前除 AUB 及超声子宫腔内高回声占位外，无其他异常发现，暂不考虑其他诊断。

初步诊断：AUB；宫内占位（子宫内膜息肉可能）。

治疗经过：经过术前准备后予以宫腔镜下检查，见子宫内膜息肉，行内膜息肉电切术。术后病理示子宫内膜息肉和子宫内膜增生反应。

确定诊断：异常子宫出血（AUB-P）。

后续治疗：术后口服短效避孕药 3 个月，无不良反应。

随访：术后 COC 治疗 3 个月过程中月经规律，随访 B 超内膜无异常。LMP 2017 年 5 月 25 日，尿 HCG（+）。7 月 13 日 B 超检查示子宫内见孕囊，孕囊内胚芽 0.6 cm，见胎心搏动。

点评一

据此病例，我们复习以下指南：

（1）识别子宫内膜息肉存在的指南

1）年龄增长是发生子宫内膜息肉最常见的危险因素（B 级）。

2）对于患有子宫内膜息肉的女性，AUB 是最常见的症状（B 级）。

3）不孕女性更有可能存在子宫内膜息肉（B 级）。

4）子宫内膜息肉的自然消退率高达 25%，小的息肉更容易自发消退（A 级）。

5）他莫昔芬类药物可能诱发子宫内膜息肉形成（B 级）。

6）年龄增加导致息肉恶变的情况是罕见的。AUB 症状和使用他莫昔芬却增加了息肉恶变的可能性（B 级）。

（2）子宫内膜息肉诊断指南

1）阴道超声为子宫内膜息肉的检测提供可靠的信息，并应选择其中适合应用的（B 级）。

2）彩色或能量多普勒可提高阴道超声诊断子宫内膜息肉的能力（B 级）。

3）子宫内对比超声的应用（有或无 3D 成像）提高了子宫内膜息肉的诊断能力（B 级）。

4）盲目扩张、刮宫或活检不宜用于子宫内膜息肉的诊断（B 级）。

（3）子宫内膜息肉治疗指南

1）特别是对于小的、无症状的息肉，保守治疗是合理的（A 级）。

2）目前不推荐药物治疗息肉（B 级）。

3）宫腔镜息肉切除术仍然是治疗的黄金标准（B 级）。

4）不同的宫腔镜息肉切除术临床预后没有显著差异（C 级）。

5）对绝经后有症状的女性，应切除息肉并进行组织学评估（B 级）。

6）宫腔镜全切术优于子宫全切术，基于其微创性，低成本及相对低手术风险（C级）。

7）对于患有息肉的不孕女性，手术切除息肉有助于自然受孕或辅以辅助生殖技术更大的成功机会（A级）。

（谢　军）

点评二

该患者 37 岁，有生育要求，通过宫腔镜及病理诊断子宫内膜息肉，术后用 COC 治疗 3 个月，月经规律，复查超声示子宫内膜无异常，之后自然妊娠。其诊断、治疗及后续预防复发的流程都很规范。

（顾　蓓）

病例 10

基本信息

- 案例类型：AUB-P。
- 就诊日期：2017 年 6 月 28 日。
- 就诊年龄：23 岁。

主诉：月经紊乱 2[+] 年。

现病史：患者既往月经规律，7/30 天，量偏多，色鲜红，时有血块，有痛经，LMP 2017 年 6 月 4 日，前 1 周量较多，后呈点滴状，淋漓至 12 天干净。2[+] 年前患者无明显诱因出现月经紊乱，周期 20～40 天不等，经期持续 10 天以上，淋漓不净，经量无明显变化。我院门诊妇科彩超检查提示子宫内膜增厚（未见报告，具体不详），给予月经后半期口服醋酸甲羟孕酮（安宫黄体酮），每次 10 mg，1 次/天，10 天（月经周期的第 15～24 天），共 3 个周期。治疗期间月经规律，经量稍有减少，经期明显缩短为 7 天左右，遂停药观察。1 年半前再次出现经量多，经期长。复查妇科彩超疑有子宫内膜息肉（未见报告，具体不详），再次给予黄体酮治疗，自觉月经无改善。改屈螺酮炔雌醇（优思悦）周期治疗。自诉月经基本恢复正常，周期规律，经期 7 天，经量明显减少。入院前 1 周至我院门诊复查，行妇科彩超检查。提示子宫肌层回声均质，子宫内膜厚 1.1 cm，回声欠均。考虑行宫腔镜检查，但患者现无性生活史，反复告知患者及其家属宫腔镜检查将造成处女膜损伤、破裂及阴道壁裂伤等。患者及家属反复商议后，要求行宫腔镜检查，遂入院治疗。患者现无腹痛、腹胀及阴道流血等不适。

既往史：6 年前因鼻中隔偏曲行手术治疗。有过敏性鼻炎病史 6 余年。否认原发性高血压、糖尿病和心脏病病史，否认冶游史，否认食物和药物过敏史，否认肝炎和结核等传染病史，否认其他手术及重大外伤史。

月经及婚育史：患者未婚，12 岁初潮，无性生活史，G0P0，暂无生育要求。

体格检查：T 36.2 ℃，P 78 次/分，R 19 次/分，BP 120/70 mmHg，神志清，精

神可，查体合作。心、肺（-）。腹软，全腹无压痛及反跳痛。肝、脾肋下未及，移动性浊音（-）。

妇科检查：外阴为未婚未产型，发育正常。肛 - 腹诊检查示子宫前位，正常大小，质中，活动，无压痛。双侧附件区未探及异常。

辅助检查：入院后实验室检查示 RBC 4.67×10^{12}/L，Hb 105 g/L，WBC 8.33×10^9/L，中性粒细胞占 69.5%，PLT 393×10^9/L。

2017 年 6 月 28 日宫腔镜检查示子宫颈光滑，子宫颈管未见异常，子宫体前位，子宫腔深 7 cm，子宫内膜偏厚，宫内见多个息肉样突起，双侧输卵管开口可见。

诊断思路和鉴别诊断

（1）病例特点：育龄期女性，慢性病程，未婚，无性生活，月经不规律，表现为周期紊乱及经期延长，口服孕激素及避孕药治疗有效，但停药后复发。彩超提示可疑子宫内膜息肉。

（2）鉴别诊断

1）子宫黏膜下肌瘤：多见于育龄期女性，可有月经量增多，查体子宫正常或稍大，宫腔镜诊断性手术及术后病理可明确诊断。该患者彩超提示子宫腔占位，不能排除该诊断。

2）子宫内膜增生症：多表现为阴道不规则出血，多无正常月经周期，超声下可表现为子宫内膜增厚及回声不均，子宫内膜诊刮送病理可明确诊断。结合患者的病史，暂不能除外该诊断。

3）子宫内膜癌：多表现为阴道不规则出血。超声检查可提示有子宫内膜增厚，宫腔镜下子宫内膜增厚、糟脆，可有异形血管。该患者暂不考虑，待术中所见及术后病理可明确诊断。

初步诊断：子宫内膜息肉？

诊疗经过：患者入院后完善相关检查，未见明显异常，于 2017 年 6 月 28 日在静脉麻醉下行宫腔镜检查 + 子宫内膜息肉摘除术。术中见子宫前位，宫深 7 cm。子宫内膜偏厚，宫内见多个息肉样突起，双侧输卵管开口可见。经宫腔镜行子宫内膜息肉摘除，组织送病检。术后病检结果示子宫内膜息肉。目前继续予口服优思悦治疗。

确定诊断：①异常子宫出血（AUB-P）；②轻度贫血。

（蒋兴伟）

点评：该患者为未婚无性生活的女性，反复月经紊乱 2^+ 年，曾用性激素治疗有效，但停止治疗后症状复发。同时影像学检查提示子宫内膜不均质，有子宫腔息肉可能。在充分知情同意后患者及家属要求行宫腔镜下检查，以明确诊断，有手术指征。宫腔镜检查证实是子宫内膜息肉并予切除。对于该未婚无性生活的患者，是否必须行宫腔镜检查及治疗？如果孕激素或 COC 治疗有效，也不必一定行宫腔镜检查，但应该进行临床密切随访。该患者首选手术治疗。治疗后为了预防息肉复发，可以继续使用 COC。

（顾　蓓）

参考文献

[1] Clark TJ，Middleton LJ，Cooper NAM，*et al*．A randomized controlled trial of outpatient versus inpatient polyp treatment for abnormal uterine bleeding．Health Technol Assess，2015，19（61）：1-94．

[2] Clark TJ，Stevenson H．Endometrial polyps and abnormal uterine bleeding（AUB-P）— What is the relationship：how are they diagnosed and how are they treated？Best Pract Res Clin Obstet Gynaecol，2017，40：89-106．

[3] Elfayomy AK，Habib FA，Alkabalawy MA．Role of hysteroscopy in the detection of endometrial pathologies in women presenting with postmenopausal bleeding and thickened endometrium．Arch Gynecol Obstet，2012，285：839-843．

[4] Dreisler E，Stampe Sorensen S，Ibsen PH，*et al*．Prevalence of endometrial polyps and abnormal uterine bleeding in a Danish population aged 20-74 years．Ultrasound Obstet Gynecol，2009，33：102-108．

[5] Sarah C，James A．Hysteroscopic morcellation for treating intrauterine pathology．Rev Obstet Gynecol，2011，4：73-80．

[6] Fatemi HM，Kasius JC，Timmermans A，*et al*．Prevalence of unsuspected uterine cavity abnormalities diagnosed by office hysteroscopy prior to in vitro fertilization．Hum Reprod Oxf Engl，2010，25：1959-1965．

[7] Munro MG．Practical aspects of the two FIGO systems for management of abnormal uterine bleeding in the reproductive years．Best Pract & Res Clin Obst & Gynaecol，2017，40：3-22．

[8] Lieng M，Istre O，Qvigstad E．Treatment of endometrial polyps：a systematic review．Acta Obestet Gynecol Scand，2010，89：992-1002．

[9] Van Hanegem N，Breijer MC，Slockers SA，*et al*．Diagnostic workup for postmenopausal bleeding：a randomized controlled trial．BJOG，2017，124（1）：231-240．

[10] 焦雪，赵涵，陈子江．子宫内膜息肉的病因学研究进展．中华妇产科杂志，2011，46（6）：469-471．

[11] Wang J-H，Zhao J，Lin J．Opportunities and risk factors for premalignant and transformation of endometrial polyps：management strategies．J Minim Invasive Gynecol，2010，17：53-58．

[12] American Association of Gynaecologic Laparoscopists．AAGL practice report：practice guidelines for the diagnosis and management of endometrial polyps．J Minim Invasive Gynecol，2012，19（1）：3-10．

[13] 秦桂萍，华玉兰，侯海娜，等．子宫内膜息肉样腺肌瘤 8 例临床病理分析．诊断病理学杂志，2013，20（4）：200-203．

[14] Smith PP，Middleton LJ，Connor M，*et al*．Hysteroscopic compared with electrical resection of endometrial polyps：a randomized controlled trial．Obstet Gynecol，

2014，123（4）：745-751．

[15] 蔡惠兰，丁香翠，钱蓉蓉等．左炔诺孕酮宫内缓释系统对子宫内膜息肉切除术后子宫内膜的影响．中华医学杂志，2012，92（3）：200-202．

[16] 中华医学会妇产科学分会妇科内分泌学组．异常子宫出血诊断与治疗指南．中华妇产科杂志，2014，49（11）：801-806．

[17] 复方口服避孕药临床应用中国专家共识专家组．复方口服避孕药临床应用中国专家共识．中华妇产科杂志，2015（2）：81-91．

第八章 子宫腺肌病所致异常子宫出血

第一节 概　述

（一）定义

子宫腺肌病（adenomyosis）是指子宫内膜腺体和间质存在于子宫肌层中，伴随周围肌层细胞的代偿性肥大和增生，可分为弥漫型及局限型［即子宫腺肌瘤（adenomyoma)]。

（二）流行病学

本病多发生于 30 ～ 50 岁经产妇，约 15% 同时合并子宫内膜异位症，约半数合并子宫肌瘤。子宫腺肌病主要表现为经量过多、经期延长和逐渐加重的进行性痛经。部分患者可有经间期出血（intermenstrual bleeding，IMB）和不孕。按照 2011 年 FIGO 的分期，因子宫腺肌病所致异常子宫出血（AUB-A）归为结构异常中的 AUB。

（三）病因与分类

病因至今不明。1908 年 Cullen 提出基底层内膜侵袭是大多数子宫腺肌病的病因。研究发现，除子宫外，人体所有空腔器官均有黏膜下层，以阻止腺体向肌层内生长，而保持向空腔方向生长。在子宫腺肌病患者，部分子宫肌层中的内膜病灶与子宫内膜直接相连。因此，目前大多认为子宫腺肌病是基底层内膜细胞增生及侵入肌层间质的结果。关于引起内膜基底层和间质增生的因素，现有四种理论：①与遗传有关；②基底层损伤，如妊娠、刮宫术、人工流产及分娩等；③高雌激素血症。有实验和研究表明：雌激素和（或）孕激素加催乳素或许是子宫腺肌病发生所必需的 [1,2]。溴隐亭可能阻断子宫腺肌病的发生 [3]。亦有研究提示在罹患子宫腺肌病的女性中，在位内膜和异位内膜都合成雌激素。这些雌激素可能影响子宫腺肌病的生长。子宫腺肌病肌层中芳香化酶活性较对照组有显著升高 [4]；④病毒感染。

（四）病理

1. 肉眼　异位内膜在子宫肌层多呈弥漫性生长，累及后壁居多，故子宫呈均匀性增大，前后径明显增大，呈球形，一般不超过 12 周妊娠子宫大小。剖面见子宫肌壁显著增厚且硬，无旋涡状结构。于肌壁中可见粗厚肌纤维带和微囊腔，腔内偶有陈旧血液。少数腺肌病病灶呈局限性生长，形成结节或团块，似肌壁间肌瘤，称为子宫腺肌瘤。这是因局部反复出血导致病灶周围纤维组织增生所致，故与周围肌层无明显界限。

2. 镜检　肌层内有岛状分布的异位内膜腺体及间质，特征性的小岛由典型的子宫内膜腺体与间质组成，并且为不成熟的内膜，属于基底层内膜，对雌激素有反应性改变，但对孕激素无反应或不敏感，故异位腺体常呈增生期改变，偶尔见到局部区域有分泌期改变（图 8-1）。

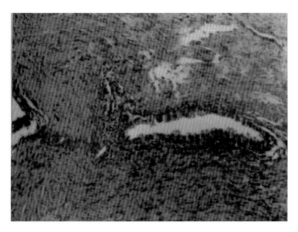

图 8-1　光镜下子宫腺肌病

第二节　临床表现

（一）症状

1. 经量过多和经期延长　月经过多的发生率为 40% ～ 50%，表现为连续数个月经周期中经量过多，一般大于 80 ml。月经过多主要与子宫内膜面积增加及子宫肌层纤维增生而使子宫肌层收缩不良和子宫内膜增生有关。

2. 逐渐加重的进行性痛经　发生率为 15% ～ 30%。疼痛位于下腹正中，常于经前 1 周开始，直至月经结束。

3. 其他　部分患者可有不明原因的经间期出血、性欲减退和不孕等。伴有贫血者可有头痛、眩晕、心悸和乏力等症状。约 35% 的患者无任何临床症状。

（二）体征

1. 一般检查　伴有贫血者可有心率加快、皮肤和黏膜苍白等表现。

2. 盆腔检查　子宫均匀性增大或有局限性结节隆起，质硬且有压痛，经期压痛更甚。15% ～ 40% 的患者合并子宫内膜异位症，故子宫活动度有时较差。约半数患者同时合并子宫肌瘤，术前诊断困难。

第三节　诊　断

临床上可根据典型症状及体征、血 CA_{125} 水平升高做出初步诊断。盆腔超声检查可辅助诊断，有条件者可行 MRI 检查，确诊有赖于术后组织病理学检查。

1. 血常规　伴有贫血者，多为小细胞低色素性贫血，血红蛋白、平均细胞容积（mean corpuscular volume，MCV）、红细胞平均血红蛋白（mean corpuscular hemoglobin，

MCH）及平均细胞血红蛋白计数（mean cell hemoglobin count，MCHC）均下降。

2．CA₁₂₅ 部分患者 CA_{125} 水平升高。

3．影像学检查

（1）妇科超声（图 8-2）

1）弥漫型：子宫呈球形增大。子宫内膜线居中，肌层回声普遍增高，呈分布不均的粗颗粒状。

2）前 / 后壁型：病变局限地分布在子宫前壁和后壁，偶见分布于侧壁。子宫呈不对称性增大，向后方隆起。子宫内膜前移，前壁肌层回声正常，后壁肌层普遍增厚，回声不均，多呈栅栏状衰减，使整个子宫回声降低，粗颗粒状不均增强回声不多见。

3）局灶型：子宫不规则增大，形态欠规则，局部隆起。灶内呈不均质高回声，伴少许回声衰减或呈栅栏状衰减。病灶周围肌层回声正常，病灶与正常肌层之间没有明显边界。

（2）彩色多普勒：在子宫内部血流信号较正常增多，但一般不出现丰富的血流信号。病灶处血流信号呈星点状或条索状散在分布或呈放射状排列。局灶型仅在病灶部分血流信号稍增多，病灶周围血流信号正常。

（3）MRI：子宫内存在界限不清、信号强度低的病灶，T2 加权像可有高信号强度的病灶，子宫内膜 - 肌层结合带变宽，> 12 mm。

临床上可根据典型症状及体征、血 CA_{125} 水平升高做出初步诊断。盆腔超声检查可辅助诊断，有条件者可行 MRI 检查，确诊有赖于术后组织病理学检查。

第四节 治 疗

无根治性药物，药物治疗主要是缓解痛经症状，治疗经量增多。手术是主要的治疗手段。治疗依据患者的年龄、症状及有无生育要求进行个性化选择[5]。近年来出现了介入治疗及高强度聚焦超声消融（high intensity focused ultrasound ablation，HIFUA）等新

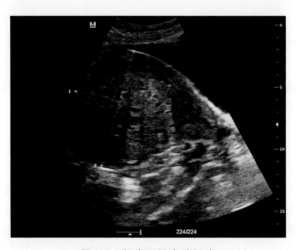

图 8-2 超声下子宫腺肌病

型有待探索的治疗方案。

（一）药物治疗

子宫腺肌病药物治疗的目标是缓解痛经及经量过多的症状。术后应进行长期管理，以延缓症状复发。依据 2015 年子宫内膜异位症的诊治指南中关于子宫腺肌病的药物治疗推荐：对于年轻、希望保留子宫者使用复方口服避孕药（COC）或左炔诺孕酮宫内缓释系统（LNG-IUS，曼月乐）。子宫增大明显或疼痛症状严重者，可应用促性腺激素释放激素激动剂（GnRH-a）治疗 3～6 个月后，再使用 COC 或 LNG-IUS。在 LNG-IUS 治疗初期，部分患者会出现淋漓出血、LNG-IUS 下移甚至脱落等，因此应注意随访。某些中药对痛经有明显的缓解作用，可以试用。

1．适应证

（1）对症状轻、子宫增大不明显或子宫小于妊娠 8 周者可使用药物治疗。停药后症状会复发，复发后还可用药物治疗。

（2）年轻、有生育要求者。

（3）子宫腺肌病病灶切除术后，以抑制子宫腺肌病的进一步进展。

（4）有手术禁忌者。

2．常用药物

（1）非甾体抗炎药（NSAIDs）：对于症状较轻、仅要求缓解痛经症状，尤其是近绝经期的患者，可以选择在痛经时予以非甾体抗炎药对症处理。若疼痛仍未缓解，或效果不满意，应给予进一步治疗。该类药物的不良反应主要为胃肠道反应。如长期应用，要警惕胃溃疡的可能。

（2）GnRH-a：可以使体内的激素水平达到绝经的状态，从而使异位的子宫内膜逐渐萎缩而起到治疗作用，也可以作为一部分病灶较大、手术困难的患者术前用药。但须要注意其不良反应为低雌激素引起的围绝经期症状及骨质疏松症状，可以给予反向添加（add-back）治疗和钙剂补充。停药后症状可复发。目前常用的 GnRH-a 类药物有亮丙瑞林、戈舍瑞林和曲普瑞林等。一般用药 3～6 个周期，同时反向添加雌激素。一般用补佳乐，每次 1～2 mg，每天 1 次。控制血雌激素水平 < 40～50 pg/ml。GnRH-a 治疗反向添加的理论基础是"雌激素窗口理论"学说，即将体内的雌激素水平维持在不刺激异位内膜生长而又不引起围绝经期症状及骨质丢失的范围（雌二醇水平在 146～183 pmol/L，即 < 50 pg/ml）。处于这种水平时既不影响治疗效果，又可减轻不良反应。推荐的反向添加方案为：①雌、孕激素方案：雌、孕激素连续联合用药。戊酸雌二醇 0.5～1.5 mg/d，或结合雌激素 0.3～0.45 mg/d，或半水合雌二醇贴，每 7 天 1/2～1 帖，或雌二醇凝胶 1.25 g/d 经皮涂抹。孕激素多采用地屈孕酮 5 mg/d 或醋酸甲羟孕酮 2～4 mg/d，也可采用复方制剂雌二醇屈螺酮片，每天 1 片。②单用孕激素方案：每天醋酸炔诺酮 1.25～2.5 mg。③连续应用替勃龙：推荐 1.25～2.5 mg/d。剂量应个体化，必要时可监测雌激素水平[5]。

（3）COC：2015 年 COC 临床应用中国专家共识指出，COC 可以治疗子宫腺肌病相关的疼痛和月经量增多，可选择周期性或连续用药[6]。其通过抑制排卵，减少 GnRH 水平及月经量，使子宫内膜及异位内膜萎缩，从而使月经量减少，抑制前列腺素分泌，使痛经减轻。COC 主要用于治疗年轻有生育要求、症状轻的患者。对于症状重的患者，可先使用 GnRH-a 治疗 3～6 个月，之后使用 COC 进行后续治疗。另外，对于药物治疗失败行保守手术治疗者，术后联合 COC 长期药物治疗较单纯保守手术对于改善月经过多症状及降低复发率更明显[7]。但对于 > 40 岁的患者，为了预防血栓等风险，一般不建议口服避孕药。另外，患者的依从性要好，严禁漏服。

（4）单纯孕激素制剂：可以使异位的子宫内膜蜕膜化和萎缩而起到控制子宫腺肌病发展的作用。

1）地诺孕素（Dienogest，DNG）：为新一代孕激素制剂，对孕激素受体有很高的选择性，可直接抑制子宫内膜间质细胞增殖，减少芳香酶、环氧化酶 2 及前列腺素合成，从而抗子宫内膜细胞增殖活性，也可抑制排卵，有轻度雌激素作用，抑制疼痛。因此，本药对于青春期痛经、有生育要求及围绝经患者的疼痛治疗具有独特的优势，对肝、肾功能的影响小，是长期药物治疗的新选择。2015 年 Fawzy M[8] 等的一项研究显示，地诺孕素与曲普瑞林均可改善子宫腺肌病相关的痛经和盆腔痛。

2）LNG-IUS：是一种 T 形支架的宫内节育器，可在 5 年有效期内恒定缓释孕激素。左炔诺孕酮直接通过宫内局部缓释作用于子宫内膜，形成子宫和盆腔局部左炔诺孕酮高浓度，通过毛细血管网到达病灶，调节病灶的腺体和间质细胞雌激素受体，起到阻断雌激素的作用，引起病灶蜕膜化萎缩；使子宫内膜 IGF-1 表达显著下降。而雌激素是通过调节 IGF 系统中各因子表达水平而达到调节子宫内膜的作用，同时控制子宫肌壁间的内膜异位病灶。对于将 LNG-IUS 用于子宫腺肌病的治疗已有广泛研究[9-10]，因此，对于近期无生育要求、症状较轻、子宫大小 < 孕 8 周者可考虑放置 LNG-IUS，对 > 孕 8 周者可考虑 GnRH-a+LNG-IUS，而对于药物治疗失败、子宫大于妊娠 8 周或子宫腺肌瘤 > 3 cm 的患者，应当先手术挖出病灶，术后再放 LNG-IUS 以巩固治疗。我科随访研究了 57 例行 H 形病灶切除术联合 LNG-IUS 治疗子宫腺肌病患者，除 2 例有生育要求、1 例因子宫大出血、1 例因 LNG-IUS 自子宫底切口处穿孔取出 LNG-IUS 外，余均无异位、脱落及嵌顿等，症状改善明显，仍在随访中，因此，LNG-IUS 是子宫腺肌病保守手术治疗后长期药物治疗的可靠选择。LNG-IUS 在临床应用过程中有一些常见问题，建议在放置前充分告知，以增加患者放置后的依从性：①点滴出血：在 3～6 个月内常见，如出血量不大，不做特殊处理；②闭经：少部分患者出现闭经，但不影响全身的内分泌情况；③卵囊生理性囊肿：可能出现，多于 3 个月内自然消退；④乳房胀痛：多于 3 个月内自然消退。

（5）中医治疗：以活血化瘀为原则。

（二）手术治疗

1. 适应证

（1）对于症状重、药物治疗无效且无生育需求者，可行子宫全切术。

（2）对于症状重、但有生育需求或有强烈意愿保留子宫的患者，可考虑局部病灶切除术 +GnRH-a+LNG-IUS。待子宫伤口完全愈合后（通常需要术后 1 年的时间），再考虑行辅助生殖治疗。

（3）无手术禁忌证。

2．术前准备

（1）术前完善相关实验室检查（血常规、凝血常规、肝和肾功能、电解质、术前四项、心电图及 X 线胸片等）。

（2）评估手术风险及麻醉风险。若术前贫血，须术前纠正贫血。

（3）除外其他原因导致的 AUB，如行宫腔镜检查术，以除外子宫内膜病变。

（4）依据术前相关检查结果、患者年龄、妇科超声及有无保留生育要求决定具体的手术方式，并交代不同手术方式的相关围术期风险及并发症：①若行保留子宫的保守手术方式，为了尽可能地切除病灶，须行经腹手术。手术创伤大，恢复慢，有术中出血、周围脏器损伤、术后残腔积血、积脓及术后复发须再次手术等可能，术后须辅助药物治疗以及注意药物治疗相关不良反应。术后须严格避孕 1 年。术后妊娠可能发生瘢痕部位妊娠、胎盘植入和子宫破裂等可能。②若年龄大，无生育要求，则行腹腔镜子宫全切术。手术创伤相对小，术后恢复快，可彻底切除子宫腺肌病病灶，但切除子宫后盆腔脏器脱垂的风险增加，可能影响卵巢功能。

3．手术方式　手术治疗可分为保守性手术和根治性手术。

（1）保守性手术——子宫腺肌病病灶切除术：适用于年轻或希望生育的子宫腺肌瘤患者[1]。但因子宫腺肌病往往病灶弥漫，并且与子宫正常肌肉组织的界限不清，因此，选择何种切除的方式以减少出血、残留并利于术后妊娠是一个较棘手的问题。所有的子宫腺肌病保守性手术患者术后都须要进行长期的术后药物管理，以延缓病灶的增长与症状的加重。

（2）根治性手术——子宫全切术：适用于无生育要求，且病变广泛、症状严重、保守治疗无效的患者。为了避免残留病灶，首选子宫全切术，一般不主张次子宫全切除。是否保留卵巢取决于卵巢有无病变和患者的年龄及意愿。

（三）其他

子宫腺肌病的微创手术治疗还有其他非主流方法，如经导管子宫动脉栓塞（transcatheter uterine artery emboligation，TUAE）和 HIFUA 等。这些方法多数通过缩小子宫腺肌瘤病灶，或破坏子宫内膜以达到缓解子宫腺肌病症状的目的，不容易取到子宫腺肌病组织做病理学检查，但是多数手术更加微创甚至无创，治疗方法各有优势与局限。对于无生育要求的症状性子宫腺肌病，应充分告知患者及家属治疗的风险及相关并发症，其可作为治疗中的备选方案。但是部分学者认为 TUAE 会影响子宫及卵巢的血运，从而对妊娠有不利影响，可能会导致不孕、流产和早产，并增加剖宫产率。

（邢晶晶　吴玲玲　李如进　石　彬）

第五节　病例分析

病例 1

基本信息
- 案例类型：AUB-A（年轻患者长期连续服用 COC 治疗）。
- 就诊日期：2014 年 8 月 11 日。
- 就诊年龄：22 岁。

主诉：月经不规律 2 年，阴道持续出血 20 余天，加重 5 天。

现病史：患者既往月经规律，7/30 天，经量中等，痛经（±）。2 年前无诱因出现月经不规律，经期延长伴经量增多。经期延长至 7～20 天，每次使用夜用卫生巾 10 片，均浸透。20 余天前出现阴道出血，量同前且淋漓不尽。5 天前出血量明显增多，伴有头晕和乏力，于我院就诊。

既往史：既往体健，无药物过敏史。

月经及婚育史：初潮 14 岁，7/30 天，经量中等，痛经（±）。LMP 2014 年 7 月 15 日。未婚未育，否认性生活史。

个人及家族史：无特殊。

入院查体：T 36.5 ℃，P 74 次 / 分，R 18 次 / 分，BP 100/60 mmHg。发育正常，体型中等，精神差，贫血貌。皮肤、黏膜苍白。心、肺听诊未闻及异常。腹平坦，腹部未触及包块，无压痛。

妇科检查（肛诊）：外阴（-）。子宫前位，如孕 3 个月大小，质中，活动可。双附件（-）。

辅助检查
（1）妇科超声：子宫前位，8.2 cm×9.4 cm×7.3 cm，表面不平，回声不均，散在多量短线，以前壁为主，前壁厚 4.3 cm，后壁厚 2.6 cm，内膜回声三线厚 0.4 cm。双侧卵巢（-）。盆腔游离液（-）。彩色多普勒血流成像（color Doppler flow image，CDFI）检查示子宫血流信号增多，子宫动脉 RI 0.77，PI 1.63。子宫壁血流信号多，RI 0.61，PI 0.99。检查结论：子宫腺肌病。

（2）血常规：Hb 89 g/L，HCT 27.9%，MCV 68 fl，MCH 20.7 pg，PLT 300×10^9/L。肝、肾功能及凝血五项无异常。

诊断思路和鉴别诊断
（1）病例特点：青年女性，经期延长伴经量增多，阴道出血多并导致中度贫血，肛诊感子宫增大。

（2）鉴别诊断：① AUB 的其他类型；②导致出血的其他疾病，如妊娠及生殖道恶性肿瘤和生殖道炎症。

初步诊断：①异常子宫出血（AUB-A）；②中度贫血。

治疗经过：完善相关检查，给予去氧孕烯炔雌醇（妈富隆）1 片，2 次 / 天，共 3 天。积极纠正贫血（用蔗糖铁补铁，促红细胞生成素皮下注射）。3 天后基本止血，逐渐减量至 1 片 / 天维持。

随访经过：2014 年 9 月至 2015 年 9 月患者未按医嘱，自行间断服用妈富隆，未复诊。2015 年 9 月 21 日妇科超声示子宫前位，7.2 cm×8.8 cm×7.5 cm，表面不平，回声不均，散在多量短线，以前壁为主，前壁厚 5.2 cm，后壁厚 2.0 cm，前壁短线集中区直径 4.2 cm，内膜回声中等不均，厚 0.7 cm。2015 年 9 月予米非司酮 12.5 mg，1 次 / 天，共 4 个月。2016 年 1 月 27 日妇科超声示子宫前位，5.4 cm×5.9 cm×4.9 cm，表面不平，回声不均，散在多量短线，以前壁为主，前壁厚 2.9 cm，后壁厚 1.5 cm，前壁短线集中区直径 3.1 cm，内膜回声中等不均，厚 1.0 cm。2016 年 1 月停用米非司酮，改用妈富隆 1 片，1 次 / 天，连续服药至今。2017 年 6 月 8 日妇科超声示子宫前位，6.2 cm×6.9 cm× 5.6 cm，表面不平，回声不均，散在多量短线，以前壁为主，前壁厚 3.5 cm，后壁厚 1.8 cm，内膜回声中等，厚 0.3 cm。嘱患者继续口服避孕药，定期复查。月经量中等偏少，痛经症状基本消失，建议患者长期服用 COC 治疗。

确定诊断：①异常子宫出血（AUB-A）；②中度贫血。

（葛晓芬　杨　欣）

点评：对于青少年和暂时没有生育要求的育龄期年轻女性，COC 是较为理想的药物治疗方式[6]。因此，对于年轻的子宫腺肌病患者，尤其是未婚患者，首选保守治疗。推荐应用 COC，但保守治疗成功的前提是子宫的大小。如子宫过大，单纯药物保守治疗不容易成功，比如子宫大于妊娠 3 个月或有局部的子宫腺肌瘤形成。此患者 22 岁，未婚，就诊时子宫为孕 12 周大小。经用口服避孕药，虽然没有严格按时服用，但仍有效地控制了月经过多。2015 年经米非司酮治疗后子宫缩小，继续口服避孕药至今。目前月经量过多控制良好，子宫未进一步增大，建议继续服用避孕药。

（石　彬）

病例 2

基本信息

- 案例类型：AUB-A（COC 4 年 +LNG-IUS 6 年）。
- 就诊日期：2005 年 5 月 11 日。
- 就诊年龄：39 岁。

主诉：继发性痛经，进行性加重伴经量增多 2 年。

现病史：患者既往月经规律，7/30 天，经量中等，痛经（−）。2 年前出现继发性痛经，使用止痛药效果不明显。同时出现经量增多，每次使用夜用卫生巾 7 片，均浸透。痛经症状逐渐加重，遂就诊。

既往史：既往体健，无药物过敏史。

月经及婚育史：初潮 13 岁，7/30 天，经量中等，继发性痛经（+）。LMP 2005 年 5 月 1 日，G1P1。15 年前剖宫产 1 女，工具避孕。

个人及家族史：无特殊。

入院查体：T 36.7 ℃，P 70 次 / 分，R 17 次 / 分，BP 102/70 mmHg。发育正常，体

型中等，精神差，贫血貌。皮肤、黏膜苍白。心、肺听诊未闻及异常。腹平坦，腹部未触及包块，无压痛。

妇科检查：外阴（–），阴道畅。子宫颈光，未产型。子宫前位，如孕50多天大小，质韧，呈球形。双侧附件（–）。

辅助检查

（1）妇科超声：TRS示子宫前位，6.2 cm×6.4 cm×6.7 cm，表面不平，回声不均，散在多量短线，以前壁为主。前壁厚3.3 cm，后壁厚2.6 cm，内膜回声三线厚0.4 cm。双侧卵巢（–），盆腔游离液（–）。CDFI示子宫血流信号增多，子宫动脉RI 0.77，PI 1.63。子宫壁血流信号多，RI 0.61，PI 0.99。检查结论：子宫腺肌病。

（2）血常规：Hb 80 g/L，HCT 27.7%，MCV 70 fl。肝、肾功能及凝血五项无异常。尿HCG（–）。

初步诊断：①异常子宫出血（AUB-A）；②中度贫血。

诊断思路

（1）病例特点：中年女性，为继发性痛经进行性加重，止痛药物治疗无效，经量增多并导致中度贫血。超声提示子宫增大成球状，前、后壁均增厚，肌层不均质。

（2）鉴别诊断：①AUB的其他类型；②导致出血的其他疾病，妊娠及生殖道恶性肿瘤，生殖道炎症。

治疗及随访经过

（1）患者为知识女性，依从性好，嘱从月经第5天开始口服避孕药炔雌醇环丙孕酮（达英-35）治疗，1片/天，持续4年。每年做全身检查，主要查乳腺和肝功能等。

（2）因在我国的用药指南中口服避孕药年龄推荐＜40岁，遂嘱患者停用COC，改用LNG-IUS，并于2009年11月11日在我院门诊放置LNG-IUS。

（3）放置LNG-IUS期间，患者点滴出血20多天后停止，每月均有少量阴道出血。使用LNG-IUS第6年时超声提示：子宫5.47 cm×4.39 cm×3.97 cm，子宫壁回声均匀，内膜0.4 cm。此时患者经期出现轻微腹痛，建议患者更换LNG-IUS。但患者取环后拒绝再次放置LNG-IUS。3个月经期出现轻微腹痛后闭经，症状没有反复，现已绝经3年，无特殊不适。

确定诊断：①异常子宫出血（AUB-A）；②中度贫血。

（李如进　石　彬）

点评：本例为短效口服避孕药序贯LNG-IUS治疗子宫腺肌病保守治疗成功的案例。就诊时患者不足40岁，当时河北省还没有LNG-IUS，而且患者能够依从医生使用口服避孕药者也不多见。4年后我院有了LNG-IUS，又给患者及时放置了LNG-IUS。治疗时间前后共10年多。目前患者已绝经，子宫正常大小。本患者的治疗经验告诉我们，作为临床医生，要不断地更新知识，了解最新进展，正确选择适应证，才能给患者制定一个最合适、有效的治疗方案，让患者受益终身。

（石　彬）

病例 3

基本信息

- 案例类型：AUB-A（地诺孕素治疗）。
- 就诊日期：2017 年 10 月 9 日。
- 就诊年龄：40 岁。

主诉：继发性痛经，进行性加重伴经量增多 2 年。

现病史：患者既往月经规律，5 ～ 6/28 天，经量中等，痛经（−）。2 年前出现继发性痛经并进行性加重，口服止痛药无缓解。伴经量增多，经量为之前的 2 倍。每次使用夜用卫生巾 8 片，均浸透，有血块，伴头晕、乏力。当地医院给予口服"桂枝茯苓胶囊"等治疗，效果不明显，遂于我院就诊。

既往史：既往体健，无药物过敏史。

月经及婚育史：初潮 12 岁，既往 5 ～ 6/28 天，经量中等，痛经（−）。LMP 2017年 9 月 21 日。G3P1，剖宫产 1 次，人流术 2 次，末次流产于 3 年前，工具避孕。

个人及家族史：无特殊情况。

入院查体：生命体征平稳，发育正常，体型中等，贫血貌。皮肤、黏膜苍白。心、肺听诊未闻及异常。腹平坦，腹软，无压痛、反跳痛或肌紧张。

妇科查体：外阴（−）。阴道畅。子宫颈光滑，未产型。子宫体前位，如孕 2$^+$ 个月大小，质韧，呈球形，轻压痛，活动欠佳，双附件（−）。

辅助检查

（1）妇科超声：子宫前位，大小约 7.0 cm×8.8 cm×8.0 cm，子宫壁回声不均匀，外形不光滑，子宫内膜厚度约 0.69 cm，规则、欠均质，呈欠均匀稍强回声，肌层回声呈粗颗粒状，前、后壁均明显，内可见局限性回声增强区，边界不清，子宫前壁肌层厚约 3.7 cm，子宫后壁肌层厚约 2.72 cm，双附件区未见异常。提示：①子宫肌层弥漫性改变（子宫腺肌病合并腺肌瘤）；②宫内节育器。

（2）血常规：Hb 88 g/L，CA$_{125}$ 128 U/ml。肝、肾功能及凝血五项无异常。尿 HCG（−）。

诊断思路及鉴别诊断

（1）病例特点：中年女性，继发性痛经并进行性加重，止痛药物治疗无效，经量增多而导致中度贫血。曾行保守治疗，效果不明显。超声测量示子宫增大，呈球形，超声径线平均近 8 cm。

（2）鉴别诊断：① AUB 的其他类型；②导致出血的其他疾病，如妊娠及生殖道恶性肿瘤和生殖道炎症。

初步诊断：①异常子宫出血（AUB-A）；②中度贫血。

治疗经过：向患者详细交代病情，介绍保守及手术治疗方法。考虑子宫增大，腺肌瘤形成，建议用 GnRH-a 3 ～ 4 次后放置 LNG-IUS 或长期口服地诺孕素。如果保守治疗后效果不好，建议手术去除病灶或切除子宫。患者坚决要求保留子宫，但拒绝放环，遂选择地诺孕素 2 mg，2 次 / 天，连续口服至今。

随访：用药 1 个月后复查，症状基本消失，出血很少，偶有点滴出血。用药 3 个月时复查，子宫大小约为 7.38 cm×7.01 cm×6.56 cm，内膜厚 0.13 cm，基本不再出血，无痛经症状，复查肝功能未见异常。持续用药 8 个多月至今，基本闭经，没有潮热出汗、失眠或乏力等。患者持续随访。

确定诊断：①异常子宫出血（AUB-A）；②中度贫血。

（石　彬）

点评：地诺孕素是一种新型的 19- 去甲睾酮衍生物，是一种合成的口服孕激素，对孕激素受体有很高的选择性。它抑制排卵，有轻度雌激素作用，并有抗子宫内膜细胞增生活性。故地诺孕素被用于治疗有疼痛症状的子宫内膜异位症患者，不引起任何严重的低雌激素不良反应[11]。地诺孕素对于有症状的子宫腺肌病是一种有效且耐受良好的治疗方法[12]。国外已经应用多年，我国有上海复旦大学附属妇产科医院的华克勤教授团队研究的使用地诺孕素和 GnRH-a 1 年的临床观察，效果肯定，点滴出血少，症状消失快，连续不间断口服的效果更为理想。本例患者使用时间不足 1 年，但效果显著，所以地诺孕素是继 LNG-IUS 后一种理想的保守治疗子宫腺肌病的药物。

（石　彬）

病例 4

基本信息

- 案例类型：AUB-A（经腹 H 形子宫腺肌病病灶切除 + 子宫整形术 +LNG-IUS）。
- 就诊日期：2017 年 9 月 9 日。
- 就诊年龄：38 岁。

主诉：继发性痛经 10 年，进行性加重伴经量增多 7 年。

现病史：患者既往月经规律，5 ~ 6/30 天，经量中等，痛经（–）。患者于 10 年前无明显诱因出现继发性痛经，无其他不适，就诊于当地医院，发现"子宫肌瘤"。大小及数量不详，未予重视。近 7 年痛经逐渐加重，痛经自月经来潮前 2 天持续至月经干净后 2 天，伴经量增多，为之前的 2 倍。每次使用夜用卫生巾 7 片，均浸透，伴有血块，并伴头晕和乏力。自述曾就诊于当地医院，建议定期复查，口服"桂枝茯苓胶囊"等治疗。1 年前患者复查妇科超声，提示子宫腺肌病，给予皮下注射 GnRH-a 1 次 / 月，共 3 次。子宫明显缩小。停药 3 个月后再查超声，提示子宫大小约 10.0 cm×7.7 cm×6.8 cm。予宫腔放置 LNG-IUS，后腹痛较前减轻。5 个月前因阴道不规则出血，量多，伴头晕和乏力，于当地医院查超声，发现 LNG-IUS 已自行脱落，Hb 70 g/L。予输血后再次宫腔放置 LNG-IUS 至今。放环后经量明显减少，但痛经无明显缓解，5 天前为进一步诊治就诊于我院门诊，以"子宫腺肌病"收入院。

既往史：既往体健，无药物过敏史。

月经及婚育史：初潮 14 岁，既往 5 ~ 6/30 天，量中，痛经（–），LMP 2017 年 8 月 1 日。G3P1。15 年前剖宫产 1 次，人流术 2 次，末次流产于 5 年前，宫内节育器避孕。

个人及家族史：无特殊。

入院查体：生命体征平稳，发育正常，体型中等，贫血貌。皮肤、黏膜苍白。心、肺听诊未闻及异常。腹平坦，腹软，无压痛，无反跳痛或肌紧张。

妇科查体：外阴（–），阴道畅。宫颈光，未产型。子宫体前位，如孕 3⁺ 个月大小，质硬，子宫底饱满，轻压痛，活动欠佳，双附件（–）。

辅助检查

（1）妇科超声：子宫体前位，大小约 9.57 cm×9.97 cm×11.24 cm，子宫壁回声不均匀，外形不光滑，子宫内膜厚度约 0.69 cm，规则、欠均质，呈欠均匀稍强回声。子宫腔内探及似 LNG-IUS 型节育器回声，位置正常，肌层回声呈粗颗粒状，前、后壁均明显，内可见局限性回声增强区，边界不清，子宫前壁肌层厚约 5.7 cm，子宫后壁肌层厚约 5.72 cm，双附件区未见异常。提示：①子宫肌层弥漫性改变（子宫腺肌病合并腺肌瘤）；②宫内节育器。

（2）血常规：Hb 108 g/L，CA_{125} 158 U/ml。肝、肾功能及凝血五项无异常。尿 HCG（–）。

诊断思路和鉴别诊断

（1）病例特点：患者为中年女性，继发性痛经并进行性加重，经量增多导致轻度贫血。曾保守治疗，使用 GnRH-a 1 次 / 月，共 3 次后子宫缩小，但停药后子宫大小很快恢复到用药前水平。子宫超声径线平均 10 cm 时放 LNG-IUS，效果不好。超声测量示子宫始终在缓慢增大，呈球形。

（2）鉴别诊断：① AUB 的其他类型；②导致出血的其他疾病，如妊娠及生殖道恶性肿瘤和生殖道炎症。

初步诊断：①异常子宫出血（AUB-A）；②宫内节育器。

治疗：经腹 H 形子宫腺肌病病灶切除 + 子宫整形术。

随访：患者术后给予皮下注射 GnRH-a 1 次 / 月，共 3 次。于第 3 针时子宫腔放置 LNG-IUS，淋漓出血 3 个月后闭经至今，无痛经。术后 2、6 及 11 个月分别复查超声，提示子宫为正常大小，节育器位置正常。术后 11 个月（2018 年 8 月 2 日）复查超声，示子宫大小约 5.38 cm×5.41 cm×4.56 cm，内膜厚 0.13 cm，子宫腔内探及似 LNG-IUS 型节育器回声，位置正常，肌层回声呈粗颗粒状，符合子宫术后改变（子宫肌层弥漫性改变）。现因患者有生育要求，于门诊复诊，行宫腔镜检查，示宫腔形态正常。超声提示子宫大小及形态正常，行取环术，建议进一步就诊于生殖医学科辅助生殖。

确定诊断：①异常子宫出血（AUB-A）；②宫内节育器。

点评见病例 5。

病例 5

基本信息

- 案例类型：AUB-A（经腹 H 形子宫腺肌病病灶切除 +LNG-IUS 后大出血 + 重新放置 LNG-IUS）。
- 就诊日期：2013 年 7 月 1 日。
- 就诊年龄：34 岁。

主诉：继发性痛经并进行性加重 10 年，月经量增多 9 个月。

现病史：患者既往月经规律，5 ～ 6/35 天，经量中等，痛经（-）。10 年前无明显诱因出现痛经，呈进行性加重，须口服止痛药，未予重视。7 年前查体发现子宫腺肌病（未见报告），未治疗。9 个月前出现月经量增多，为之前的 2 倍。每次使用日用卫生巾 20 片，均浸透，伴血块。伴乏力和头晕，曾就诊于我院，查 Hb 30$^+$ g/L。住院输血后予皮下注射 GnRH-a 1 次 / 月，共 4 次，并给口服药物调经治疗（具体不详）。现停药 10 天，经量较前减少，但痛经无缓解。2 天前于我院复查妇科超声，示子宫大小 14.62 cm × 15.94 cm × 15.83 cm，以"子宫腺肌病合并腺肌瘤"收入院。

既往史：既往体健，无药物过敏史。

月经及婚育史：初潮 14 岁，5 ～ 6/35 天，量中，无血块，痛经（-），LMP 2013 年 6 月 20 日。23 岁结婚，G1P0，2001 年孕 4 个月余引产一次，工具避孕至今。

个人及家族史：无特殊。

入院查体：生命体征平稳，发育正常，体型中等。心、肺听诊未闻及异常。腹平坦，腹软，无压痛，无反跳痛或肌紧张。

妇科查体：外阴（-）。阴道畅。子宫颈光，已产型。子宫体前位，如孕 3 个月大小，质硬、活动欠佳，轻压痛，双附件（-）。

辅助检查

（1）妇科超声：子宫体前位，大小约 14.62 cm × 15.94 cm × 15.83 cm，子宫壁回声不均匀，外形不光滑，子宫内膜厚度约 0.78 cm，规则、不均质，呈不均匀稍强回声，肌层回声呈粗颗粒状，子宫后壁及子宫底部均明显，内见局限性回声增强区，边界不清，双附件区未见明显异常。提示：子宫肌层弥漫性改变（子宫腺肌病合并腺肌瘤）。

（2）血常规：Hb 99 g/L。肝、肾功能及凝血五项无异常。尿 HCG（-）。

诊断思路：患者病史明确，为继发痛经并进行性加重伴经量增多，子宫增大。严重贫血纠正后予 GnRH-a 治疗，但停药后子宫迅速恢复至用药前大小并逐渐增大。超声检查可见增大呈球形。

初步诊断：①异常子宫出血（AUB-A）；②轻度贫血。

手术治疗：经腹 H 形子宫腺肌病病灶切除术 + 子宫整形术 +LNG-IUS 放置术（图 8-3、8-4）。因患者的子宫较大，去除前后壁病灶后行子宫整形缝合。术后第 7 天顺利出院，术后使用 GnRH-a 1 次 / 月，共 3 次。

随访：患者术后 1 年多月经规律，5 ～ 6/30 天，量少，无痛经。2015 年 5 月 11 日无明显诱因突然出现阴道大量出血，伴血块。在我院行宫腔镜检查 + 取环 + 电凝止血术。宫腔镜下见子宫内膜薄，可见较多血管裸露，活动性出血。取出 LNG-IUS 后给予屈螺酮炔雌醇（优思明）止血方案治疗。3 个周期优思明后再次子宫腔放置 LNG-IUS 环至今。术后第 1、3、4$^+$ 年复查超声，示子宫正常大小，LNG-IUS 环位置正常。2018 年 3 月 9 日术后 4$^+$ 年复查超声，示子宫大小约 5.14 cm × 5.25 cm × 4.45 cm，内膜厚 0.45 cm。子宫腔内探及似 LNG-IUS 型节育器回声，位置正常，肌层回声呈粗颗粒状。符合子宫术后改变，子宫肌层弥漫性改变。现患者月经规律，5/30 天，量少，无痛经，目前无生育要求，放置 LNG-IUS 避孕。

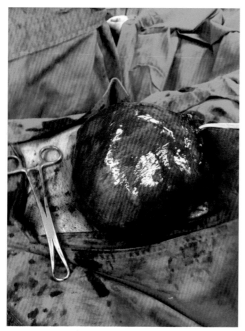
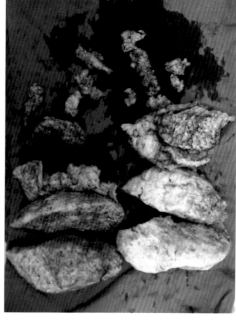

图 8-3　术前子宫　　　　　　　　　图 8-4　挖出的病灶

确定诊断：①异常子宫出血（AUB-A）；②轻度贫血。

（石　彬）

点评：病例 4 和 5 病史相似，诊断明确后行保守治疗。两例都使用了 GnRH-a 3 ~ 4 次，用药期间子宫缩小，闭经，症状消失，但停药后症状复发，并且子宫很快恢复到治疗前大小，甚至较前增大。病例 4 在使用 GnRH-a 后放置了 LNG-IUS。但当时子宫过大，效果并不好。最后这两例患者子宫增大到不适合保守治疗时，只能手术解决问题。

病例 5 的患者术后 1 年时出现大出血。当时宫腔镜检查发现内膜菲薄，血管裸露，下段血管有活动性出血，遂采用压气囊止血 24 h，同时用优思明周期口服。3 个周期后重新放置 LNG-IUS，随访效果满意。这也是有些子宫腺肌病患者放置 LNG-IUS 后无原因突然阴道大出血的原因。出血时间在放置 LNG-LUS 后 1 ~ 3 年不等，国外资料也显示有同样问题，发生率不详。我们科使用 LNG-IUS 治疗子宫腺肌病近 10 年，病例总数超过 500 例，目前只有 3 例同样患者，均在出血当时取环后使用压气囊或水囊压迫止血。如果环已脱落，可直接压迫，同时改用口服避孕药修复子宫内膜，3 个周期后再重新放置 LNG-IUS，效果肯定。

（石　彬）

病例 6

基本信息

- 案例类型：AUB-A（HIFU 治疗复发 + 经腹 H 形子宫腺肌病病灶切除 + 子宫整形术）。
- 就诊日期：2017 年 3 月 28 日。
- 就诊年龄：34 岁。

主诉：子宫腺肌病 HIFU 治疗后 4 年，月经不规则 2 年，阴道持续出血 2 个月。

现病史：患者既往月经规律，5 ~ 7/28 ~ 30 天，量多，痛经（+），须口服止痛药治疗。4 年前因"子宫腺肌病"行 HIFU 治疗。治疗后 1 年痛经消失，经量明显减少。近 2 年月经不规律，5 ~ 7/30 ~ 60 天，量多，色鲜红，有血块，痛经（+）。2 个月前阴道持续出血至今，腹痛较前明显加重，口服止痛药效果欠佳。7 天前就诊于我院门诊。妇科超声提示子宫内多发低回声病变（符合消融术后改变），子宫肌层弥漫性改变（子宫腺肌病合并腺肌瘤）。为进一步诊治收入院。

既往史：1 年前行腹腔镜下右侧卵巢畸胎瘤剥除术。

月经及婚育史：初潮 13 岁，5 ~ 7/28 ~ 30 天，量多，有血块，痛经（+），须口服止痛药。G1P0，10 年前行人流术 1 次，未避孕。

个人及家族史：无特殊。

入院查体：生命体征平稳，贫血貌，发育正常，体型中等。心、肺听诊未闻及异常。腹平坦，腹软、无压痛，无反跳痛或肌紧张。

妇科查体：外阴（–），阴道畅。子宫颈光，已产型。子宫体前位，如孕 3 个月大小，质硬，活动欠佳，表面高低不平，轻压痛，双附件（–）。

辅助检查

（1）妇科超声：子宫体前位，大小约 9.93 cm × 9.05 cm × 9.58 cm，子宫壁回声不均匀，外形不光滑，子宫内膜厚度约 0.53 cm，规则，不均质，呈不均匀稍强回声，肌层回声呈粗颗粒状，前后壁均明显，其内可见局限性回声增强区，边界不清。子宫前壁肌层厚约 3.62 cm，子宫后壁肌层厚约 4.34 cm，双附件区未见明显异常。提示：子宫内多发低回声病变（符合超声消融术后表现），子宫肌层弥漫性改变（子宫腺肌病合并腺肌瘤）。

（2）血常规：Hb 72 g/L，CA_{125} 122.2 U/ml。肝、肾功能及凝血五项无异常。尿 HCG（–）。

诊断思路：患者 4 年前明确诊断子宫腺肌病后行 HIFU 治疗。入院时因为痛经症状复发，进行性加重伴经量增多，持续出血 2 个月，药物治疗无效。

初步诊断：①子宫腺肌病合并腺肌瘤；②中度贫血；③子宫腺肌病 HIFU 术后。

手术治疗：经腹 H 形子宫腺肌病病灶切除 + 子宫整形术。术中见子宫如孕 3 个月大小，浆膜面有多处瘢痕挛缩，使子宫凹凸不平，子宫体失去正常弹性，瘢痕处苍白（图 8-5）。纵向剖开子宫时，见子宫腔被各处不规则瘢痕牵制成不规则腔状，不似正常子宫腔前后壁贴紧。内膜菲薄，宫腔内多处积血。手术困难。手术时既要尽可能地去除病灶，同时要保护内膜（图 8-6、8-7、8-8）。术后第 7 天顺利出院，复查 CA_{125}

18.4 U/ml，给予 GnRH-a 1 次 / 月，共 3 次。后改为口服避孕药，嘱其严格避孕 1 年。

术后随访：患者术后用 GnRH-a 3 次，术后半年月经复潮。恢复月经当月开始口服优思悦，规律出血，4 ~ 5/28 ~ 30 天，量中，无痛经。

使用屈螺酮炔雌醇（优思悦）5 个月后停药，行宫腔镜手术，发现左侧子宫腔粘连，遂行粘连分解。术后 1 年进一步就诊于生殖医学科行辅助生殖。

确定诊断：①子宫腺肌病合并腺肌瘤；②中度贫血；③子宫腺肌病 HIFU 术后。

点评：本患者的病史时间较长，在院外反复保守治疗，如中药，尤其 4 年前行 HIFU 治疗。HIFU 治疗后曾一度痛经消失，经量减少，也就 1 年左右，症状复发，而且经常出血不能自止，至就诊前已持续出血 2 个月。保守治疗失败，只能手术治疗。HIFU

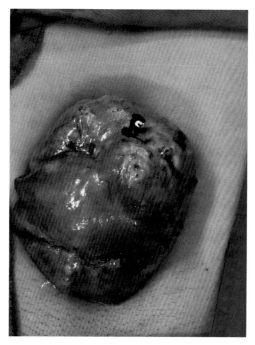

图 8-5　子宫表面瘢痕挛缩并有病灶生长

是一种微创治疗方式，通过破坏子宫肌层病灶达到缓解子宫腺肌病症状的目的。有文献报道其在治疗子宫腺肌病方面有一定的疗效。但我们认为对于有生育要求的患者应慎重选择，因为没有报道治疗过程中对内膜的影响。本例患者 HIFU 治疗后，肌层病灶部分瘢痕挛缩，部分仍然进展。因为肌层瘢痕挛缩，使子宫腔被瘢痕牵扯致前后壁不能贴在一起，出血不止。子宫腔失去正常形态，变得不规则，子宫内膜菲薄。子宫体表面治疗后出现不规则瘢痕挛缩，子宫失去正常弹性。这些都对下一步的治疗增加了难度。本次术后 1 年复查宫腔镜时出现子宫腔左侧粘连，子宫内膜薄，分粘连后转去生殖门诊。我们认为需要妊娠的女性慎重选择 HIFU 治疗。

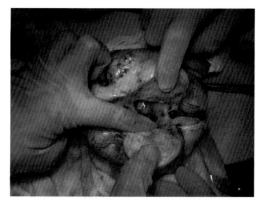

图 8-6　子宫腔因子宫壁治疗后的瘢痕组织被动扩张使前后壁不能贴在一起，内膜菲薄

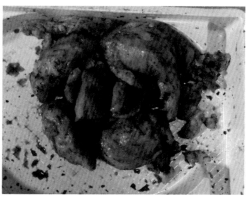

图 8-7　切除的病灶

（石 彬）

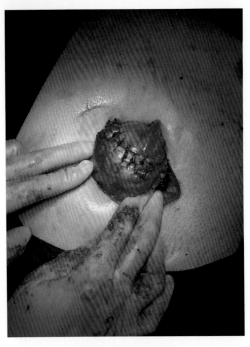

图 8-8　子宫整形后

病例 7

基本信息

- 案例类型：AUB-A（HIFU 治疗失败 + IVF-ET 失败 + 经腹子宫腺肌病病灶挖除）。
- 就诊日期：2016 年 9 月 11 日。
- 就诊年龄：41 岁。

主诉：原发性痛经进行性加重 10 余年，经量增多 5 个月。

现病史：患者既往月经规律，5 ~ 6/28 天，量中，色暗红，无血块，初潮后即出现痛经。患者于 10 余年前无诱因痛经进行性加重，以经期第 1 ~ 2 天为著，伴恶心、呕吐、肛门坠胀感及性交痛。须口服或肌内注射止痛药缓解，经量无明显改变。曾口服中药及针灸治疗，效果不理想。7 年前于北京某医院行HIFU 治疗，症状无明显改善，并间断使用止痛药治疗。5 个月前无诱因出现月经量增多，有血块，伴头晕、乏力，为平时月经量的 1.5 倍。每次使用日用卫生巾 15 片，均浸透，经期及周期无改变。超声提示子宫肌瘤，子宫腺肌病合并腺肌瘤。遂入院治疗。

既往史：既往 7 年前因"子宫腺肌病、子宫肌瘤"行 HIFU 治疗，1 年前于我院行宫腔镜检查。术后病理提示子宫内膜息肉。余无特殊。

月经及婚育史：患者初潮 13 岁，既往月经规律，5 ~ 6/28 天，量中，色暗红，无血块，痛经（+），LMP 2016 年 9 月 8 日。31 岁结婚，双方为初婚，男方有甲状腺功能亢进症（简称甲亢）病史，精液异常（具体不详），G0P0。行体外受精 - 胚胎移植术（in vitro fertilization anal embryo transfer，IVF-EF）3 次，均未成功。未避孕未孕。

个人及家族史：无近亲结婚，余无特殊。

入院查体：生命体征平稳，一般情况良好。心、肺未及明显异常。腹平坦，无压痛、反跳痛及肌紧张。肝、脾肋下未及，肠鸣音正常。四肢活动自如，双下肢无水肿。妇科查体：外阴（-）。阴道畅，有血迹，黏膜无充血。子宫颈光滑，无出血，无举痛或摇摆痛。子宫体前位，如孕 3 个月大小，质硬、活动差，无压痛。双附件（-）。

辅助检查

（1）妇科超声（2016 年 9 月 11 日）：子宫大小约 8.53 cm×9.36 cm×9.34 cm，子宫内膜 0.36 cm。于子宫前壁探及大小约 4.25 cm×4.26 cm×2.84 cm 的低回声区，稍凸向子宫表面，肌层回声呈粗颗粒状，后壁明显，其内可见局限性回声增强区，边界不清，自子宫体延至子宫颈，范围 9.66 cm×7.11 cm×4.08 cm。提示：子宫内低回声病变（子宫肌瘤），子宫肌层弥漫性改变（子宫腺肌病合并腺肌瘤）。

（2）CA₁₂₅ 289.1 U/ml，其余实验室检查无特殊异常。

诊断思路：患者为中年女性，原发痛经并进行性加重 10 余年，经量增多 5 个月。7 年前因"子宫腺肌病、子宫肌瘤"行 HIFU 治疗。曾行 IVF-ET 3 次，均未成功，迫切要求生育。

初步诊断：①异常子宫出血（AUB-A）；②原发不孕。

手术治疗：因反复保守治疗失败，子宫逐渐增大，于 2016 年 9 月 13 日行经腹子宫腺肌病病灶挖除 + 子宫整形术。

术后定期随访：患者术后恢复良好，顺利出院。术后使用 GnRH-a 1 次 / 月、共 3 次后周期口服优思悦至术后 1 年。2017 年 2 月 12 日复查妇科超声，示子宫大小约 5.94 cm×5.70 cm×4.73 cm，内膜厚 0.53 cm，肌层回声呈粗颗粒状，符合子宫术后改变（子宫肌层弥漫性改变）。2017 年 5 月 7 日复查妇科超声，示子宫大小约 5.14 cm× 6.76 cm×4.77 cm，内膜厚 0.56 cm，肌层回声呈粗颗粒状，符合子宫术后改变（子宫肌层弥漫性改变）。

2018 年 4 月于生殖科行 IVF-ET 未成功，查体提示总胆固醇 7.32 mmol/L，低密度脂蛋白 4.54 mmol/L，血尿酸 381 μmol/L，建议 4 个月复查正常后再行 IVF-ET。

确定诊断：①异常子宫出血（AUB-A）；②原发不孕。

（李如进　石　彬）

点评：本病例病史典型，患有痛经多年，因不孕多处治疗，做过 HIFU 治疗，效果不好。患者来我科住院要求做保留子宫的手术，而术中未发现子宫有 HIFU 治疗的痕迹，如液化或瘢痕，所以 HIFU 治疗也尚待规范。对患者采取的手术方式为经腹 H 形子宫腺肌病病灶挖除。对于有生育要求的子宫腺肌病患者，可选择药物治疗（如 GnRH-a）或保守性手术加药物治疗后积极行辅助生殖技术治疗[5]。此患者因为 3 次试管婴儿均未成功，强烈要求生育，故选择保守性手术治疗。

（石　彬）

病例 8

基本信息

- 案例类型：AUB-A（LNG-IUS+ 经腹 H 形子宫腺肌病病灶挖除）。
- 就诊日期：2017 年 2 月 14 日。
- 就诊年龄：42 岁。

主诉：子宫腺肌病 LNG-IUS 治疗 1 年余，阴道淋漓出血 2 个月。

现病史：患者平素月经规律，5/24 ～ 25 天，量多，有血块，痛经（+），可忍受。1 年前因经量多就诊于我院。妇科超声提示子宫肌瘤、子宫腺肌病合并腺肌瘤及左侧卵巢暗区（考虑巧克力囊肿）。予宫内放置 LNG-IUS 治疗。半年前阴道大量出血 2 天，LNG-IUS 自动脱落，就诊于当地医院。予刮宫后再次放置 LNG-IUS，术中未取病理。2

个月前 LNG-IUS 下移，于当地医院行 LNG-IUS 复位后阴道持续出血至今。

既往史：既往体健。

月经及婚育史：患者初潮 12 岁，平素月经规律，5/24 ～ 25 天，量多，有血块，痛经（+），无须服药缓解，LMP 2017 年 1 月 24 日。G2P1，16 年前顺产 1 次，10 年前行人工流产 1 次，无产后出血及感染史。工具避孕。

个人及家族史：无特殊。

入院查体：生命体征平稳，一般状况良好，心、肺未及明显异常，腹软、轻压痛，无反跳痛或肌紧张。

妇科查体：外阴（-）。阴道畅，有血迹，黏膜无充血。子宫颈光滑，无举痛或摇摆痛。子宫体前位，如孕 2$^+$ 个月，质硬，后壁可及触痛结节，不规则。双附件（-）。

辅助检查

（1）妇科超声：子宫大小约 7.19 cm×7.06 cm×7.03 cm，内膜厚 0.57 cm，于子宫腔下部探及 LNG-IUS 节育器回声。肌层回声呈粗颗粒状，后壁明显，后壁肌层厚 3.62 cm。提示子宫肌层弥漫性改变（子宫腺肌病合并腺肌瘤）、子宫肌瘤；左侧卵巢暗区（考虑巧克力囊肿，3.43 cm×2.34 cm）。

（2）CA$_{125}$ 70.2 U/ml。其余实验室检查未见异常。

诊断思路：患者为中年女性，因子宫腺肌病而采用 LNG-IUS 治疗 1 年余，后脱环下移，出现阴道淋漓出血 2 个月。妇科超声检查提示子宫增大，后壁有局限性增厚病灶，直径＞ 3 cm，并有左侧巧克力囊肿。

初步诊断：①子宫腺肌病所致 AUB（AUB-A）；②左侧卵巢巧克力囊肿；③子宫肌瘤。

手术治疗：行经腹 H 形子宫腺肌病病灶挖除＋子宫整形术＋左侧卵巢巧克力囊肿剥除术，术后子宫腔留置 LNG-IUS。

术后随访：患者术后恢复良好，顺利出院。痛经明显缓解，经量明显减少。2017 年 5 月 18 日妇科超声示子宫大小约 5.99 cm×5.23 cm×4.41 cm，内膜厚 0.49 cm，于子宫腔内探及 LNG-IUS 型节育器回声，肌层回声呈粗颗粒状。CA$_{125}$ 34.1 U/ml，2017 年 11 月 24 日妇科超声示子宫大小约 4.43 cm×5.01 cm×4.2 cm，内膜厚 0.32 cm，于子宫腔内探及 LNG-IUS 型节育器回声，肌层回声呈粗颗粒状。

确定诊断：①异常子宫出血（AUB-A）；②左侧卵巢巧克力囊肿；③子宫肌瘤。

（李如进　石　彬）

点评：本患者患有子宫腺肌病合并卵巢巧克力囊肿，用 LNG-IUS 1 年反复脱落，痛经不缓解，经检查合并子宫腺肌瘤。当腺肌瘤直径大于 3 cm 时，单纯保守治疗，无论口服孕激素还是 LNG-IUS，效果均不理想。我们的手术病例中几乎 100% 合并腺肌瘤，而且本患者还合并一侧卵巢巧克力囊肿，可能也是造成单纯保守治疗不成功的原因。术后子宫明显缩小，症状完全消失，效果肯定。

（石　彬）

病例 9

基本信息

- 案例类型：AUB-A（药物保守治疗失败 + 经腹 H 形子宫腺肌病病灶切除 +LNG-IUS）。
- 就诊日期：2017 年 9 月 12 日。
- 就诊年龄：40 岁。

主诉：继发性痛经渐进性加重 10 年，经量增多 1 年。

现病史：患者平素月经 7/40 天，量中，无血块，无痛经。10 年前出现继发性痛经，于月经第 1～3 天出现，可忍受，月经周期及经量无明显变化，因不影响日常生活，故未治疗。4 年前痛经影响日常生活，口服止痛片可缓解，就诊于我院门诊。妇科超声提示子宫腺肌病，予 GnRH-a 1 次 / 月，共 3 次，并反向添加雌激素治疗。停药后仍有痛经，较前无明显变化。近 2 年经期痛经进行性加重，口服止痛片不能缓解。近 1 年经量增多，为之前的 3 倍。每次使用夜用卫生巾 6 片，均浸透，有血块。妇科超声提示子宫腺肌病合并腺肌瘤，予口服米非司酮 1 片 / 天。经量明显减少，但痛经症状缓解不明显。3 个月前停药复查超声，见子宫无明显变化，考虑药物治疗效果不理想，遂收入院。

既往史：既往体健。

月经及婚育史：初潮 13 岁，7/40 天，量中，无血块，继发性痛经（+），LMP 2017 年 8 月 18 日。G1P0，2 年前行 IVF-ET 2 次，均未成功，10 年前人工流产 1 次。未避孕。

个人及家族史：无特殊。

入院查体：生命体征平稳，一般情况良好，皮肤、黏膜无明显苍白。心、肺、腹查体未见明显异常。

妇科检查：外阴（−），阴道畅。子宫颈未产式，表面光滑。子宫体前位，均匀增大如孕 4 个月，质硬，表面光滑，活动可，无压痛。双附件（−）。

辅助检查

（1）2016 年 12 月 12 日妇科超声：子宫体后位，大小约 9.84 cm×9.99 cm×10.6 cm。子宫壁回声不均匀，外形不平滑，肌层回声呈粗颗粒状，后壁明显，其内可见局限性回声增强区，边界不清。前壁肌层厚约 1.23 cm，后壁约 6.34 cm。

2017 年 7 月 23 日妇科超声：子宫体后位，大小约 9.13 cm×10.8 cm×8.94 cm。子宫壁回声不均匀，外形不平滑，肌层回声呈粗颗粒状，后壁明显，其内可见局限性回声增强区，边界不清。前壁肌层厚约 1.32 cm，后壁约 6.90 cm。

2017 年 9 月 12 日妇科超声：子宫体后位，大小约 12.84 cm×13.69 cm×8.32 cm。子宫壁回声不均匀，外形不平滑，肌层回声呈粗颗粒状，后壁明显，其内可见局限性回声增强区，边界不清。前壁肌层厚约 1.21 cm，后壁厚约 7.07 cm。

（2）血常规：Hb 103 g/L，CA_{125} 676.6 U/ml。余实验室检查无特殊。

诊断思路：患者为中年女性，病史明确，继发性痛经进行性加重伴经量增多，药物治疗均无效。子宫增大成球形，超声提示肌层 7.07 cm，考虑子宫腺肌病。

初步诊断：①异常子宫出血（AUB-A）；②轻度贫血。

手术治疗：经腹 H 形子宫腺肌病病灶切除 + 诊断性刮宫 + 子宫整形术。术中见子宫如孕 4 个月大小，质中，形态不规则，后壁肌层明显增厚，左后壁局部凸出质硬结界，界限不清。子宫后壁下段与直肠前壁片状致密粘连，部分封闭直肠子宫陷凹。将子宫体正中切开肌壁达子宫腔，见子宫前壁肌层厚约 3 cm，后壁肌层厚约 7 cm，质中。肌壁间弥漫紫蓝色异位病灶及散在内膜灶，血运丰富，易出血，子宫内膜厚。考虑病灶活跃，血运丰富。术中将挖除病灶送冰冻病理。结果回报：增殖期子宫内膜，部分息肉样增长。子宫病灶取材一块，可见腺肌病病灶。遂行子宫整形术，手术顺利。

术后定期随访：术后给予 GnRH-a 1 次 / 月，共 6 次。期间反向添加雌激素。停药后 6 个月复经，仍有痛经，但较治疗前明显减轻，可忍受。于月经第 3 天子宫腔放置 LNG-IUS。现放置后 1 个月余，继续随访中。

确定诊断：①异常子宫出血（AUB-A）；②轻度贫血。

（邢晶晶　石　彬）

点评：本患者有子宫腺肌病病史 10 年，不孕，反复用药，包括 GnRH-a 和米非司酮等，效果均不理想，且治疗中子宫增大，血运丰富，CA_{125} 过高，治疗中 IVF-ET 未成功。在一项 meta 分析中，与未患子宫腺肌病的女性相比，患有子宫腺肌病的女性在体外受精 / 单精子卵细胞质内注射（in vitro fertilization intracytoplasmic sperm injection, ICSI）临床妊娠的可能性降低了 28%[14]。因此，对于这样的患者，应当尽早去除病灶。子宫越大，子宫整形就越困难。为了保证保守性手术挖出的病灶为良性病变，术中可送冰冻病理证实。这样的患者术中病灶是软的，多数有活跃的内膜岛，出血多，术后结局很理想。希望能在合适时机妊娠成功。

（石　彬）

病例 10

基本信息

- 案例类型：AUB-A（经腹 H 形子宫腺肌病病灶切除 +IVF-ET 成功）。
- 就诊日期：2011 年 2 月 22 日。
- 就诊年龄：33 岁。

主诉：痛经进行性加重伴经量增多 2 年余。

现病史：患者既往月经周期 5 ～ 6/30 天，量中，痛经可忍受。近 2 年余痛经进行性加重，影响日常生活，伴经量增多，每次使用日用卫生巾 16 片，均浸透，月经周期无明显改变，自行服用多种中药效果不佳。定期复查超声，示子宫逐渐增大，遂就诊于我院门诊。妇科超声提示子宫腺肌病合并腺肌瘤。门诊以"子宫腺肌病合并腺肌瘤"入院。

既往史：既往体健。

月经及婚育史：月经初潮 12 岁。月经周期 5 ～ 6/30 天，量中，痛经可忍受。25 岁结婚，G1P0，末次流产于 6 年前，工具避孕。

个人史及家族史：无特殊。

入院查体：生命体征平稳，一般情况良好，皮肤、黏膜无明显苍白。心、肺、腹查体未见明显异常。

妇科检查：外阴（–）。阴道畅。子宫颈未产式，表面光滑。子宫体前位，增大如孕 3+ 个月，前壁较宽，质硬，活动可，有压痛。双附件（–）。

辅助检查

（1）妇科超声（2011 年 2 月 22 日）：子宫大小 8.6 cm×11.0 cm×9.58 cm，前壁厚 1.65 cm，后壁厚 6.75 cm，提示子宫肌层弥漫性改变（子宫腺肌病合并腺肌瘤）。

（2）血常规：Hb 109 g/L。余无特殊。

诊断思路：患者为青年女性，病史明确，痛经进行性加重伴经量增多，药物治疗效果欠佳，妇科检查示子宫增大呈球形，质韧。

初步诊断：①异常子宫出血（AUB-A）；②轻度贫血。

手术治疗：经腹 H 形子宫腺肌病病灶切除 + 子宫整形术。术中见子宫体如孕 3+ 个月，直肠子宫陷凹被肠管致密封闭。沿中线纵行切开子宫壁至子宫腔，见子宫后壁明显增厚，约 7 cm。挖出后壁腺肌病组织，整形缝合子宫。术后病理示子宫腺肌病。

术后随访：患者术后恢复良好，严格避孕 1 年。术后 36 个月经 IVF-ET 受孕，妊娠双胎至孕 34+3 周行剖宫产术，成功娩出两个健康新生儿。

确定诊断：①异常子宫出血（AUB-A）；②轻度贫血。

（邢晶晶　石　彬）

点评：对于子宫腺肌病是否可引起不孕，虽然目前还缺乏流行病学的直接证据，但是许多证据间接表明子宫腺肌病可影响患者的生育能力。然而，子宫腺肌病患者即使助孕后成功妊娠，流产、早产和胎膜早破的发生率高，活产率低。因此，子宫腺肌病合并不孕的治疗仍是临床上的一大难题。本病例应当是我们团队最早尝试腺肌病病灶挖除的病例。患者经反复保守治疗不成功，子宫逐渐增大，多家医院均要求患者切除子宫，但患者坚决要求保留子宫。手术很困难，因为子宫后壁与直肠粘连致密，术中出血较多。而且在当时没有目前术后使用 LNG-IUS 这么有理论基础。在术后没有妊娠的这段时间，子宫也在增大，术后 3 年在外院进行试管婴儿成功，为双胎妊娠并行剖宫产。这也说明这种子宫成形缝合的子宫壁可以支持足月妊娠的弹性。

（石　彬）

病例 11

基本信息

- 案例类型：AUB-A（GnRH-a+ 经腹 H 形子宫腺肌病病灶切除 +LNG-IUS）。
- 就诊日期：2013 年 7 月 23 日。
- 就诊年龄：37 岁。

主诉：继发性痛经并进行性加重 3 年。

现病史：患者既往月经规律，7 ～ 8/30 天，量中，无痛经。3 年前无明显诱因出现痛经，可忍受，不影响生活，口服止痛药可缓解，后进行性加重。无明显月经量及月经周期改变。间断服用中药治疗，效果不佳，就诊于当地医院，予"达菲林"5 个周期治疗。停药后痛经再次出现，逐渐加重至口服止痛药不缓解，影响正常生活。1 年前就诊于我院门诊。查妇科超声提示子宫腺肌病，于子宫腔放置 LNG-IUS 治疗 12 个月后，子宫继续增大。考虑保守治疗效果欠佳，收入院。

既往史：既往体健。

月经及婚育史：初潮 16 岁，月经周期 7 ～ 8/30 天，量中，继发性痛经进行性加重。LMP 2013 年 7 月 18 日。适龄结婚，G2P1，11 年前足月顺产，2 年前自然流产 1 次。

个人及家族史：无特殊。

入院查体：生命体征平稳。一般情况良好，皮肤、黏膜无明显苍白。心、肺、腹查体未见明显异常。

妇科检查：外阴（–）。阴道畅（–）。子宫颈经产型，表面光滑。子宫体前位，增大如孕 3 个月，质硬、活动，无压痛。双附件（–）。

辅助检查

（1）妇科超声（2013 年 7 月 22 日）：子宫大小约为 6.55 cm×7.95 cm×7.61 cm，子宫壁回声不均匀，外形不平滑，子宫内膜厚 0.42 cm，规则、欠均质，呈欠均匀稍强回声。子宫腔内探及似 LNG-IUS 节育器回声，位置正常。于子宫肌壁间可探及 2 ～ 3 处大小不等的球形低回声区，直径均在 1 cm 左右。肌层回声呈粗颗粒状，后壁明显。其内可见局限性回声增强区，边界不清。子宫前壁肌层厚约 1.71 cm，后壁肌层厚约 4.18 cm。提示子宫肌层弥漫性改变（子宫腺肌病合并腺肌瘤）、子宫内低回声病变（子宫肌瘤）及宫内节育器。

（2）实验室检查结果未见明显异常。

诊断思路：患者为中年女性，有继发性痛经病史，药物治疗无效；妇科检查感子宫球形增大如孕 3 个月，质硬。妇科超声提示子宫肌层弥漫性改变（子宫腺肌病合并腺肌瘤）。

入院诊断：①子宫腺肌病合并腺肌瘤；②子宫肌瘤；③宫内节育器。

手术治疗：经腹 H 形子宫腺肌病病灶切除＋子宫整形术。术后病理：子宫腺肌病合并平滑肌瘤。

术后定期随访：

术后 1⁺ 个月（2013 年 9 月 11 日）妇科超声：子宫大小 5.6 cm×5.3 cm×3.4 cm。

术后 3⁺ 个月（2013 年 11 月 8 日）妇科超声：子宫大小 5.4 cm×6.0 cm×3.4 cm。

术后 2 年（2015 年 7 月 10 日）妇科超声：子宫大小 3.7 cm×4.7 cm×3.7 cm。

术后 3 年（2016 年 10 月 21 日）妇科超声：子宫大小 5.4 cm×4.0 cm×3.4 cm。

术后 4 年（2017 年 10 月 18 日）妇科超声：子宫大小 5.2 cm×5.3 cm×3.1cm。CA_{125}（2017 年 10 月 18 日）32.4 U/ml。性激素（2017 年 10 月 27 日）：FSH 11.34 mIU/ml，LH 10.10 mIU/ml，E_2 63.00 pg/ml。

术后 5 年（2018 年 8 月 31 日）妇科超声：子宫大小 4.3 cm×5.1 cm×3.8 cm。CA_{125}（2018 年 8 月 31 日）31.6 U/ml。性激素（2018 年 8 月 31 日）：FSH 10.87 mIU/ml，LH 3.63 mIU/ml，E_2 44.00 pg/ml。

术后 5 年更换 LNG-IUS。

确定诊断：①子宫腺肌病合并腺肌瘤；②子宫肌瘤；③宫内节育器。

（邢晶晶　石　彬）

点评：本病例病史明确，曾用 GnRH-a 治疗 5 次，停药后再用 LNG-IUS，效果均不理想。原因是由于后壁有大于 3 cm 的腺肌瘤，所以及时手术挖除病灶，此时再放 LNG-IUS 的效果就非常肯定，术后 5 年更换第二个 LNG-IUS。继续随访至卵巢功能为绝经水平时可以不再更换 LNG-IUS。

（石　彬）

小结：虽然指南或共识里没有明确保守性手术的具体方法，但临床资料和我们的研究中行经腹 H 形子宫腺肌病病灶切除 + 子宫整形术的效果稳定，值得推荐[13]。我们团队于 2016 年在《中华妇产科杂志》发表了"H 形病灶切除术联合 LNG-IUS 治疗子宫腺肌病的临床疗效分析"，囊括了 57 例子宫腺肌病患者，子宫平均体积 315 ± 106 cm。其中 9 例术前药物保守治疗失败，5 例有生育要求，均行经腹 H 形子宫腺肌病病灶切除 + 子宫整形术 + 术中即时子宫腔放置 ING-IUS。除了 4 例术后失访外，剩余 53 例患者均于术后 1 个月症状明显改善，痛经完全缓解率达 94%。术后 3 个月血清 CA_{125} 水平恢复正常并维持在正常范围内。有生育要求的患者于术后 12 个月经综合评估后取出 LNG-IUS 后建议助孕，2 例于取出 LNG-IUS 后 1 个月月经来潮，其中 1 例于术后 36 个月妊娠双胎并成功分娩。术后随访 5 年（现在仍在随访中）中除 2 例有生育要求、1 例因子宫大出血、1 例因 LNG-IUS 自子宫宫底切口处穿孔而将其取出外，余均无异位、脱落及嵌顿等。因此，对于年轻、有生育要求、经药物保守治疗无效及强烈希望保留子宫的子宫腺肌病患者，经腹 H 形子宫腺肌病病灶切除联合 LNG-IUS 既可最大限度地切除病灶，明显改善症状，显著减小子宫体积，降低血清 CA_{125} 水平及改善贫血的效果，也可以长期抑制残余病灶的发展，有效地延缓复发，因此是一种有效治疗子宫腺肌病的保守手术方法。对于这种手术，目前我们均经腹取出子宫，于子宫底正中纵行剖开子宫至子宫颈内口，内侧以内膜下 0.5 cm，外侧以子宫浆膜面下 0.5 cm 为界，尽可能剔除中间的腺肌病病灶，然后做整形缝合。从 2010 年左右我们开展经腹 H 形子宫腺肌病病灶切除 + 子宫整形术，目前已有超过百名患者受益，都在持续随访中。我们的经验是：①无论子宫超过正常大小多少，前壁或后壁只要出现超过 3 cm 的腺肌瘤，药物保守治疗的效果就不好，通过子宫整形方能保留有功能的子宫；②如果前后壁均增大，子宫体积大于 150 cm^3，须要病灶挖除；③对有生育要求的患者，如果符合以上条件之一，应尽早行保守性手术治疗。在反复用药过程中，有些患者妊娠后胚胎停育和自然流产等刮宫后均会加重子宫腺肌病的病情。刮宫会使内膜损伤加重或粘连，给后续治疗增加困难；④没有保守性手术挖除病灶时慎用 GnRH-a，尤其是需要妊娠的患者，因为停药后子宫很快恢复至用药前水平，甚至比用药前增长更迅速；⑤无论术后是否要求生育，都应当有防止复发的措施。对于不足 40 岁者，可以用短效口服避孕药或 LNG-IUS；对于大于 40 岁者，除了用 GnRH-a 外，应当用 LNG-IUS；对不再生育者，应当每 5 年更换 LNG-IUS 至卵巢功能为绝经水平。

（石 彬）

参考文献

[1] Kitawaki J，Kado N，Ishihara H，*et al*．Endometriosis：the pathophysiology as an estrogen-dependent disease．J Steroid Biochem Mol Biol，2002，83（1-5）：149-55．

[2] Mehasseb MK，Panchal R，Taylor AH，*et al*．Estrogen and progesterone receptor isoform distribution through the menstrual cycle in uteri with and without adenomyosis．Fertil Steril，2011，95（7）：2228-35，2235．

[3] Mori T，Kawashima S，Nagasawa H．Induction of uterine adenomyosis by pituitary grafting and retardation of its development by bromocriptine-mesilate（CB-154）in BALB/c mice．In Vivo，1991，5（2）：107-109．

[4] Tong X，Li Z，Wu Y，*et al*．COMT 158G/A and CYP1B1 432C/G polymorphisms increase the risk of endometriosis and adenomyosis：a meta-analysis．Eur J Obstet Gynecol Reprod Biol，2014，179：17-21．

[5] 郎景和，崔恒，戴毅，等．2015 年子宫内膜异位症的诊治指南专家解读．中华妇产科杂志，2017，52（12）：857．

[6] 复方口服避孕药临床应用中国专家共识专家组．复方口服避孕药临床应用专家共识．中华妇产科杂志，2015（2）：81-91．

[7] 李金芯，洛若愚，廖仕翀，等．病灶切除术联合药物治疗子宫腺肌病 89 例临床分析．实用妇产科杂志，2011，27（3）：207-211．

[8] Fawzy M，Mesbah Y．Comparison of dienogest versus triptorelin acetate in premenopausal women with adenomyosis：a prospective clinical trial．Arch Gynecol Obstet，2015，292（6）：1267-1271．

[9] Sheng J，Zhang WY，Zhang JP．*et al*．The LNG-IUS sytudy on adenomyosis a 3-year follow-up study on the efficacy and side effects of the use of levonorgestrel intrauterine system for the treatment of dysmenorrhea associated with adenomyosis．Contraception，2009，79（3）：189-193．

[10] Park DS，Kim MI，Song T，*et al*．Clinical experience of the levonorgestre-releasing intrauterine system in patients with large symptomatic adenomyosis．Taiwan J Obstet Genecol，2015，54（4）：412-415．

[11] Osuga Y，Fujimoto-Okabe H，Hagino A．Evaluation of the efficacy and safety of dienogest in the treatment of painful symptoms in patients with adenomyosis：a randomized，double-blind，multicenter，placebo-controlled study．Fertility and Sterility，2017，108（4），673-678．

[12] Hirata T，Izumi G，Takamura M，*et al*．Efficacy of dienogest in the treatment of symptomatic adenomyosis：a pilot study．Gynecol Endocrinal，2014，30（10）：726-729．

[13] 高艳飞，石彬，赵昕，等．H形病灶切除术联合LNG-IUS治疗子宫腺肌病的临床疗效分析．中华妇产科杂志，2016，8．

[14] Vercellini P，Consonni D，Dridi D，*et al*．Uterine adenomyosis and in vitro fertilization outcome：a systematic review and meta-analysis．Hum Reprod，2014，29（5）：964-977．

第九章　子宫肌瘤所致异常子宫出血

第一节　概　述

（一）定义

子宫肌瘤（平滑肌瘤或肌瘤）是子宫平滑肌组织增生而形成的良性肿瘤，是女性最常见的良性肿瘤。子宫肌瘤根据生长部位不同，有不同的临床表现。其中最常见的临床表现为引起育龄期女性月经过多、经期延长、淋漓出血及月经周期缩短，可发生继发性贫血，还可能出现白带增多或阴道排液。长期经量增多和贫血给女性健康带来了巨大危害。因此，按照2011年国际妇产科联盟（FIGO）对于异常子宫出血（AUB）的分类，因子宫肌瘤所致异常子宫出血（AUB-L）归为结构异常中的AUB。

（二）病因

子宫肌瘤的发病原因不明，其中性激素学说认为，子宫肌瘤是性激素依赖性的良性肿瘤，主要基于以下证据：

1. 子宫肌瘤好发于性激素分泌旺盛的育龄期女性，青春期前少见，而绝经后发展停止或肌瘤缩小。

2. 妊娠期雌、孕激素的分泌量增加，肌瘤有增大的倾向。

3. 外源性性激素摄入如激素替代治疗会引起肌瘤增大。

4. 抑制性激素分泌的药物治疗能使肌瘤缩小。然而，雌、孕激素在子宫肌瘤发病中的作用及机制尚未完全明确，是否为子宫肌瘤发生的启动因子目前仍存在争议。

（三）子宫肌瘤发生的危险因素

子宫肌瘤发生的危险因素有：绝经期前的年龄增长、黑色人种、初潮早以及16岁前口服避孕药。单纯使用孕激素避孕针可降低风险。生育次数增加与风险降低相关。一些研究表明，高体重指数是危险因素之一。此外，特定基因突变也被认为与肌瘤形成有关[1]。

（四）子宫肌瘤的分型

子宫肌瘤的分型目前均采用FIGO子宫肌瘤的9型分类方法，数字越低表示越接近子宫内膜（图9-1）。

0型：有蒂黏膜下肌瘤。

Ⅰ型：无蒂黏膜下肌瘤，向肌层扩展≤50%。

Ⅱ型：无蒂黏膜下肌瘤，向肌层扩展>50%。

Ⅲ型：肌壁间肌瘤，位置靠近子宫腔，瘤体外缘距子宫浆膜层≥5 mm。

平滑肌瘤分类系统

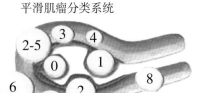

引自：Munro．FIGO classification system for causes of AUB．Fertil Steril，2011．

图 9-1　子宫肌瘤的分型

Ⅳ型：肌壁间肌瘤，位置靠近子宫浆膜层，瘤体外缘距子宫浆膜层 < 5 mm。

Ⅴ型：肌瘤贯穿子宫全部肌层。

Ⅵ型：肌瘤突向浆膜。

Ⅶ型：肌瘤完全位于浆膜下（有蒂的）。

Ⅷ型：其他特殊，子宫颈肌瘤，寄生。

月经改变常见于 0 ~ Ⅱ型，表现为经量增多和经期延长，同时可伴有白带增多和阴道排液等。

第二节　临床表现

（一）症状

AUB-L 患者多有规律的月经周期，但经量明显增多，且经期延长，常伴有贫血。有时表现为急性大量出血来诊。较大的子宫肌瘤也可导致压迫症状，造成肠道和膀胱功能障碍。肌瘤的症状还可能有痛经、非周期性盆腔疼痛、不孕和复发性流产。

（二）体征

表现为子宫增大，或呈球形或不规则形，或存在与子宫相连的肿块，与肌瘤的大小、部位及数目有关。有蒂黏膜下肌瘤（0 型）可从子宫颈脱出至阴道。

第三节　诊　断

根据临床症状、特征及辅助检查可诊断 AUB-L。

（一）辅助检查

1．血常规和甲状腺功能的检查。

2．内膜活检　如果患者出现不规则阴道流血或有子宫内膜增生的危险因素（肥胖、持续性无排卵或长期使用无孕激素的雌激素治疗），则应行子宫内膜活检。

3．其他　对于月经量过多的女性，其出血的严重程度、潜在的后果以及除了肌瘤以外其他可能引起出血的原因都应该引起重视。如果从月经初潮开始就大量出血，或者有家族史，可行凝血功能检查，以排除血管性血友病等因素导致的 AUB。

（二）影像学检查

子宫肌瘤的影像学诊断方法主要包括超声与 MRI，偶会用到 CT。超声是诊断子宫肌瘤的常用方法，具有较高的灵敏度和特异度。MRI 能发现直径仅 0.3 cm 的肌瘤，对肌瘤的大小、数量及位置能准确辨别，为超声检查的重要补充手段，但费用高。CT 对软组织的分辨能力相对较差，对肌瘤的大小、数目及部位特异度略差，一般不用于子宫肌瘤的常规检查，但能显示有无肿大的淋巴结及肿瘤转移等。

1．超声

（1）经阴道超声：最为常用，较经腹超声显示更清晰、直观。但对超出盆腔的肿物，则无法获得完整图像。无性生活女性不适用。

（2）经腹超声：为经典的检查方法，在子宫肌瘤形态较大的情况下可以显示出肌瘤的整个状态，能够观察病变的全貌以及与各脏器的比邻关系。但经腹超声探头频率较低，并须充盈膀胱，会受到肠气、腹部脂肪和子宫后位等因素而影响声像图效果。

（3）经直肠超声：用于不宜行经阴道超声的患者，如阴道出血、阴道畸形、阴道萎缩、阴道脱垂及无性生活的女性。

（4）三维超声：图像逼真，既可获得常规二维超声的断面，还可显示冠状面，可以从任意角度对病变的表面及内部的细微结构进行观察，能明确肌瘤与内膜及肌壁的关系，对肌瘤大小的估测值也较二维超声更可靠，对较小的黏膜下肌瘤诊断灵敏度更佳。但机器和检查费用较高。

2．MRI 具有软组织分辨率高及空间立体三维成像等优点，能清楚地显示病灶的数量、大小、位置及与子宫腔的关系，特别是多发性子宫肌瘤。对于血管内平滑肌瘤、富于细胞平滑肌瘤等的特殊类型肌瘤的鉴别诊断和治疗具有一定意义。子宫肉瘤的影像学特征为肿瘤内部一般呈实性欠均中低回声，失去旋涡状结构，也有中等不均回声表现。

第四节　治　疗

（一）手术治疗

1．手术适应证 子宫肌瘤合并月经过多或异常出血甚至导致贫血，或有压迫泌尿系统、消化系统及神经系统等相关症状，且药物治疗无效，子宫肌瘤合并不孕，子宫肌瘤患者准备妊娠时若肌瘤直径＞4 cm 建议剔除，绝经后未行激素替代疗法但肌瘤仍生长者[2]。

2．术前准备 进行充分的术前准备及评估。通过妇科病史询问、查体和超声以及相关的实验室检查，可以初步判定症状的轻重、是否存在贫血、子宫大小、肌瘤数目、肌瘤大小、分型及定位以及肌瘤的血流情况，以了解手术的难度及风险。为了获得更为精准的评估，可以行 MRI 检查，进一步了解肌瘤数目、位置、有无变性和恶变，以及与周围脏器的关系。如合并贫血，应先行纠正贫血（II-2A 级证据）并除外其他病因。

3．手术方式　子宫全切术是已生育女性的主要治疗选择，能从根本上防止新肌瘤形成（通常称为复发），同时也治疗了子宫腺肌病和子宫颈病变等伴发疾病。观察性研究表明，行子宫全切术女性的生活质量在术后明显改善。子宫全切术包括经腹、经阴道和腹腔镜子宫全切。经阴道子宫全切术相关的并发症少，但受肌瘤大小的限制。

经腹或腹腔镜子宫肌瘤剔除术可以用来治疗一个或多个肌瘤，以减轻压迫和出血症状并保留生育能力，其并发症及术后恢复与子宫全切术类似。子宫肌瘤的恶变率为 1/300。对小于 40 岁的女性，其风险为 1/1500；对 40～44 岁女性，其风险为 1/1100。类似肌瘤的恶性病变（平滑肌瘤和癌症）的高危因素包括：有盆腔放疗史、应用他莫昔芬以及有罕见的遗传综合征等。应用电力粉碎术时须权衡利弊，因为可能导致未确诊的癌症进一步扩散，如导致腹膜扩散而影响预后。虽然这种风险尚存争议，美国食品与药品监督管理局（Food and Drug Administration，FDA）最新指南建议限制绝经前女性使用电力粉碎进行子宫全切[1]。

对于有症状的患有肌壁间和浆膜下肌瘤并有生育要求的女性，大多数指南支持外科肌瘤剔除术作为治疗的首选方案。对于已经接受各种治疗肌瘤方案的女性，目前缺乏针对生育的比较疗效的研究。肌壁间肌瘤本身就会增加不孕和妊娠合并症，肌瘤剔除并不能降低这种风险，因此，并不建议治疗无症状的肌壁间肌瘤。肌瘤复发也很常见，至少 25% 的女性在接受肌瘤剔除后需要后续的治疗。

（二）药物治疗

1．适应证

（1）肌瘤导致月经过多、贫血和压迫症状，不愿手术者。

（2）子宫肌瘤剔除术或子宫全切术前预处理纠正贫血、缩小肌瘤和子宫体积，为微创手术做准备。

（3）子宫肌瘤患者孕前可使用药物缩小子宫体积和肌瘤体积，为妊娠做准备。

（4）多发子宫肌瘤剔除术后，预防肌瘤近期复发。

（5）有手术治疗禁忌证者。

2．禁忌证　肌瘤生长较快或肌瘤发生变性，不能排除恶变者。有 AUB 时须除外内膜病变，必要时行宫腔镜检查和诊断性刮宫。怀疑浆膜下肌瘤发生蒂扭转时应手术。

3．治疗药物方案　治疗子宫肌瘤的药物可以分为两大类：一类只能改善月经过多症状，不能缩小肌瘤，如激素避孕药、氨甲环酸和非甾体抗炎药等。另一类既可改善贫血，又能缩小肌瘤，如促性腺激素释放激素激动剂和米非司酮等。

对于子宫肌瘤导致的月经量多，仅有月经量增多症状的患者，在月经量多时服用氨甲环酸或放置 LNG-IUS 是有效的治疗方案。口服避孕药可减轻肌瘤患者的月经出血，非甾体抗炎药能减轻痛经和减少月经量，但疗效不如氨甲环酸。对于黏膜下肌瘤，宫腔镜肌瘤剔除术是最好的治疗，能直接提高临床妊娠率。已完成生育的女性可选择内膜射频消融术，但术后仍须要避孕。

（1）非甾体抗炎药（NSAIDs）：子宫内膜前列腺素受体能促进异常血管和新生血管形成，导致 AUB。而 NSAIDs 抑制环氧合酶，在子宫内膜水平减少前列腺素合成，从而减少月经出血。

（2）氨甲环酸：氨甲环酸能与纤溶酶和纤溶酶原上的纤维蛋白亲和部位的赖氨酸结合部位吸附，抑制纤溶酶、纤溶酶原与纤维蛋白结合，从而达到止血效果。氨甲环酸用于治疗月经过多疗效确切，亦适用于子宫肌瘤合并月经过多。用法可为静脉滴注。静脉滴注用于急性止血辅助用药中较为常见。一般成人一次 0.25 ～ 0.5 g，必要时可每日 1 ～ 2 g，分 1 ～ 2 次给药。在治疗慢性月经过多以及子宫肌瘤引起的 AUB 时，可以应用氨甲环酸口服治疗。通常口服用量推荐为：成人每日为 1.0 ～ 2.0 g（规格每片 0.5 g），分 2 ～ 4 次口服。根据年龄和症状可适当增减剂量，在月经期持续应用 5 天。应用本品时须监护患者，以降低血栓形成并发症的可能性。有血栓形成倾向及有心肌梗死倾向者慎用。常见的不良反应有胃肠道不适，如恶心、呕吐和腹泻。

对缺铁性贫血者在止血的同时还应使用铁剂，同时服用维生素 C 可提高铁的吸收率。重度贫血者可肌内注射或静脉点滴右旋糖酐铁或蔗糖铁注射液。

（3）复方口服避孕药（COC）：2015 年 WHO 在《避孕药具使用的医疗标准》中推荐，对于子宫肌瘤同时须要选择避孕方式的患者，COC 可作为一级推荐安全使用。在子宫肌瘤的药物治疗方面，广泛的研究共识是 COC 可以治疗子宫肌瘤相关的异常出血及月经过多[2]，2017 年子宫肌瘤诊治的中国专家共识中也提出：COC 虽然不能缩小子宫肌瘤的体积，但可以减少月经量，控制月经周期，能治疗子宫肌瘤相关的点滴出血和月经过多。尚无证据表明低剂量 COC 能促进肌瘤的生长。过去 COC 被认为是肌瘤生长的危险因素。目前更多的研究和临床证据表明 COC 并不会提高子宫肌瘤的发病率，或者让肌瘤明显生长。一项评估 COC 与子宫肌瘤生长之间关联的 meta 分析表明，COC 并不增加子宫肌瘤发病率。剂量反应分析显示，使用过 COC 的患者 5 年或以上的子宫肌瘤发病率降低 17%[3]，尽管作者说明本 meta 分析存在比较明显的异质性。关于 COC 与安慰剂的观察性研究显示，月经出血减少 2 天以上，血细胞比容改善，而子宫体积没有增大的变化[4]。因此认为，对于子宫肌瘤表现为月经过多和非经期点滴出血的患者，COC 可以作为控制症状的一种有利选择。

（4）LNG-IUS：口服或肌肉注射孕激素可以用于治疗肌瘤引起的 AUB，但是文献报道其减小肌瘤的效果还不确切。LNG-IUS 在避孕的同时，是治疗非结构性 AUB 的有效方案，在减少子宫出血量和改善贫血方面疗效确凿。一项前瞻性研究比较了 LNG-IUS 在两组女性（无肌瘤组与有肌瘤组）中改善 AUB 的疗效，结果显示两组患者的出血量均降低了 86%。4 年后，两组的出血量均减少了 99.5%，并且肌瘤组的子宫体积也减小了[5]。一项随机对照试验比较了 LNG-IUS 与低剂量 COC，证明 LNG-IUS 在减少子宫肌瘤相关出血方面比 COC 更有效。尽管该试验的环脱落率较高，且最终参与评估的只有 22 例患者。在 LNG-IUS 组，月经失血量明显减少，子宫体积明显缩小，而血细胞比容增加明显[6]。以上两项研究都排除了黏膜下肌瘤的女性。黏膜下子宫肌瘤会导致子宫腔扭曲，因此，对于以月经过多，且没有宫腔变形的患者，LNG-IUS 可能是一种有效的选择[5,6]。2017 年子宫肌瘤诊治的中国专家共识[2] 也提出：LNG-IUS 通过使子内膜萎缩，可以有效地治疗子宫肌瘤相关的月经过多，提高血红蛋白，但缩小子宫肌瘤体积的作用并不明显。LNG-IUS 不适合子宫黏膜下肌瘤。在子宫腔过大者，LNG-IUS 容易脱落。对于黏膜下肌瘤尚缺乏高级别临床证据，而在临床应用中，有些子宫腔变形轻微，子宫整体体积不大而贫血症状明显的患者，在充分知情的前提下，仍可以选择放置 LNG-IUS 以治疗月经过多。

（5）米非司酮：米非司酮为抗孕激素制剂，与孕酮受体的相对结合力是孕酮的 5 倍，具有抗排卵、抗着床、诱导月经及促进子宫颈成熟等作用。米非司酮可使肌瘤组织中的孕激素受体数量明显降低，影响子宫肌瘤中表皮生长因子受体（epidermal growth factor receptor，EGFR）以及血管内皮生长因子（vascular endothelial growth factor，VEGF）表达，减少子宫动脉血流，并且可以使子宫肌瘤出血缺氧变性、坏死，以致肌瘤体积缩小。

米非司酮最大的优势是廉价、优效，而且不良反应较少。米非司酮可以快速地达到止血、提升血红蛋白和缩小肌瘤的目的，因此，临床多用作术前预处理或围绝经期有症状患者。

Meta 分析显示，使用 5 ～ 25 mg/d 米非司酮治疗子宫肌瘤 3 个月，可以明显缩小子宫和肌瘤的体积，改善月经过多和贫血，减轻痛经及盆腔痛，以及缓解盆腔压迫症状。5 mg/d 和 10 mg/d 米非司酮对缩小子宫肌瘤体积、改善盆腔疼痛和盆腔压迫症状的作用无明显差异，但低剂量组阴道点滴出血较多见。我国国家食品药品监督总局 2014 年正式批准米非司酮用于治疗子宫肌瘤，用量为 10 mg/d，疗程为 3 个月。

长期以来，人们一直关注米非司酮治疗可能会导致内膜增生和其抗糖皮质激素作用。国内多中心、大样本用 10 mg/d 米非司酮治疗子宫肌瘤 3 个月的临床研究未发现子宫内膜不典型增生出现。因此，使用 10 mg/d 米非司酮治疗 3 个月是安全的。一些研究发现米非司酮用量达到 50 mg /d 以上时，抗糖皮质激素作用较为明显。10 mg/d 用 6 个月时，部分患者出现轻度抗糖皮质激素效应，伴随血清皮质醇的波动。因此，用药半年甚至更长时间的安全性还须要进一步研究。严重的心、肝、肾疾病患者及肾上腺皮质功能不全者禁用米非司酮。

（6）促性腺激素释放激素激动剂（GnRH-a）：GnRH-a 可间接地减少垂体分泌促性腺激素，通过"降调节"（down regulation）有效地抑制卵巢功能。在治疗子宫肌瘤的药物中以 GnRH-a 类药物缩小子宫肌瘤及子宫体积最为显著。患者治疗后痛经、非经期下腹痛和压迫症状等均迅速缓解。治疗 3 个月时子宫体积较前平均缩小约 50%，闭经率达 95% 以上。90% 以上的患者血清雌二醇达到去势水平。GnRH-a 价格昂贵，而且超过 70% 的患者出现药物不良反应，主要为低雌激素症状，故不推荐长期使用。

（7）其他：其他较少用的药物有棉酚和中药。子宫肌瘤是棉酚的适应证，但是，由于棉酚有低血钾的不良反应，因此临床应用不多。中药治疗子宫肌瘤以化瘀消症为主，辨证论治，药方众多。中药治疗子宫肌瘤的确切疗尚不能肯定。此外，中西药联合应用是否在增强疗效的同时增加了不良反应，也须要多加关注。

（赵 旸　杨 欣）

第五节　病例分析

病例 1

基本信息

- 案例类型：AUB-L（子宫黏膜下肌瘤大出血＋心脏移植术后）。
- 就诊日期：2016 年 6 月 26 日。
- 就诊年龄：45 岁。

主诉：月经频发 3 年，经量增多 8 个月，阴道大量流血 1 天。

现病史：平素月经规则，7/30 天，3 年前开始出现月经频发，周期缩短为 15 天左右，经期不变，经量无明显变化。8 个月前开始出现月经量增多，为平素月经量的 2 倍，每天须用夜用卫生巾 8 片，均浸透，伴有大血块。LMP 2016 年 6 月 25 日。1 天前出血增多，伴头痛、乏力等不适就诊于我院急诊。

既往史：5 年前诊断为心肌致密化不全、心力衰竭和心功能Ⅳ级，予阿司匹林治疗。2 个月前在中国医学科学院阜外医院行心脏移植术，术后予他克莫司、吗替麦考酚酯、泼尼松抗排斥，苯磺酸氨氯地平（络活喜）、坎地沙坦酯及盐酸地尔硫草降血压，以及补钙、护肝等治疗，定期复查，示"心功能良好"。否认糖尿病、脑血管疾病和精神疾病史，否认外伤史，否认食物和药物过敏史以及输血史。

月经及婚育史：月经初潮 14 岁，7/30 天，LMP 同现病史。25 岁结婚，爱人体健。G2P1，顺产一次，人工流产一次，工具避孕。

个人及家族史：父亲患高血压、冠心病去世。余无特殊。

入院查体：T 36.8 ℃，P 80 次 / 分，R 18 次 / 分，BP 128/80 mmHg。一般情况良好，步入病房，皮肤无黄染、皮疹或出血点，未触及浅表肿大淋巴结。双肺呼吸音清，听诊无异常。心率 80 次 / 分，律齐，各瓣膜区未闻及病理性杂音。腹膨隆，未见胃肠型，无压痛、反跳痛及肌紧张。肝、脾肋下未及。肠鸣音正常。四肢活动自如，双下肢对称性中度水肿，无关节异常活动，未见周围血管征。

妇科检查：外阴正常，阴道内瘀血块，可见一直径约 10 cm 的实性包块。子宫颈无法暴露，双合诊无法触及子宫颈。子宫体上缘接近脐平。子宫活动好，双侧附件（－）。

辅助检查：B 超示子宫增大，子宫颈内实性肿物（黏膜下肌瘤？），血常规 Hb 54 g/L，尿 HCG 阴性。

诊断思路

（1）病例特点：47 岁围绝经期女性，急性起病；周期缩短，经量增多，大量急性出血；心脏移植术后；妇科彩超提示可疑黏膜下肌瘤。

（2）鉴别诊断：①排卵因素引起的围绝经期 AUB：患者无明显不规律出血，无明显停经史，查体及超声均提示子宫腔内肌瘤脱出于阴道内，考虑出血原因为肌瘤引起，但须要进一步手术，取内膜活检以除外内膜病变；②子宫脱垂：患者阴道有脱出物，须要与子宫脱垂相鉴别。但患者的脱出物经阴道检查为巨大肿物，超声检查提示从子宫腔内脱出，而非子宫脱出，考虑可除外此诊断。

进一步检查

（1）凝血分析、血生化、血型及凝血四项等术前实验室检查未见明显异常。

（2）超声心动图、心电图和血气分析等检查未见明显异常。

（3）心内科、心外科、麻醉科及重症监护病房会诊评估手术风险和应对措施。

初步诊断：①AUB-L；②子宫肌瘤；③急性失血性贫血；④重度贫血；⑤心脏移植术后；⑥移植术后高血压。

治疗经过

（1）积极完善术前实验室检查。

（2）请相关科室会诊了解患者的心、肺功能及耐受手术能力。

（3）配血，输血治疗，注意容量平衡。

（4）进行急诊手术，经阴道切除黏膜下肌瘤，并取内膜活检。

术后情况：患者术后恢复良好，术后3天阴道出血停止，生命体征平稳，出院。出院后1个月来诊，复查无异常。

确定诊断：①异常子宫出血（AUB-L）；②子宫肌瘤；③急性失血性贫血；④重度贫血；⑤心脏移植术后；⑥移植术后高血压。

点评：此患者为急性AUB急诊就诊患者，伴有大量阴道出血而导致重度贫血，经妇科检查发现阴道内可见大肿物。经进一步检查，确认肿物来源于子宫腔，为带蒂的黏膜下肌瘤脱出在阴道内。此患者在2个月前行心脏移植手术。这对围术期以及术中的综合管理、体液平衡、血制品输注及维持血流动力学稳定都造成了极大的考验。

对于子宫黏膜下肌瘤脱出导致的急性AUB，处理原则为在积极支持治疗和补血的同时，应尽快行急诊手术切除黏膜下肌瘤，以达到快速止血的目的。因大多肿物脱出在阴道内或者脱出阴道口外，选择经阴道手术切除最为便捷，同时可在切除后辅助宫腔镜手术，检查肌瘤蒂部的位置，予以切除。手术技巧包括用阴道拉钩充分暴露阴道内肿物，并合理牵拉。在牵拉张力下，阴道出血会自然减少，为暴露手术术野提供良好的条件。在肌瘤结节较大时，可分次、分块逐步切除，缩小瘤体，逐步上行至近结节蒂部。若蒂部较低，可暴露，钳夹蒂部，进行缝扎或结扎，之后完全切除黏膜下肌瘤。若蒂部较高，不能完全暴露，可在切除大部分组织后行宫腔镜手术，通过电凝切除肌瘤蒂部。一般情况下，对于黏膜下肌瘤引起的急性AUB，在手术切除后可获得迅速止血。围术期应注意输血和补血支持治疗，以有利于患者术后快速恢复。

对于类似于本例合并有严重的心脏疾病患者，急诊手术的风险很大，应该在多学科联合充分评估下制定合理的治疗方案。若有手术时机，应尽快手术。此患者之前为心肌致密化不全，心力衰竭、心功能Ⅳ级，2个月前行心脏移植手术，因此，术前须要评估的方面有以下几点：①目前心脏功能如何？此患者评估后心功能Ⅰ级，可以耐受手术。②目前患者有无服用抗凝药物和凝血功能异常而影响手术？此患者目前未服用抗凝药物，凝血功能正常。③评估血流动力学稳定情况，指导补血、输血治疗，注意监测心脏功能。④由于患者长期口服抗排异药物及糖皮质激素，故应注意预防围术期感染。⑤同时请心外科、心内科、麻醉科和ICU共同评估并保证患者围术期安全。

（赵　旸）

病例 2

基本信息
- 案例类型：AUB-L（子宫黏膜下肌瘤合并子宫内膜增生）。
- 就诊日期：2017 年 7 月 16 日。
- 就诊年龄：30 岁。

主诉：B 超发现黏膜下肌瘤 4 年，伴月经紊乱半年。

现病史：患者平素月经规律，6 ~ 7/28 ~ 30 天，经量中等，无痛经。LMP 2017 年 6 月 30 日。4 年前常规检查时 B 超发现"黏膜下子宫肌瘤"，自诉约 2.0 cm 左右（未见报告单），未行特殊处理，建议定期复查。2017 年 1 月出现经量较前增多约 1/3，周期无明显改变，经期延长至 10 ~ 12 天，无明显痛经，未就诊。3 月开始出现月经周期推迟 3 天，经量较前增多约 1/2，经期延长至 15 天左右。感轻微痛经，经期时感头晕。5 月 15 日于外院就诊。B 超提示子宫腔不均质回声包块（4.7 cm×4.2 cm，黏膜下子宫肌瘤？）。Hb 74.2 g/L。经门诊及住院给予纠正贫血治疗（具体不详）。6 月 3 日查 Hb 85.0 g/L，HCT 28.94%，B 超提示黏膜下肌瘤（4.1 cm×3.3 cm），建议患者转上级医院进一步诊治。患者在病程中无进行性痛经表现，经期无明显腹痛或腹胀等不适，无乏力、眩晕或心慌等表现。今为求进一步诊治，特来我院就诊。门诊以"经量增多，原因待查（子宫黏膜下肌瘤？）"收住院。患者自起病以来，精神一般，饮食及睡眠可，大、小便正常，体重无明显变化。

既往史：2007 年 3 月因右侧输卵管妊娠于当地医院行右侧输卵管切除术。余无特殊。

月经及婚育史：初潮 14 岁，周期 6 ~ 7/28 ~ 30 天，经量中等（每次用 1 包卫生巾），无痛经，LMP 2017 年 6 月 30 日。20 岁结婚，G3P2。2008 年 10 月及 2012 年 9 月足月顺产 1 女及 1 子，2013 年 9 月（孕 1 月余）人工流产。配偶及子女体健。

个人及家族史：无近亲结婚，余无特殊。

入院查体：生命体征平稳，贫血貌，全身皮肤无瘀点或瘀斑。腹软、轻压痛，无反跳痛。心、肺无明显异常，下腹正中见长约 8 cm 纵行陈旧性瘢痕，腹软，无压痛。

肛查示子宫前位，偏小，轻压痛，活动好，双侧附件未及异常。

妇科检查：外阴发育正常，已婚型，阴毛呈女性分布。阴道通畅，壁光滑，有较多白色分泌物。子宫颈肥大，中度柱状上皮外移，无接触性出血。子宫体前位，增大如孕 2 个月余，无明显压痛。双附件区未触及明显异常。

辅助检查：腹部 B 超示肝、胰、脾、双肾、输尿管上段及膀胱未见明显异常声像。阴道三维彩超示子宫肌瘤（凸向宫腔，57 mm×40 mm），内膜 1.2 cm。尿 HCG 阴性。余检查无明显异常。

入院诊断：①异常子宫出血（AUB-L？）；②黏膜下子宫肌瘤；③中度贫血。

诊断思路及鉴别诊断

（1）病例特点：育龄期女性，月经紊乱，经期延长，经量增多，中度贫血。

（2）鉴别诊断：① AUB 的其他类型；②子宫内膜病变；③妊娠相关的异常出血；④子宫腺肌病。

手术治疗：完善相关检查，无手术禁忌证，于 2017 年 7 月 18 日行宫腔镜探查术。术中见子宫腔宽大。子宫腔前壁见约 3 cm×1 cm×1 cm 的肌瘤突向子宫腔，表面见树枝状血管。镜下用电切环切开肌瘤包膜，见瘤体逐渐突出，予切除。因手术时间长，膨宫液出入量差值 1200 ml，估计切除 80% 瘤体，结束手术。术后病理示平滑肌瘤（子宫黏膜下，富于细胞型），子宫内膜单纯增生。2017 年 7 月 25 日再次行宫腔镜探查术。子宫腔见直径约 3 cm 暗红色不均质包块，仔细辨认为少部分肌瘤、部分肌瘤假包膜及凝血块混合性包块。镜下用电切环切除剩余肌瘤，并清除凝血块。

术后治疗：术后病理提示子宫肌瘤，内膜病理提示子宫内膜单纯增生，考虑同时有 AUB-L 及 AUB-O 两种因素导致的异常子宫出血。手术切除子宫黏膜下肌瘤后，术后给予 LNG-IUS 治疗子宫内膜增生。

确定诊断：①异常子宫出血（AUB-L）；②黏膜下子宫肌瘤；③中度贫血。

（赵　旸）

点评：此患者为育龄期女性，月经紊乱，发现子宫黏膜下肌瘤，根据此患者的病史及处理，分下述几点评述：

（1）慢性 AUB 患者出血模式与 AUB 类型的判断：众所周知，子宫肌瘤引起的 AUB 大多表现为经期延长和经量增多。而子宫肌瘤患者也常常合并排卵功能障碍引起的 AUB，甚至合并子宫内膜病变，因此，对于须要采取手术或者药物治疗的患者，应在术前评估症状以及合并子宫内膜病变的可能。比如此患者，近期表现为周期不规律、经期延长、经量增多以及不规律出血。此例患者在宫腔镜下切除肌瘤的同时行内膜病理活检，发现患者合并子宫内膜单纯增生。

（2）子宫黏膜下肌瘤宫腔镜手术的相关问题：对于子宫黏膜下肌瘤，根据位置，0、Ⅰ、Ⅱ型肌瘤可选择宫腔镜手术。根据具体肌瘤的位置，必要时术前可辅助 MRI 检查，以判断肌瘤的大小、位置及凸向子宫腔的情况。当肌瘤结节较大时，可考虑术前预处理，予药物治疗。缩小子宫肌瘤后，再行手术治疗，可以减少手术并发症。具体宫腔镜的手术要点可参考 2016 年中华医学会子宫肌瘤诊治指南中所述。

（3）对于子宫内膜增生的处理：此患者最后病理证实为子宫黏膜下肌瘤，同时合并子宫内膜单纯增生。

2014 年 WHO 修订了子宫内膜增生的病理分类，实行子宫内膜增生的二分类方法，主要根据细胞的异形性把子宫内膜增生分为不伴细胞不典型的子宫内膜增生（包括原有的单纯增生和复杂增生）和子宫内膜不典型增生。根据 2016 年子宫内膜增生管理指南，英国皇家妇产科医师学院（RCOG）和英国妇科内镜学会（BSGE）子宫内膜增生指南推荐不伴细胞不典型的子宫内膜增生首选孕激素治疗。推荐连续口服孕激素或放置 LNG-IUS。具体用药可以选择：醋酸甲羟孕酮 10 ～ 20 mg/d，或炔诺酮 10 ～ 15 mg/d，或地屈孕酮 20 ～ 30mg /d，连续用药。与口服孕激素相比，LNG-IUS 能够获得更高的缓解率，而且应用 LNG-IUS 的治疗相关性出血事件更易于被接受，不良反应较少，因此作为一线用药推荐。对于非不典型子宫内膜增生患者，目前推荐用药后随访。开始用药后，每半年进行超声及内膜活检随访，至少有连续 2 次间隔 6 个月的组织学检查结果阴性，方可考虑终止随访。对于存在复发高危因素的女性（体重指数 > 35 kg/m^2 或口服孕激素），应每隔 6 个月进行内膜组织学评估，连续 2 次阴性转为每 1 年随访。

（赵　旸）

病例 3

基本信息

- 案例类型：AUB-L（子宫肌瘤剔除术后月经过多并药物治疗）。
- 就诊日期：2016 年 10 月 12 日。
- 就诊年龄：35 岁。

主诉：经量增多、经期延长 3 个月。

现病史：3 个月前患者无明显原因出现月经量增多及经期延长。经量较前增多 1 倍左右，每天使用卫生巾 10 片，经期延长至 7 天。1 个月前经量较前增多，每天须用卫生巾 15 片，均浸透，伴有血块。经期及经后头晕和乏力较前加重。于外院就诊，诊断为"子宫肌瘤、贫血"，给予抗贫血治疗，未见明显好转，为求手术治疗入我院。

既往史：4 年前患肺结核，已治愈。有吸烟嗜好多年（10 支 / 日左右）。否认原发性高血压及糖尿病等慢性疾病，无手术史、输血史及药物过敏史。

月经及婚育史：11 岁月经初潮，3/30 天，LMP 2016 年 10 月 2 日，偶有痛经。G4P1，2003 年足月顺产一女婴，早孕人工流产 3 次。未采取避孕措施。

个人及家族史：无特殊。

入院查体：T 36.5 ℃，P 74 次 / 分，R 18 次 / 分，BP 100/60 mmHg。发育正常，体型中等，精神差，贫血貌。皮肤、黏膜苍白。心、肺听诊未闻及异常。腹平坦，腹部未触及包块，无压痛。

妇科检查：外阴（-）。阴道畅，黏膜光滑。子宫颈肥大、光滑，子宫体不规则增大约孕 3 个月大小，质硬，活动度好，压痛可疑。双侧附件（-）。

辅助检查

（1）B 超（2016 年 10 月 3 日长安医院）：子宫约 9.0 cm×9.5 cm×8.2 cm，体积增大。肌壁间可见多个低回声结节，边界清，较大的位于前壁，大小约 7.5 cm×8.0 cm×5.9cm，向外凸出。子宫腔线后移，子宫内膜厚 0.8 cm。

（2）血常规：Hb 80 g/L，HCT 26.9 %，MCV 70 fl，MCH 20.90 pg，PLT 303×10^9/L。血 CA_{125} 10.37 IU/ml。尿 HCG 阴性。

诊断思路

（1）病例特点：育龄期女性，经期延长，经量增多，中度贫血，子宫增大。

（2）鉴别诊断：① AUB 的其他类型；②子宫腺肌病。

入院诊断：①异常子宫出血（AUB-L？）；②中度贫血。

治疗经过：入院后完善相关检查，积极纠正贫血后（蔗糖铁补铁，促红细胞生成素皮下注射），择期行经腹子宫肌瘤剔除术。术毕仔细检查子宫体，未发现肌瘤结节残留。

术后 1 个月复查 B 超（2016 年 11 月 26 日）：子宫 5.8 cm×4.4 cm×4.3 cm，子宫后壁可见低回声结节，约 1.8 cm×1.3 cm，子宫腔线清晰居中，内膜厚约 0.8 cm。

患者恢复月经后，诉月经来潮后经量仍多。为了减少月经量，给予子宫腔放置 LNG-IUS。

随访：患者放置 LNG-IUS 后定期随访，并观察月经量。

2017 年 3 月 1 日 B 超：子宫 6.0 cm×5.0 cm×4.1 cm，于子宫前后壁均可见低回声结节，较大的约 2.5 cm×1.4 cm，内膜厚约 0.7 cm。宫内节育器上缘距子宫底外缘 1.6 cm。月经量减少。

2017 年 4 月 5 日（放环后 4$^+$ 个月）节育器自行脱出。

2017 年 7 月 10 日因停经 40 余天经检查确诊为宫内早孕，行药物流产及清宫术。

术后为治疗月经过多，给予服用复方短效口服避孕药（优思悦）至今，月经量明显减少。嘱其戒烟，定期复查。

2017 年 7 月 28 日 B 超：子宫 6.2 cm×5.4 cm×6.0 cm，子宫前后壁均可见低回声结节，较大的约 3.1 cm×2.0 cm，内膜厚约 0.7 cm。

确定诊断：①异常子宫出血（AUB-L）；②中度贫血。

点评：此病例特点为子宫肌瘤剔除术后月经量未见减少问题，且患者 35 岁，较年轻，须要缓解月经过多的症状，以及如何选择后续治疗方案。根据此病例特点评述如下：

（1）子宫肌瘤合并贫血患者的术前预处理：子宫肌瘤患者手术指征中的重要一条即为引起经量增多，导致贫血。因此，许多肌瘤患者合并贫血，甚至为中重度贫血。这时如果马上实施手术，加上术中出血，不利于患者术后恢复，且围术期并发症增多。因此，对于中重度贫血患者，主张术前可先用药物，促使患者停经，同时进行补血治疗。一般 1～2 个月患者 Hb 恢复正常后，再接受手术治疗。临床常常应用米非司酮与 GnRH-a 类药物促使暂时停经。

（2）子宫肌瘤手术后月经过多的药物治疗：此患者术后仍有月经过多的症状，如果单纯控制月经过多的症状，可选择的药物包括：① NSAIDs；②氨甲环酸等止血药物；③ COC；④ LNG-IUS。此患者放置 LNG-IUS 4 个月后月经量减少，但宫内环脱落，改服 COC 治疗。因患者年龄为 35 岁，有吸烟病史，因此选择 COC 时确实须要谨慎。如病例所述，如必须选择，应在患者确定戒烟后，且评估无其他高危因素（如肥胖、血栓病史和长期卧床等）时，在充分知情同意的前提下谨慎应用。如果仅仅为减少月经量，应用止血药物以及 NSAIDs 药物，也不失为一种选择。可在应用后观察患者的月经量改善情况。

（赵　旸）

病例 4

基本信息

- 案例类型：AUB-L（子宫肌瘤合并不孕）。
- 就诊日期：2017 年 8 月 7 日。
- 就诊年龄：31 岁。

主诉：月经紊乱 8 个月余。

现病史：患者既往月经尚规律，5～6/23～25天，自2016年11月7日月经来潮后出现阴道不规则流血1$^+$个月，于2017年1月12日行宫腔镜检＋诊刮术。术中发现子宫前壁内膜不均匀增厚，子宫腔内未见明显赘生物。病检结果示增生期子宫内膜，部分腺体囊性扩张。2017年3月5日正常月经来潮，3月9日经自行干净，3月12日再次出现阴道流血。患者于门诊就诊。予以二甲双胍及炔雌醇环丙孕酮（达英-35）口服（患者未遵医嘱，仅口服5天达英后就自行停药）后出现月经紊乱。周期10～20天，经期7～15天，经量无明显改变。

既往史：体健，否认肝炎等传染病史，无手术、输血及外伤史，无药物及食物过敏史，无遗传病史。

月经及婚育史：初潮12岁，5～6/23～25天，LMP 2017年8月6日，量中等，无痛经。结婚6$^+$年，G1P0，人工流产1次。

个人及家族史：无特殊。

入院查体：T 36.7 ℃，P 84次/分，R 19次/分，BP 110/60 mmHg，发育正常，体型中等，精神好。心、肺听诊无异常，腹软、无压痛，身高162 cm，体重85 kg，体重指数32 kg/m^2。

妇科检查：外阴（-）。阴道畅，见中量暗红色血液，无异味。子宫颈光，子宫前位，增大约孕50天大小，活动好，无压痛，质中，双侧附件（-）。

辅助检查：（1）2017年3月13日中南大学湘雅二医院妇科B超示子宫前位，形态饱满，大小为7.9 cm×6.6 cm×6.0 cm，子宫肌层内可见多个低回声结节，边界清，内部回声分布欠均匀，较大者5.1 cm×3.8 cm（位于子宫底），内膜厚约0.7 cm。子宫颈回声均匀。左侧卵巢大小约2.6 cm×1.2 cm，右侧卵巢大小约2.3 cm×1.5 cm。

（2）彩超：2017年8月8日我院妇科彩超示子宫前位，形态饱满，大小为6.5 cm×7.3 cm×6.2 cm，子宫肌壁内可见多个稍低回声及低回声包块，边界尚清，内部回声分布欠均匀，较大者约51 mm×33 mm（位于前壁），另黏膜下可见大小约1.1 cm×0.8 cm低回声结节。边界清，内膜线后移，厚约0.6 cm，内部回声欠均匀。左侧卵巢大小约2.3 cm×1.9 cm，左侧附件区可见4.7 cm×1.4 cm管状物回声区，右侧卵巢大小约3.5 cm×2.8 cm，可见0.7 cm×2.4 cm囊性暗区。

（3）甲状腺功能：TSH 2.275 IU/ml，T_3 5.21 pmol/L，T_4 14.78 pmol/L。

（4）激素检查：2017年3月7日月经第2天性激素六项示FSH 15.2 mIU/ml，LH 1.81 mIU/ml，E_2 40.79 pg/ml，PRL 9.06 ng/ml，P 0.43 ng/ml，T_3 1.51 ng/ml。

2017年3月13日性激素六项：FSH 3.64 mIU/ml，LH 2.52 mIU/ml，E_2 22.2 pg/L，PRL 8.86 ng/ml，P 0.25 ng/ml，T 35.52 ng/ml。

（5）血常规及生化无异常。血β-HCG（-）。

诊断思路及鉴别诊断：

（1）病例特点：育龄期女性，月经紊乱8个月余，经期延长，周期缩短，子宫肌壁内可见多个稍低回声及低回声包块。

（2）鉴别诊断：①子宫内膜病变；②子宫腺肌病。

初步诊断：①异常子宫出血（AUB-O？ AUB-L？）；②黏膜下子宫肌瘤；③继发不孕；④肥胖。

治疗经过：8月8日再次行宫腔镜检。镜下见前壁内膜增厚，子宫壁未见明显凸起及赘生物。诊刮取内膜活检。术后予以口服头孢呋辛酯片预防感染2天。3天后病理结果回报：增生期子宫内膜。

最终诊断：①异常子宫出血（AUB-O、AUB-L）；②黏膜下子宫肌瘤；③继发不孕；④肥胖。

（赵　旸）

点评：此患者表现为慢性AUB、不规则出血及继发不孕，同时合并子宫肌瘤。对于子宫肌瘤合并不孕的患者，是否应该手术切除肌瘤、何时切除尚无确切结论，但有文献报道直径大于4 cm的肌壁间肌瘤使IVF的妊娠率降低，流产率增加[7]。Maria L[8]等报道，就肌瘤的位置而言，黏膜下肌瘤以及肌壁间凸向黏膜下的肌瘤切除后可以改善妊娠率和流产率。

在临床上，应对患者进行全面、个体化的综合分析，了解除了子宫肌瘤外是否有其他明确的不孕原因。如果有诸多原因导致不孕，如该患者有一个中等大小的肌壁间肌瘤，同时合并明显的排卵障碍，我们倾向于先用保守的方法解决排卵问题。如果在改善排卵问题后患者顺利妊娠，应在妊娠后注意监测症状等。如果经过促排卵治疗仍难以成功妊娠，怀疑肌瘤影响受孕，可果断行手术治疗，严密缝合子宫切口，根据术中肌瘤的深度和位置，告知患者准备试孕的时间。

同时，此患者体重指数为32 kg/m²，属于Ⅱ度肥胖，脂代谢和糖代谢均出现异常，本身就可导致排卵障碍及增加内膜病变的风险。治疗上须要考虑上述因素，改变饮食习惯，进行合理的体育锻炼，科学减重，同时可给予二甲双胍口服以改善胰岛素抵抗。

（赵　旸）

病例5

基本信息

- 案例类型：AUB-L（子宫肌瘤贫血＋米非司酮治疗）。
- 就诊日期：2018年1月12日。
- 就诊年龄：37岁。

主诉：月经量增多2年。

现病史：患者既往月经规律，5/25天，量中等，无痛经。患者5年前查体发现子宫肌瘤，大小不详，患者无月经改变，未就诊。2年前患者出现月经量增多，为原来月经量的2倍，每天须用卫生巾1包，均浸透，伴乏力，查血常规Hb 80 g/L，无心慌及乏力症状。1个月前患者为进一步治疗就诊于我科门诊。门诊以"子宫肌瘤"收入我科。

既往史：否认原发性高血压及糖尿病等慢性疾病，无手术史、输血史及药物过敏史。

月经及婚育史：13岁月经初潮，5 /25天，量中等，痛经（-），LMP 2017年12月11日，28岁结婚，G1P1，2012年顺产1次。

个人及家族史：无特殊。

入院查体：T 36.5 ℃，P 74 次 / 分，R 18 次 / 分，BP 100/60 mmHg。发育正常，体型中等，精神可，贫血貌。皮肤、黏膜略苍白。心、肺听诊未闻及异常。腹平坦，腹部未触及包块，无压痛。

妇科检查：外阴（−）。阴道畅，分泌物少。子宫颈光滑，无赘生物。子宫前位。于子宫前方可及直径约 7 cm 大小的肌瘤结节。双侧附件（−）。

辅助检查

（1）彩超（2018 年 1 月 12 日，TVS）：子宫前位，大小 7.4 cm×6.8 cm×6.8 cm，表面不平，回声不均，前壁压向内膜低回声结节 5.1 cm×4.0 cm×4.1 cm，内膜受挤压移位，厚 0.5 cm，双侧卵巢（−），盆腔游离液（−）。CDFI 示子宫血流信号正常。影像学检查结论：子宫肌瘤。

（2）血常规：Hb 83.00 g/L，HCT 26.5%，MCV 46.2 fl，MCH 23.5 pg，PLT 316×10^9/L。

诊断思路及鉴别诊断

（1）病例特点：育龄期女性，经量增多，中度贫血，子宫增大，子宫前方可及肌瘤结节。

（2）鉴别诊断：① AUB 的其他类型；②子宫腺肌病。

初步诊断：①异常子宫出血（AUB-L）；②中度贫血。

治疗经过：门诊完善相关检查，积极纠正贫血，口服硫酸亚铁。同时予米非司酮 10 mg 每天 1 次，口服，共服用 6 个月。

随访

（1）服用米非司酮后患者闭经。定期复查彩超，示肌瘤结节较前缩小。

（2）用药后 1 个月左右，3 月 7 日复查 Hb 76 g/L。用药后 2 个月，4 月 3 日复查 Hb 106 g/L。

（3）用药后 3 个月左右，5 月 3 日复查示 Hb 123 g/L。TVS 示子宫前位，6.8 cm×6.2 cm×5.4 cm，表面不平，回声不均，前壁压向内膜低回声结节 3.5 cm×4.1 cm×3.0cm，内膜厚 0.4 cm，子宫颈管非纯液性分离宽约 1.4 cm。双侧卵巢（−），盆腔游离液（−）。CDFI 示子宫血流信号增多，子宫动脉 RI 0.83，PI 1.88，低回声结节周边血流信号 RI 0.81，PI 1.61。影像学结论：子宫肌瘤，子宫颈管积液。

（4）用药 6 个月左右，7 月 27 日复查 Hb 133 g/L。TVS 示子宫前位，5.4 cm×5.5 cm×4.9 cm，表面不平，回声不均，前壁低回声结节 3.3 cm×3.2 cm×2.5 cm，压迫子宫腔，内膜中等厚 0.6 cm，回声不均，可见多个暗区较大 0.4 cm，子宫下段至子宫颈管内囊性网格状回声范围 4.3 cm×1.6cm，内较大直径 0.9 cm。pw：隔上血流为静脉频谱。双侧卵巢（−），盆腔游离液（−）。CDFI 示子宫血流信号正常。影像学结论：子宫肌瘤，子宫内膜回声不均，子宫下段至子宫颈管内囊性回声。

（5）患者停药 1 个月，月经来潮。复查 TVS，示子宫前位，5.8 cm×6.6 cm×5.4 cm，表面不平，回声不均，前壁贴近内膜低回声结节直径 3.8 cm，内膜三线厚 0.6 cm。双侧卵巢（−），盆腔游离液（−）。CDFI 示子宫血流信号增多，子宫动脉 RI 0.77，PI 1.82，结节周边血流信号 RI 0.47，PI 0.65。影像学结论：子宫肌瘤。

确定诊断：①异常子宫出血（AUB-L）；②中度贫血。

（宋　娟）

点评：此本例为子宫肌瘤患者，单发肌瘤，直径 5 cm，压向子宫内膜，月经量增多导致贫血。患者 36 岁，较年轻，要求药物保守治疗。考虑子宫肌瘤的恶变率低，多为良性。患者惧怕手术，可予药物保守治疗以缓解症状，观察疗效，决定后续治疗方案。

该患者口服 10 mg 米非司酮治疗 6 个月。前 3 个月子宫肌瘤缩小明显，后 3 个月子宫肌瘤缩小不明显。用药期间监测皮质醇，无明显抑制，用药期间闭经。用药 3 个月时子宫内膜不厚。用药 6 个月后，子宫内膜曾出现"回声不均，可见多个暗区较大 0.4 cm，子宫下段至子宫颈管内囊性网格状回声范围 4.3 cm×1.6 cm，内较大直径 0.9 cm"。停药 1 个月后月经恢复，内膜厚 0.6 cm。用药半年贫血明显改善。但停药后子宫肌瘤是否会再长，是否再次出现贫血，有待进一步观察明确。

米非司酮最大的优势是廉价、优效，且不良反应较少。使用米非司酮可以快速达到止血、提高 Hb 含量以及缩小肌瘤体积的目的，因此，临床多用做术前预处理或围绝经期有症状的患者。

（赵　旸　杨　欣）

参考文献

[1] Stewart EA．Uterine fibroids．N Engl J Med，2015，372（17）：1646-1655．

[2] 子宫肌瘤的诊治中国专家共识专家组．子宫肌瘤的诊治中国专家共识．中华妇产科杂志，2017，52（12）：793-800．

[3] Qin J，Yang T，Kong F，et al．Oral contraceptive use and uterine leiomyoma risk：a meta-analysis based on cohort and case control studies．Arch Gynecol Obstet，2013，288：139-148．

[4] Orsini G，Laricchia L，Fanelli M．Low-dose combination oral contraceptives use in women with uterine leiomyomas．Minerva Ginecol，2002，54：253-261．

[5] Kriplani A，Awasthi D，Kulshrestha V，et al．Efficacy of the levonorgestrel-releasing intrauterine system in uterine leiomyoma．Int J Gynaecol Obstet，2012，116：35-38．

[6] Sayed GH，Zakherah MS，El-Nashar SA，et al．A randomized clinical trial of a levonorgestrel-releasing intrauterine system and a low-dose combined oral contraceptive for fibroid-related menorrhagia．Int J Gynaecol Obstet，2011，112：126-130．

[7] Oliveira FG，Abdelmassih VG，Diamond MP，et al．Impact of subserosal and intramural uterine fibroids that do not distort the endometrial cavity on the outcome of in vitro fertilization-intracytoplasmic sperm injection．Fertil Steril，2004，81（3）：582-587．

[8] Maria L，Federica R，Riccardo A，et al．Effects of the position of fibroids on fertility．Gynecol Endocrinol，2006，22（2）：106-109．

第十章　子宫内膜恶变和不典型增生所致异常子宫出血

第一节　概　述

（一）定义

子宫内膜增生是指内膜腺体的不规则增殖，同时伴有腺体和间质比例的增加。在西方国家，子宫内膜癌是最常见的妇科恶性肿瘤。子宫内膜不典型增生是子宫内膜癌的癌前病变，其发病率至少比子宫内膜癌高出 3 倍。若不加以干预，有可能进展为子宫内膜癌[1,2]。按照 2011 年国际妇产科联盟（FIGO）对于异常子宫出血（AUB）的分期，因子宫内膜恶变和不典型增生所致异常子宫出血（AUB-M）归为结构异常中的 AUB。

（二）子宫内膜增生的高危因素

子宫内膜增生的发生与多种可识别的危险因素相关。在对子宫内膜增生进行治疗时，应该同时对高危因素进行识别和改善。子宫内膜增生往往发生在长期处于雌激素控制下而没有孕激素拮抗的子宫内膜上，常见的疾病有超重（体重指数 > 30 kg/m^2）、多囊卵巢综合征、分泌雌激素的卵巢肿瘤（如颗粒细胞瘤，40% 可合并有子宫内膜增生）以及药物导致的内膜增生等，如长期服用他莫昔芬的患者，偶见于有排卵而黄体功能不足者。尽管已经公认的雌激素长期刺激是发生子宫内膜增生的主要因素，但是免疫因素甚至感染也可能与子宫内膜增生相关。对 45 名肾移植患者的回顾性资料分析显示：肾移植患者患子宫内膜增生的发生率是对照组的 2 倍[3]。

子宫内膜恶变和不典型增生是 AUB 少见而重要的原因。2014 年《异常子宫出血诊治共识》[4] 中也同样指出：子宫内膜不典型增生是癌前病变，随访 13.4 年癌变率为 8% ～ 29%。临床主要表现为不规则子宫出血，可与月经稀发交替发生。少数为经间期出血，患者常有不孕。

（三）分类

子宫内膜增生的分类在国内尚不统一，目前越来越多地采用 2014 年 WHO 对子宫内膜病理的分型[5]。

1. 2003 年修正版的 WHO 分类，我国很多地区还在应用。该分类将子宫内膜增生按严重程度分为四个等级：①增生子宫内膜；②简单增生；③复杂增生；④不典型增生（癌前病变）。

2. 2014 年 WHO 再次修订了子宫内膜增生的分类。由于循证医学证据表明，在子宫内膜增生病例中，不典型增生者与无不典型增生者在治疗和预后上存在很大的差异，因此，修订版的 WHO 分类根据是否存在细胞不典型性将子宫内膜增生分为两类：

（1）不伴细胞不典型性的子宫内膜增生（endometrial hyperplasia without atypia，EN）。

（2）子宫内膜不典型增生（atypical hyperplasia，AH）[6]。

3．另一种分类方式是子宫内膜上皮内瘤样变（endometrial intraepithelial neoplasia，EIN）分类。EIN 分类将内膜增生分为：

（1）良性：良性或子宫内膜增生（benign or endometrial hyperplasia，BH/EH）。

（2）恶性前期：子宫内膜上内皮瘤样变（endometrial intraepithelial neoplasia，EIN），对应 WHO 2014 年分类系统的子宫内膜不典型增生。

（3）恶性：内膜腺癌（endometrial cancer，ECa）[7,8]。

子宫内膜增生是指子宫内膜腺体过度增生伴腺体大小和形态的不规则，腺体和间质比例增加，不伴有细胞的不典型性变化，相当于 WHO 分类的不伴细胞不典型增生的子宫内膜增生。子宫内膜增生进展为分化良好的子宫内膜癌的风险为 1% ~ 3%。AH/EIN 指过度增生的子宫内膜腺体存在细胞的异形性，但缺乏明确浸润的证据。平均发病年龄为 53 岁。25% ~ 40% 的子宫内膜不典型增生患者同时存在子宫内膜癌。1/4 ~ 1/3 的 AH/EIN 患者在诊断后立即行子宫全切手术时，或诊断后 1 年内发现有子宫内膜癌。子宫内膜不典型增生患者患子宫内膜癌的长期风险增加 14 ~ 45 倍。

第二节　临床表现

（一）AUB

AUB 往往是子宫内膜增生和子宫内膜癌最常见的首发症状。育龄期女性可以表现为阴道不规则子宫出血、周期延长或缩短、出血时间延长和出血量时多时少。有时表现为经间出血，月经周期规则但经期长或经量过多。绝经后女性出现阴道出血是子宫内膜癌的主要症状。90% 以上的绝经后子宫内膜癌患者有阴道出血症状。对于进行雌激素替代治疗的围绝经期或绝经期患者，在治疗过程中出现完全没有规律的阴道不规则出血时也要考虑是否存在子宫内膜增生。

（二）其他症状

包括阴道异常排液、宫腔积液及下腹疼痛等。这些症状有时并不特异。患者长期反复出现时要警惕内膜癌变的可能。

第三节　诊　断

（一）诊断性刮宫

对于 AUB-M 要进行诊断性刮宫或在宫腔镜直视下获取子宫内膜，进行病理学检查。经典获取子宫内膜的方法是诊断性刮宫。但是在普通内膜活检（单纯刮宫）未能获取内膜标本或所取标本未能得到满意的诊断时，应进行诊断性宫腔镜检查。

（二）宫腔镜检查

宫腔镜检查在获取内膜标本的准确性及灵敏度方面显示出了优势。对于年龄≥45岁、长期不规则子宫出血、有子宫内膜癌高危因素（如原发性高血压、肥胖和糖尿病等）、B超提示子宫内膜过度增厚和回声不均匀以及药物治疗效果不显著者，应行诊断性刮宫并行病理检查。有条件者首选宫腔镜直视下活检[9]。

（三）影像学检查

经阴道彩色多普勒超声对子宫内膜增生的筛查有一定意义，而CT、MRI以及生物学标志物的诊断价值证据不够充分，因此，在多个指南中都没有作为推荐的常规诊断方法。

第四节　治　疗

AUB-M主要表现为AUB。对于子宫内膜不典型增生，首选药物治疗，在治疗原则和用药上与其他类型AUB不同，主要结合患者年龄、内膜病变的轻重及是否有生育要求综合评估后进行方案选择。

（一）不典型性的子宫内膜增生

包括不典型增生以及子宫内膜上皮内瘤变的内膜增生治疗。

1．无生育要求的患者　由于子宫内膜不典型增生有14%～30%的概率发展为子宫内膜癌，同时合并子宫内膜癌的比例也很高，因此，如果患者年龄＞45岁、没有生育要求，子宫全切术是治疗首选，不建议子宫内膜去除术，至少不推荐首选子宫内膜去除术。绝经前女性在行子宫全切术时是否同时切除双侧卵巢须要个体化处理，但推荐双侧输卵管切除，可减少以后发生卵巢癌的风险。

2．有生育要求的患者　对于有生育要求的年轻患者或不能耐受手术的患者选择药物治疗，孕激素是主要的治疗方法。经全面评估和充分咨询后可采用全周期连续高效合成孕激素行子宫内膜萎缩治疗，如甲羟孕酮和甲地孕酮等。子宫内膜完全逆转的中位时间是6～9个月。对于有生育要求的患者，应该在药物治疗3～6个月后行诊断性刮宫加吸宫（以达到全面取材的目的）。如果子宫内膜不典型增生消失，则停用孕激素后积极给予辅助生殖技术治疗[10,11]。如内膜病变未逆转，应继续增加剂量，3～6个月后再复查。在使用孕激素的同时，应对子宫内膜增生的高危因素，如肥胖和胰岛素抵抗同时进行治疗[5]。如果治疗9～12个月后病灶持续存在或进展，应进行手术治疗。

（1）细胞不典型性的子宫内膜增生保留生育治疗适应证为：

①强烈要求保留生育能力；②年龄小于45岁；③无药物禁忌证或妊娠禁忌证；有良好的依从性，能及时随访并进行定期病理检查。对于希望保留生育功能的女性，应充分告知保留生育能力的治疗可能的获益及风险。细胞不典型性的子宫内膜增生存在潜在恶性和进展为子宫内膜癌的风险。活检病理诊断为细胞不典型性的子宫内膜增生的患者中同时合并子宫内膜癌的比例高达19%～45%。在进行保守治疗之前应进行全面评估，

以除外子宫内膜浸润癌和可能合并存在的卵巢癌,并签署知情同意书。应进行多学科会诊,结合组织学、影像学特征和肿瘤标志物表达情况,制定管理和随访方案。鉴于保守治疗的复发率较高,一旦患者放弃生育力的保留,应进行手术切除子宫[12]。

(2)细胞不典型性的子宫内膜增生保留生育治疗方法:采用药物治疗。首选大剂量孕激素治疗,可以选择如下方法:

1)醋酸甲地孕酮(MA):口服每次 160 mg,每天 1 ~ 2 次;②醋酸甲羟孕酮:口服每次 250 mg,每天 1 ~ 2 次,或者每周 1000 mg,肌内注射;③左炔诺孕酮宫内缓释系统(LNG-IUS,曼月乐):研究认为 LNG-IUS 对 AH/EIN 的逆转率为 90%,被英国皇家妇产科医师学院(RCOG)和英国妇科内镜学会(BSGE)2016 年发布的《子宫内膜增生管理指南》推荐为治疗不典型性的子宫内膜增生的首选方案[14];④其他:目前还有其他方法治疗细胞不典型性的子宫内膜增生的报道。例如,宫腔镜切除病灶及其周围组织 + 醋酸甲地孕酮每次 160 mg,每天 1 次,共 6 个月。对于存在胰岛素抵抗或糖尿病的患者,可采用二甲双胍联合达英 -35 的治疗方法,但目前报道的病例数较少。促性腺激素释放激素激动剂(GnRH-a)也是治疗内膜增生的药物选择之一,多用于肥胖、肝功能异常等孕激素治疗有禁忌或孕激素治疗无效的患者,可单独使用或联合 LNG-IUS/ 芳香化酶抑制剂使用。用法为每 4 周 3.5 ~ 3.75 mg,3 ~ 4 个月后进行评估。一般连续使用不超过 6 个月。但资料报道,停止治疗 1.5 ~ 2 年后复发率为 19% ~ 25%,所以,其作用需要更多的临床研究支持。

(3)药物治疗的随访:①评估疗效:治疗期间每 3 个月进行一次内膜检查。可以在用药过程中或撤退出血后进行诊断性刮宫或宫腔镜联合诊刮以评估疗效,根据对药物的反应情况调整治疗剂量或方案,直到连续 2 次内膜活检阴性。对保留子宫、无症状、活检已经连续 2 次转阴的女性,建议每 6 ~ 12 个月进行一次内膜活检;②去除风险因素:治疗期间应积极去除导致内膜增生的危险因素,如肥胖和胰岛素抵抗等;③不良反应监测:长期、大剂量应用孕激素可能导致体重增加、水肿、头痛、不规则阴道出血、肝和肾功能受损及血栓形成的风险,要定期随访并监测相应指标。

(4)生育调节:子宫内膜不典型增生可以影响生育力,因此,在内膜病变逆转后(至少 1 次内膜活检转阴)要尽快考虑妊娠。由于很多内膜增生患者存在排卵障碍,自然妊娠率较低,因此,建议积极进行促排卵或辅助生育治疗。这一观点在 2018 年《辅助生殖技术中异常子宫内膜诊疗的中国专家共识》中作为推荐意见中指出,对于拟接受辅助生殖技术(assisted reproductive technology,ART)的 AH 者,充分知情同意后,在病理学的监测下使用药物保守治疗。首选大剂量孕激素治疗。治疗期间每隔 3 个月行内膜组织学检查 1 次。在内膜完全逆转后(至少 1 次内膜活检转阴),要尽快接受辅助生殖技术助孕治疗[13]。对于近期无生育要求的患者,建议采用孕激素保护子宫内膜预防复发(可采用后半周期孕激素撤退或置入 LNG-IUS 的方法)。治愈后每 3 ~ 6 个月通过 B 超随访子宫内膜情况,必要时行内膜活检。对于完成生育的患者,国外建议产后尽快手术切除子宫,国内有争议,建议长期随访和观察。

(二)不伴细胞不典型性的子宫内膜增生的治疗

严格意义上说,这部分患者应该属于 AUB-O 的范畴,包括单纯增生、复杂增生、

EN 及 EN 几种病理分类。这类内膜病变在 20 年内发展为子宫内膜癌的风险小于 5%。通过观察随诊，超过 80% 的患者可以自动转归正常。对存在长期 AUB、肥胖及应用孕激素受体拮抗剂等高风险患者，建议长期、定期使用孕激素治疗。治疗目的是控制 AUB、逆转子宫内膜及防止少数患者发展为子宫内膜癌。

1. 药物治疗 为首选治疗方式。大部分患者可以通过药物治疗转化为正常内膜。单纯孕激素口服或局部治疗为首选。

（1）孕激素后半周期序贯治疗：推荐的药物包括醋酸甲羟孕酮 10 ~ 20 mg/d，黄体酮胶囊 300 mg/d，醋酸甲地孕酮 80 mg/d，炔诺酮 5mg/d，地屈孕酮 10 ~ 20 mg/d。从月经周期第 11 ~ 16 天起始，每个周期用药须至少 12 ~ 14 天，连续用药 3 ~ 6 个周期。孕激素后半周期治疗的内膜逆转率可达 80% ~ 98%。

（2）孕激素连续治疗：近年来更推荐孕激素连续治疗，如甲羟孕酮 10 ~ 20 mg/d，炔诺酮 10 ~ 15 mg/d，连续用药 3 ~ 6 个周期。

（3）LNG-IUS：研究认为 LNG-IUS 的疗效更好。有报道其内膜逆转率高达 100%。植入后持续用 6 个月至 5 年。因其是在子宫局部起作用而全身不良反应少，因而被英国皇家妇产科医师学院（RCOG）和英国妇科内镜学会（BSGE）2016 年发布的《子宫内膜增生管理指南》推荐为治疗无不典型增生的子宫内膜增生的首选方案[14]。

2. 药物治疗的随访 关于活检间隔时间尚无共识。大部分文献采用治疗 3 ~ 6 个月后进行内膜活检一次。RCOG 和 BSGE 2016 年发布的《子宫内膜增生管理指南》推荐至少 6 个月进行一次内膜活检。我们推荐治疗过程中至少 6 个月复检一次。在至少有连续 2 次间隔 6 个月的组织学检查结果为阴性后，可考虑终止随访[14]。但对于依然存在内膜增生风险的患者，如长期无排卵或稀发排卵、肥胖、胰岛素抵抗和孕激素拮抗剂等，建议 2 次转阴后改为每年活检随访 1 次。如果发生 AH/EIN 或子宫内膜癌，应予以恰当治疗。EH 会显著影响患者的生育力，对于有生育要求的患者，须要在逆转子宫内膜后积极促排卵受孕。

3. 手术治疗 子宫全切术不是不伴细胞不典型性的子宫内膜增生治疗的首选方案。大多数患者可经规范的孕激素治疗逆转至正常。手术方式为子宫全切术，不建议内膜去除术。在下列情况下可考虑选择手术：

（1）随访过程中进展为子宫内膜不典型增生而不愿意继续药物治疗。

（2）完成孕激素规范治疗后复发的子宫内膜增生。

（3）治疗 12 个月内膜无逆转。

（4）持续的 AUB。

（5）不能定期随访或治疗依从性差的患者。

（三）子宫内膜癌（AUB-M）的保守治疗

子宫内膜癌一般通过内膜病理可以明确诊断。在明确诊断和手术病理分期的前提下，绝大部分患者根据临床分期应该选择手术治疗（参考子宫内膜癌的诊治共识），对于强烈要求保留生育功能的 AUB-M 患者的治疗及监测，建议参照以下标准[14]：

1. 所有要求保留生育功能的子宫内膜癌患者，必须满足以下所有条件。

（1）由专业病理科医师对分段诊刮的内膜进行诊断，病理结果是 G1 分化的子宫内膜样腺癌。

（2）MRI（首选）或者阴道超声检查显示病变只局限在子宫内膜，没有任何影像学检查提示病灶侵及肌层或者有其他部位转移。

（3）患者没有药物治疗的禁忌证。

（4）在选择药物或者其他保留生育功能的治疗前应进行充分的知情同意，告知患者保留生育功能的保守药物治疗并不是子宫内膜癌的标准治疗方案，是存在风险的治疗。

2. 子宫内膜癌保留生育功能的治疗方案

（1）治疗前须要进行生育咨询。对于部分病例，应该进行遗传咨询和相关因素检测。

（2）选择高效孕激素持续治疗：可以选用甲地孕酮、醋酸甲羟孕酮和 LNG-IUS。

（3）治疗期间应每 3 ~ 6 个月重复进行子宫内膜取样、分段诊刮或者子宫内膜活检。

（4）治疗 6 个月后，如果取样证实子宫内膜癌完全缓解，应鼓励患者尽快妊娠。

2018 年《辅助生殖技术中异常子宫内膜诊疗的中国专家共识》中对于强烈要求保留生育能力的子宫内膜原位癌患者的治疗推荐是：仅允许在疾病转归窗口期受孕，受孕方式推荐 ART 治疗，药物保守治疗只能暂时保留患者的生育能力。一旦妊娠结束，必须行子宫及双附件切除术[13]。同样，在备孕期间，仍要坚持每 3 ~ 6 个月 1 次的子宫内膜监测和评估。完成生育后或者子宫内膜活检发现病灶进展时，切除子宫及附件。

（5）如果治疗 6 ~ 12 个月病变持续存在，建议进行盆腔 MRI 检查，重新评估病变范围以及是否有肌层的浸润。必要时切除子宫和附件，应进行分期手术。

第五节　病例分析

病例 1

基本信息

• 案例类型：AUB-M（PCOS+ 肝功能异常 +LNG-IUS+ 辅助生育成功）。

• 就诊日期：2015 年 4 月 21 日。

• 就诊年龄：31 岁。

主诉：产后月经紊乱 2 年余，月经过多 2 个月。

现病史：患者既往月经规律，5 ~ 7/28 ~ 33 天，经量中等，偶有痛经。2 年前产后体重增加约 15 kg，出现月经紊乱，2 ~ 10/30 ~ 100 天。量时多时少，无痛经。在外院诊断为 PCOS，予妈富隆和达英 -35 治疗，因不良反应严重停药，使用中药治疗效果欠佳。B 超提示多发性子宫肌瘤。近 2 个月月经明显增多，伴有血块，每天须用夜用卫生巾 8 块，持续 10 余天，口服宫血宁无好转，伴头晕和乏力。为求进一步诊治入院。

既往史：2013 年剖宫产 1 次。

月经及婚育史：月经初潮 12 岁，5 ~ 7/28 ~ 33 天，经量中等，偶有痛经，LMP 2015 年 4 月 9 日。G2P1，5 年前人工流产 1 次，2 年前剖宫产 1 次，工具避孕。

个人及家族史：无特殊。

入院查体：T 36.4 ℃，P 66 次 / 分，R 18 次 / 分，BP 120/74 mmHg。身高 155 cm，

体重 67 kg，体重指数 27.9 kg/m^2。发育正常，营养良好，体型中等，面部痤疮，毛发粗。心、肺听诊未闻及异常。腹平坦，腹部未触及包块，无压痛。

妇科检查： 外阴（−），阴道畅。子宫颈光滑，子宫前位，经产大小，质中，活动好，无压痛。双侧附件（−）。

辅助检查

（1）妇科 B 超：多发性子宫小肌瘤，内膜厚 10 mm。

（2）血液检查：Hb 91 g/L，凝血功能正常，甲状腺功能正常，尿 HCG（−）。性激素：FSH 6.65 IU/L，LH 16.90 IU/L，E$_2$ 56.54 pg/ml，T 3.2 nmol/L ↑，PRL 13.73 ng/ml。P 0.6 ng/ml。肝功能：ALT 102 IU/L。

诊断思路及鉴别诊断

（1）病例特点：育龄期女性，肥胖，月经不规律 2 年，近 2 个月月经过多，轻度贫血。于外院曾诊断 PCOS，B 超示子宫多发小肌瘤，肝功能异常，有生育要求。

（2）鉴别诊断：① AUB 的其他类型；②子宫内膜癌；③子宫黏膜下肌瘤。

初步诊断： ①子宫内膜不典型增生所致 AUB（AUB-M）；② PCOS；③多发性子宫肌瘤；④肝功能异常；⑤贫血（轻度）。

治疗经过： 入院后完善相关检查，行宫腔镜下诊刮。病理提示子宫内膜部分复杂性增生，局部伴不典型增生。术后 1 个月予内科护肝治疗，并介绍到肥胖科减重。待 ALT 降至 78 IU/L 后，予口服高效孕激素治疗。口服孕激素 1 周后因反应重，体重增加 1 kg 停药。与患者及家属沟通后放置 LNG-IUS 以抑制子宫内膜增生。

随访： 放置 LNG-IUS 后阴道少许流血 4 个月，偶有乳房胀，不良反应小。后月经周期不规则，经期 5 ～ 7 天，量少，放置 5 个月后复查超声，示肌瘤同前，患者体重减轻 2.5 kg，肝功能正常。

放置 6 个月后宫腔镜下检查再次诊刮取内膜病理。示子宫内膜呈萎缩性改变，考虑药物治疗所致，局灶可见内膜腺体不规则增殖。术中予取环，术毕即刻再上 LNG-IUS 继续抑制子宫内膜增生。上环后月经周期仍不规则，月经量少，经期 5 ～ 7 天，仅用卫生护垫即可。继续减重，服用二甲双胍并监测肝功能。半年后患者体重减轻 6.7 kg，肝功能正常。放置 LNG-IUS 1 年后再次诊刮内膜，并取出 LNG-IUS。内膜病理示内膜呈增殖期改变，局灶内膜呈萎缩样改变，考虑为药物所致。患者开始备孕二胎。建议积极采用辅助生育技术促排卵助孕。放置 LNG-IUS 2 年后经辅助生育促排卵后获得妊娠，已经足月分娩。

确定诊断： ①子宫内膜不典型增生所致 AUB（AUB-M）；② PCOS；③多发性子宫肌瘤；④肝功能异常；⑤贫血（轻度）。

（和秀魁）

点评： 本例患者有明确的月经周期紊乱病史，有 PCOS 病史，体型肥胖，伴有肝功能异常，是子宫内膜病变的高危人群。患者年轻，有再生育要求，内膜病理为"子宫内膜以复杂增生为主，局灶伴不典型增生"，首选药物治疗，如高效孕激素连续服用 3 ～ 6 个月，但患者合并肝功能异常，口服给药不良反应大，有造成肝功能进一步损害的风险，因此，宜采用 LNG-IUS 治疗转化子宫内膜。放置后应注意指导患者减重，同时进行保肝治疗以及改善代谢异常，包括使用胰岛素增敏剂（二甲双胍）改善胰岛素抵抗等。应用 LNG-IUS 后半年复查子宫内膜有明显好转，仍有不规则增殖，继续使用 LNG-IUS 抑制子宫内膜增生。使用 1 年后再次复查子宫内膜，示内膜明显转化。此时如果患者无生育要求，可以继续放置 LNG-IUS 至到期更换。但本患者有生育要求，既往有 PCOS 排卵障碍病史，故应该在内膜病变转化后积极给予促排卵治疗助孕。本例患者在综合治疗后获得再次妊娠。因为内膜病变与患者无排卵有关，因此，建议产后 6 周后应该积极再次放置 LNG-IUS，以长期抑制子宫内膜增生。

（王　威）

病例 2

基本信息

- 案例类型：AUB-M（子宫内膜息肉 + 子宫内膜局灶不典型增生 + 地屈孕酮后半周期治疗）。
- 就诊日期：2016 年 9 月 28 日。
- 就诊年龄：35 岁。

主诉：月经周期缩短 1 年，阴道不规则出血 15 天。

现病史：患者平素月经规律，7/30 天，经量中等，轻度痛经。1 年来患者无明显诱因出现月经改变。月经周期为 20 ~ 23 天，经期同前，量较前无明显变化，伴有痛经。痛经程度无明显变化。患者未在意，未治疗。14 天前无明显诱因出现阴道不规则流血，卫生巾 2 ~ 3 片 / 天。不伴有头晕和心悸等症状。

既往史：患者有糖尿病病史 2 年，血糖目前尚可。空腹血糖 6.0 ~ 7.5 mmol/L，餐后 2 h 血糖 7.8 ~ 11.2 mmol/L。1 个月前糖化血红蛋白 6.1%，未服药，未使用胰岛素治疗。否认原发性高血压及冠心病等慢性疾病史，否认血液系统疾病史，无输血和手术史，无食物和药物过敏史。

月经及婚育史：14 岁月经初潮，7/30 天，经量中等，轻度痛经，LMP 2016 年 8 月 30 日。G1P1，10 年前足月顺产 1 女，拟待家庭情况好转后再生育。

个人及家族史：无特殊。

入院查体：T 36.2 ℃，P 76 次 / 分，R 18 次 / 分，BP 110/70 mmHg。身高 150 cm，体重 80 kg，体重指数 35.6 kg/m^2。发育正常，体型肥胖。心、肺听诊未闻及异常。腹平坦，腹部未触及包块，无压痛。

妇科检查：外阴（–）。阴道畅，见少量血液自子宫颈管口流出。子宫颈光滑。子宫前位，正常大小，质中、活动好，无压痛。双侧附件（–）。

辅助检查

（1）妇科 B 超：子宫正常大小，子宫内膜厚 1.0 cm。

（2）血常规：Hb 110 g/L。尿 HCG 阴性。子宫颈 TCT 未见异常。

诊断思路及鉴别诊断

（1）病例特点：中年女性，出现不规则阴道流血。B超提示子宫内膜增厚。

（2）鉴别诊断：① AUB 的其他类型；②子宫颈癌；③子宫内膜癌。

初步诊断：①异常子宫出血（AUB-M？ AUB-O？）；②糖尿病。

治疗经过：入院完善实验室检查后予分段诊刮术。诊刮病理提示：（子宫内膜）息肉，子宫内膜局灶腺体呈不典型增生改变，（子宫颈管）增生期子宫内膜。术后与患者本人及家属反复沟通，告知子宫内膜癌变风险。患者与家属要求尽量保留生育能力，签订治疗同意书，并予地屈孕酮（达芙通）10 mg bid 后半周期使用。2016 年 10 月 28 日月经干净 1 周内复查宫腔镜，提示子宫腔形态规则，子宫内膜光滑，双侧输卵管开口清晰可见。再次行分段诊刮，提示子宫内膜增生期样改变，子宫颈管少量黏液组织。2016 年 11 月 19 日予地屈孕酮，10 mg bid×20 天，以及坤泰胶囊 3 粒 ×q8 h，连续服用 3 周期。期间每个月在我科门诊随访，患者月经规律。2017 年 1 月 14 日因延迟服药导致阴道少量褐色分泌物，未有特殊治疗即自行好转。2017 年 1 月 20 日停地屈孕酮后未再服药。

随访

（1）2017 年 2 月 15 日在我院就诊，阴式彩超提示子宫内膜厚薄不均，0.3 ~ 0.7 cm，右侧卵巢囊肿（4.0 cm×3.7 cm）。

（2）2017 年 2 月 17 日在我院门诊行宫腔镜检查，提示子宫腔大小、形态正常，子宫后壁内膜稍增厚，腺体丰富，两侧角部黏膜内血管纹路清晰，双侧输卵管开口可见，子宫颈管未见明显占位。术中行诊刮术，探子宫腔深 8 cm，刮出少量内膜送检。2017 年 2 月 22 日诊刮术后病理提示分泌早期子宫内膜。2017 年 5 月 22 日再次门诊行宫腔镜检查，提示子宫腔大小和形态正常，子宫内膜光滑，双侧输卵管开口清晰可见，子宫腔及子宫颈管未见明显占位。诊刮术后病理提示分泌期子宫内膜。患者积极备孕。

确定诊断：①异常子宫出血（AUB-M、AUB-P、AUB-O）；②糖尿病。

（刘素青）

点评：首先明确 AUB 的原因（诊刮和宫腔镜检查术）。病理回报：子宫内膜有局灶不典型性增生，年轻患者有再生育要求，依从性好，要求保留生育能力，故知情告知后予孕激素治疗。患者肥胖，有糖尿病，服用人工合成高效孕激素的风险大。本例给予地屈孕酮月经后半周期 14 天口服治疗约 5 周期。期间宫腔镜检查密切随访内膜变化情况。内膜在服药后很快转为正常后停药，密切随访治疗 1 年。目前患者子宫内膜不典型增生情况缓解，宜尽早解决生育问题。考虑患者存在不典型增生，如果无服用高效孕激素的禁忌证，还是应该考虑服用高效孕激素抑制子宫内膜。如果存在口服高效孕激素禁忌证，可以考虑放置 LNG-IUS 以抑制子宫内膜，放置到内膜充分转化后取出准备生育。

（王　威）

病例 3

基本信息

- 案例类型：AUB-M（子宫内膜癌 + 甲羟孕酮 +GnRH-a+ 自然妊娠 +LNG-IUS）。
- 就诊日期：2015 年 9 月 29 日。
- 就诊年龄：34 岁。

主诉：月经紊乱 5 年，发现子宫内膜癌保守治疗后 3 年余。

现病史：患者平素月经规律，7/28 天，经量中等，无痛经。5 年前无明显原因出现月经周期不规律，为 20 ～ 40 天，月经后淋漓，经期延长为 10 ～ 20 天。3 年前于外院行分段诊刮术。术后病理示子宫内膜癌。予甲地孕酮口服治疗（具体用药不详）。11 个月前复查宫腔镜，内膜病理示增生期子宫内膜，遂自行停药。5 个月前再次复查宫腔镜，内膜病理示子宫内膜复杂性增生伴重度不典型增生，可见成片乳头结构，符合子宫内膜样腺癌变（高分化）。予口服甲地孕酮每次 160 mg，qd 至今，期间偶有少量阴道褐色分泌物。为求进一步治疗入院。近 5 个月体重增加 5 kg。

既往史：3 年前至今共行宫腔镜检查 6 次，具体时间不详。末次手术为 2015 年 4 月。否认原发性高血压和糖尿病等慢性疾病，否认血液系统疾病，无输血史，无食物和药物过敏史。

月经及婚育史：12 岁月经初潮，7/28 天，经量中等，无痛经。LMP 2015 年 9 月 11 日。G1P0，4 年前自然流产 1 次。未避孕。

个人及家族史：无特殊。

入院查体：T 36.5 ℃，P 76 次 / 分，R 18 次 / 分，BP 135/80 mmHg。身高 174 cm，体重 95 kg，体重指数 31.38 kg/m^2。发育正常，营养良好，体型肥胖。心、肺听诊未闻及异常。腹平坦，腹部未触及包块，无压痛。

妇科检查：外阴（−），阴道畅，子宫颈光滑。子宫前位，正常大小，质中，活动好，无压痛。双侧附件（−）。

辅助检查

（1）妇科彩超：子宫内膜回声中等不均，范围 4.1 cm×3.6 cm×1.0 cm。内膜血流信号 RI 0.48，PI 0.66。提示子宫内膜癌药物治疗后（2015 年 9 月 22 日）。

（2）盆腔增强 MRI：子宫内膜轻度增厚，可见条片状等或长 T2 信号影，以长 T2 信号为主。DWI 示子宫内膜信号略增高，增强扫描强化程度低于子宫肌壁，结合带完整。双附件区、盆腔内肠管及膀胱未见异常信号及异常强化。盆腔未见游离液性密度影，未见肿大淋巴结。提示子宫内膜癌（Ia 期）可能大，请结合临床其他检查（2015 年 4 月 26 日）。

（3）血清肿瘤标志物：CA$_{125}$ 12.36 U/ml，CA$_{199}$ 3.25 U/ml，CEA 1.24 ng/ml。TCT 未见上皮内病变或恶性病变。

诊断思路及鉴别诊断

（1）病例特点：育龄期女性，肥胖，月经周期紊乱，经期延长，子宫内膜病理活检确诊子宫内膜癌，保守治疗后复发。

（2）鉴别诊断：① AUB 的其他类型；②生殖道其他部位的出血。

初步诊断：①子宫内膜癌，保守治疗后复发（IA 期高分化）；②肥胖。

治疗经过：入院后评估患者符合保留生育功能指征，充分交代风险并知情同意后，予口服甲羟孕酮每次 250 mg，1 次 / 天，二甲双胍每次 250 mg，3 次 / 天治疗，并嘱减肥。每 3 ～ 6 个月复查宫腔镜。通过病理评估内膜病变的缓解情况，定期进行影像学检查，监测疾病进展及远处转移情况。病变在治疗 7 个月时部分缓解，治疗 14 个月时仍为部分缓解，患者仍有强烈的生育要求。考虑病理见肿瘤范围较前减少，且术中探查子宫腔形态较前好转，评估患者无胸部、腹部及乳腺转移，向患者再次交代疾病进展及保守治疗失败等风险，并取得患者知情同意后，联合使用 GnRH-a 共 6 针。治疗 18 个月时病理完全缓解，继续巩固治疗 3 个月，停用甲羟孕酮药物，于月经后半周期口服地屈孕酮每次 20 mg，1 次 / 天，维持治疗。

生殖结局：生殖科监测排卵并指导受孕，期待自然妊娠 6 个月后患者自然妊娠。患者 LMP 2017 日 9 月 17 日，孕 12 周出现慢性高血压。孕 36 周出现子痫前期，孕期血压 119 ～ 158/68 ～ 93 mmHg，24 h 尿蛋白 0.36 g/d。于 2018 年 6 月 23 日孕 39$^+$6 周外院剖宫产分娩 1 名成熟男活婴。因宫缩乏力和胎盘粘连，产时出血 1000 ml。术后第 4 天，母子康复出院。

随访：放置 LNG-IUS 3 个月后患者闭经。放置 3 个月后再次行诊刮术。诊刮时内膜菲薄、量少。病理示萎缩性子宫内膜。患者放置 LNG-IUS 5 年期间无不规则阴道出血。放置 5 年后更换 LNG-IUS，同时行诊刮术。病理示萎缩性子宫内膜。继续放置 LNG-IUS 以抑制子宫内膜增生。

确定诊断：①子宫内膜癌，保守治疗后复发（IA 期高分化）；②肥胖。

（王益勤　周　蓉）

点评：本病例特点为子宫内膜癌保守治疗后复发，IA 期 G1 期。再次保守治疗的时间较长，联合使用二甲双胍。肿瘤缓解后期待自然妊娠，完成生育后未切除子宫。根据本病例特点评述如下：

（1）保留生育治疗时间：对于子宫内膜癌保留生育治疗时间，2018 年美国国立综合癌症网络（NCCN）指南推荐治疗时间为 6 ～ 12 个月，文献回顾中位缓解时间为 5.4 个月（1 ～ 17 个月）[16]，但治疗时间尚无定论。有研究表明，13% ～ 20% 的患者治疗时间需在 1 年以上，体重指数高的患者需要更长的时间缓解[17-18]。因此，对于保守治疗 1 年，病变尚未完全缓解者，评估病理是否较前缓解，评估影像学有无局部进展或远处转移。结合患者的生育意愿及充分知情同意，并且在监测药物并发症等情况下，治疗时间可以延长至 1 年以上。

（2）二甲双胍用于保留生育治疗：二甲双胍用于子宫内膜癌保留生育治疗包括间接和直接两方面作用。一方面，减少血液循环中胰岛素和胰岛素样生长因子，改善胰岛素抵抗，降低内膜癌的发病危险因素；另一方面，在肿瘤局部激活 AMP 活化蛋白激酶（AMP-activated protein kinase，AMPK），负性调控哺乳动物雷帕霉素靶蛋白（mamalian target of rapamycin，mTOR）通路。前瞻队列研究也初步显示了联合二甲双胍相较于孕激素单药对于治疗缓解率的获益[20]，但有待于大样本前瞻性研究的进一步证实。推荐对于存在胰岛素抵抗的患者，可联合孕激素和二甲双胍治疗。二甲双胍用量为 750 ～ 2250 mg/d[20]。

（3）肿瘤缓解后复发的监测和预防：子宫内膜癌保留生育治疗后的复发率约为35%。因此，病理完全缓解后，对于等待妊娠或暂无妊娠意愿的患者，维持治疗有助于降低复发率。维持治疗的方式包括口服小剂量孕激素（地屈孕酮 20 ～ 40 mg qd，月经后半周期，至少 10 天），口服短效避孕药或宫内放置 LNG-IUS。期间随访有无规律月经周期或不规则阴道出血等症状，每 3 ～ 6 个月复查妇科彩超，必要时行子宫内膜活检。

（4）助孕方式的选择：子宫内膜癌保留生育治疗后具有一定的复发率，因此建议尽快妊娠。建议行孕前检查，根据有无不孕因素，实施个体化助孕方案，如监测排卵和诱导排卵，必要时采用辅助生殖技术。也可以选择期待 3 ～ 6 个周期，如仍未孕，则采用辅助生殖技术。采用辅助生殖技术可以提高妊娠率。目前文献认为辅助生殖技术不会增加肿瘤复发的风险，但是由于子宫内膜癌为雌激素依赖性肿瘤，须采用适当的促排卵方式，控制促排中和促排后体内的雌激素水平。本例患者既往有自然妊娠史，合并不孕的其他因素风险低，根据患者的意愿进行了期待治疗。如期待治疗后仍不孕，仍建议积极助孕。

（王益勤　周　蓉）

病例 4

基本信息

- 案例类型：AUB-M（子宫内膜癌保守治疗后复发 +GnRH-a 治疗 + IVF-ET 成功 + 剖宫产分娩同时行子宫全切术）。
- 就诊日期：2011 年 3 月 16 日。
- 就诊年龄：30 岁。

主诉：月经紊乱 9 年，发现子宫内膜癌并保守治疗后 2 年。

现病史：患者于近 9 年来出现月经紊乱，周期及经期延长，伴经量减少。2 年前 B超检查提示内膜厚 3.9 cm。于外院行诊刮后病理检查示高分化子宫内膜样癌，并予口服甲地孕酮治疗 11 个月缓解后停药。期间因肝功能损害予以保肝治疗半年，后复查肝功能正常。1 年前再次出现月经紊乱，为进一步就诊入院。

既往史：20 年前于外院行开腹阑尾切除术。青霉素皮试阳性。2009 年至今共行"宫腔镜检查" 6 次。否认原发性高血压、糖尿病和血栓病史，无手术史和输血史。

月经及婚育史：12 岁月经初潮，7/28 天，LMP 2011 年 2 月 27 日，无痛经。30 岁结婚，G0P0，未避孕。

个人及家族史：否认家族遗传病及肿瘤病史。

入院查体：T 36.2 ℃，P 18 次 / 分，R 84 次 / 分，BP 114/76 mmHg，体重指数 30.5 kg/m²。发育正常，体型中等，精神可。心、肺查体未见明显异常，双下肢无水肿。

妇科检查：外阴为已婚未产型。阴道畅，分泌物少。子宫颈肥大，光滑，无触血。子宫后位，正常大小，质中，活动可，无压痛，双侧附件区未触及明显异常。

辅助检查：妇科彩超示内膜回声中等偏强不均厚 1.1 cm（2011 年 4 月）。

盆腔增强 MRI：内膜增厚，未见肌层侵及（2011 年 4 月）。

诊断思路及鉴别诊断

（1）病例特点：育龄期女性，肥胖，子宫内膜癌保守治疗后，再次出现月经紊乱。

（2）鉴别诊断：AUB 的其他原因。

初步诊断：①子宫内膜癌 IA 期 G1 保守治疗后；②阑尾切除术后；③肥胖。

治疗经过：入院后行宫腔镜检查。术中见子宫内膜较毛糙，子宫腔四壁散在多个突出物，略脆，行子宫内膜病灶切除术。术后病理示子宫内膜复杂性增生，伴不典型增生，部分癌变。免疫组化：ER（+），PR（+），P53（−），Ki-67（+30%）。考虑子宫内膜癌 IA 期 G1，保守治疗后复发。患者仍有生育要求，评估符合保留生育功能指征，既往孕激素使用过程中肝功能受损。向患者及家属充分交代风险并获得知情同意后，使用皮下注射 GnRH-a 治疗，每 28 天一针，共 6 针。治疗 3 个月后病理部分缓解，示 8 点、10 点及右侧宫角个别腺体不典型增生。治疗 6 个月病理完全缓解，示可见个别腺体成分，呈增生期改变。巩固治疗 2 个月后停用 GnRH-a。

生殖结局：2012 年 6 月行 IVF-ET 术失败。2012 年 10 月复查宫腔镜，术后病理示少许增生期子宫内膜组织，局灶腺体增生、密集。考虑患者病理示腺体密集，有生育要求，因此置入 LNG-IUS。3 个月后取出，同时复查内膜病理，未见异常。2013 年 3 月行 IVF-ET 并获成功，2013 年 12 月足月计划分娩入院。2013 年 12 月查房讨论：内膜癌患者保留生育完成后可行子宫全切术。因患者年轻，对于卵巢的保留可征求好患者意见。分娩方式尚缺乏相关资料。患者孕 40+6 周，妊娠合并巨大儿，试产失败可能性大，且胎儿珍贵，分娩后仍有须切除子宫进一步治疗的可能，故分娩方式采取子宫下段横切口剖宫产术，同时行子宫全切术。术中探查示双侧附件无异常，肝、脾及肠管表面未见病灶，盆腔及腹主动脉旁未见肿大淋巴结。术后病理示少数子宫内膜腺体呈分泌期改变，子宫腔内可见胎盘组织及增生的中间滋养叶细胞，局灶可见中间滋养叶细胞浸润肌层，符合胎盘浅表种植，未见明确的恶性肿瘤性病变，左、右子宫旁未见癌。分娩一名足月成熟女活婴，体重 4450 g。随访 3 年，患者未见肿瘤复发。

确定诊断：①子宫内膜癌 IA 期 G1 保守治疗后；②阑尾切除术后；③肥胖。

（王益勤　周　蓉）

点评：此病例特点为子宫内膜癌保守治疗后复发，IA 期 G1 期，再次保守治疗予 GnRH-a 治疗，肿瘤缓解后行 IVF-ET 术，在剖宫产分娩的同时行子宫全切术。根据此病例特点评述如下：

（1）孕激素治疗联合手术切除病灶：保留生育功能治疗可以选择直接口服大剂量孕激素，也可以在宫腔镜下电切病灶组织，之后使用大剂量孕激素口服。目的是尽量减轻肿瘤负荷，提高疗效，缩短达到完全缓解所需的时间。宫腔镜术中须注意操作时间不宜过长，膨宫压力适当调低，以防止宫腔粘连。

（2）保留生育治疗方式：治疗方式可以选择高效孕激素，口服甲羟孕酮 250 ～ 500 mg/d 或甲地孕酮 160 ～ 320 mg/d 治疗，缓解率较高，但孕激素有引起水、钠潴留的作用，包括体重增加和血栓风险增加。对于有肥胖、原发性高血压和糖尿病等合并症多的患者，可选择 LNG-IUS 至少 6 个月，联合 GnRH-a 3.6 mg 或 3.75 mg，每 28 天皮下注射一次，治疗 3 ~ 9 针[21,22]，根据病理缓解情况决定联合治疗时间。LNG-IUS 局部释放孕激素，没有明显的全身不良反应，患者的依从性好，治疗有效期长达 5 年，适合于暂时无生育要求的年轻患者。GnRH-a 在子宫内膜癌治疗中的作用，包括造成药物性卵巢去势，抑制体内雌激素水平；以及通过自分泌和旁分泌作用抑制细胞增生，促进肿瘤细胞凋亡[23]。对于子宫内膜癌保留生育治疗效果不佳的患者，可以考虑孕激素联合使用 GnRH-a 作为二线治疗方案。

（3）完成生育后是否保留子宫：子宫内膜癌保留生育治疗后复发率为 30%，完成生育后仍有肿瘤复发的可能，因此，NCCN 指南推荐完成生育后行子宫全切术。国内指南建议可根据患者的意愿选择子宫全切术，或宫内放置 LNG-IUS。本例患者为复发病例，建议患者完成生育后行子宫全切术。本例患者的分娩方式根据产科指征，因合并巨大儿，IVF-ET 术后胎儿珍贵，故放宽指征行剖宫产，在剖宫产的同时行子宫全切术。建议内膜癌患者完成生育后，于剖宫产术中或阴道分娩的同时取子宫内膜送病理检查。

（王益勤 周 蓉）

病例 5

基本信息

- 案例类型：AUB-M（子宫内膜不典型增生 +GnRH-a+LNG-IUS）。
- 就诊日期：2012 年 2 月 8 日。
- 就诊年龄：27 岁。

主诉：阴道淋漓出血 2 周，发现子宫腔占位 2 天。

现病史：患者平素月经不规则，2 ~ 60/15 天至半年，经量较多，伴有血块，有痛经，时轻时重，严重时须口服止痛药止痛。入院 2 周前月经来潮，持续大量出血，每天全湿夜用卫生巾 6 块，伴血块。后期血量逐渐减少，出现淋漓出血，无头晕、心悸及乏力。就诊于我院门诊。彩超示子宫增大，内膜不均匀增厚，双侧卵巢多囊改变。要求手术治疗入院。

既往史：1 年前外院诊断为 PCOS，未治疗。否认原发性高血压及糖尿病等慢性疾病，否认血液系统疾病，无输血史、手术史，无食物和药物过敏史。

月经及婚育史：12 岁月经初潮，平素月经不规则，2 ~ 60/15 天至半年，经量较多，伴有血块，有痛经。LMP 2011 年 1 月 21 日。G0P0。性生活史 3 年，近 2 年无性生活。

个人及家族史：母亲患原发性高血压及糖尿病史 5 年，父亲患糖尿病史 2 年。

入院查体：T 36.4 ℃，P 78 次 / 分，R 18 次 / 分，BP 116/72 mmHg。身高 175 cm，体重 100 kg，体重指数 32.65 kg/m²。发育正常，营养良好，体型肥胖。心、肺听诊未闻及异常。腹部平坦，未触及包块，无压痛。

妇科检查：外阴（−）。阴道畅。子宫颈光滑，子宫后位，增大如孕 6 周大小，质中，活动好，无压痛。双侧附件（−）。

辅助检查

（1）妇科 B 超：子宫大小 7.2 cm×6.6 cm×5.4 cm，内膜呈不均质中等回声，4.6 cm×5.3 cm×2.5 cm，与子宫壁界限欠清，双侧卵巢多囊改变。

（2）Hb 112.8 g/L。

诊断思路及鉴别诊断

（1）病例特点：育龄期女性，有 PCOS 病史，平素月经不规则。本次入院前出现阴道大量出血。我院彩超示子宫增大，子宫内膜不均匀增厚。

（2）鉴别诊断：① AUB-M；② AUB-O。

初步诊断：①异常子宫出血（AUB-M）？ ② PCOS；③肥胖。

诊疗经过：入院后完善相关检查。空腹血糖 7.2 mmol/L，晚餐后血糖 17.1 mmol/L，均高于正常，诊断为糖尿病，予口服二甲双胍治疗糖尿病。入院后进行的相关手术操作及处理见表 10-1。

表10-1　入院后相关手术操作及处理

时间	手术操作	术中情况及病理	特殊处理
2012 年 2 月	宫腔镜检查	探子宫腔深 12 cm，子宫腔内充满较多量息肉样组织，血管较为丰富。术后病理示：子宫内膜组织腺体复杂性增生伴重度不典型增生，部分腺体鳞化，部分腺体呈筛状，间质纤维化，不除外局灶癌变	盆腔 MRI 示：子宫内膜增厚，未见深度侵肌征象，子宫内膜癌 Ia 期可能
因患者肥胖，合并糖尿病，考虑使用醋酸甲羟孕酮导致血栓等心血管并发症的可能性大，所以决定子宫腔内放置 LNG-IUS 治疗内膜病变。宫腔镜提示子宫腔深 12 cm。术后予每 28 天肌内注射醋酸曲普瑞林（达菲林），每次 3.75 mg，共 3 次			
2012 年 5 月	宫腔镜检查 + 放置 LNG-IUS	术中探查子宫腔深 9 cm。子宫内膜菲薄，术后病理：(子宫腔) 破碎子宫内膜组织，局灶复杂性增生	
2012 年 8 月	宫腔镜检查	(子宫腔) 破碎标本：少量子宫内膜组织，间质蜕膜样变，腺体轻度扩张，上皮细胞呈立方状	
2013 年 2 月	宫腔镜检查	(子宫前壁及后壁内膜) 活检标本：少许子宫内膜组织，间质水肿及蜕膜样变，仅见少量腺体成分，腺上皮呈立方状	
2013 年 8 月	宫腔镜检查	(子宫腔内容物) 活检标本：子宫内膜组织，腺体分泌衰竭，部分区域间质广泛蜕膜样变，部分区域间质纤维化可见变性、坏死及炎症细胞浸润	

续表

时间	手术操作	术中情况及病理	特殊处理
2014 年 8 月	宫腔镜检查	（子宫腔）纤维化组织伴有坏死，其间可见个别腺体	
2017 年 2 月	宫腔镜检查＋更换 LNG-IUS	（子宫内膜）送检少许平滑肌组织示少许子宫内膜、腺体萎缩、间质水肿和蜕膜样变	体重仍为 100 kg。尿酸 391 μmol/L，血糖 6.70 mmol/L，肿瘤标志物未见异常

随访：患者使用 LNG-IUS 至今，体重波动在 100 ～ 115 kg。建议患者减肥，但未见明显效果。

确定诊断：①异常子宫出血（AUB-M）；② PCOS；③肥胖。

（朱　晔　杨　欣）

点评：子宫内膜不典型增生是一类常见的、具有癌变倾向的妇科疾病，发病率逐年递增。月经过多和阴道不规则出血为子宫内膜增生的主要临床表现。如不及时有效进行治疗，极易发展成恶性肿瘤，继而威胁患者的生命安全。近些年来，子宫内膜不典型增生的年龄层逐渐趋于年轻化。对于这类患者，以往多采用保留子宫、给予大剂量孕激素的保守疗法进行治疗，但约有 30% 的患者子宫内膜未能逆转正常，且患者须长时间服药，依从性欠佳，且大剂量孕激素治疗有导致血栓等心血管并发症的风险。为了满足子宫内膜不典型增生患者在保留子宫的基础上得到最有效治疗的期望，临床上也可采用内置 LNG-IUS 的治疗方案。LNG-IUS 目前在避孕及特发性月经过多的治疗中应用广泛。2016 英国皇家妇产科医师学院（RCOG）和英国妇科内镜学会（BSGE）指南推荐对于有生育需求或有保留生育能力意愿的子宫内膜不典型增生女性首选治疗方案为 LNG-IUS，其次为口服孕激素。有资料表明，在治疗子宫内膜增生时应用 LNG-IUS 的临床有效率能够超过 90%。在利用 LNG-IUS 治疗子宫内膜增生患者时，宫腔镜不仅可确定患者子宫内膜的增生状况，而且可对其治疗的效果进行实时监测。由于子宫内膜增生有一定的癌变倾向，因此，诊断该病时须要借助精准的检查技术和设备。该患者肥胖，合并糖尿病，考虑使用醋酸甲羟孕酮导致血栓等心血管并发症的风险较大，所以决定用 GnRH-a 缩小子宫腔后放置 LNG-IUS 以治疗子宫内膜病变。术后内膜逆转，证实 LNG-IUS 治疗子宫内膜病变效果满意。

（朱　晔　杨　欣）

病例 6

基本信息

- 案例类型：AUB-M（子宫内膜不典型增生停药物治疗后复发促孕失败）。
- 就诊日期：2009 年 10 月 21 日。

- 就诊年龄：23 岁。

主诉：发现子宫内占位 1 个月。

现病史：患者就诊前 1 个月出现阴道大量出血，伴有头晕不适于门诊就诊。超声提示子宫内膜中等不均增厚 0.6 ～ 1.1 cm，子宫腔下段不均质中等回声，范围 2.0 cm×0.9 cm，查尿 HCG（–），予口服去氧孕烯炔雌醇（妈富隆）治疗。停药后月经来潮，量稍多。再次复查彩超，仍提示子宫内回声团，性质待查。为手术治疗入院。

既往史、个人史及家族史：有双黄连过敏史，余无特殊。

月经及婚育史：患者 17 岁初潮，从初潮开始月经欠规律，5 ～ 15/30 ～ 45 天，量多，痛经（–）。未婚，有性生活史，工具避孕。

入院查体：生命体征平稳。妇科检查未见明显异常。身高 163 cm，体重 52 kg，体重指数 19.57 kg/m^2。

辅助检查：B 超检查示子宫大小 4.6 cm×5.3 cm×4.2 cm，表面平，回声不均。子宫腔内膜厚 1.2 cm，子宫腔中上段不均质中等回声突起，范围 1.4 cm×1.9 cm，子宫腔下段至内口水平不均质中等回声 2.6 cm×1.6 cm，双侧卵巢均（–）。提示：子宫腔内异常回声，子宫腔下段低回声区待查。

诊断思路及鉴别诊断

（1）病例特点：育龄期女性，有月经不规律病史，阴道大量出血。彩超示子宫内膜不均增厚，性质待查，子宫腔回声待查。

（2）鉴别诊断：① AUB-M；② AUB-P。

初步诊断：异常子宫出血（AUB-M）？

治疗经过：治疗经过见表 10-2。

表10-2　入院后相关手术操作及处理

时间	手术操作	术中情况及病理	特殊处理
2009 年 10 月	宫腔镜检查	术中见子宫颈管内口下方有 2.0 cm×1.5 cm 糟脆组织，切除后送病理。回报：（子宫腔及子宫颈）子宫内膜复杂性增生伴不典型增生，可见鳞状上皮化生，局灶可见坏死。免疫组化染色结果符合低度恶性潜能不典型腺肌瘤性息肉	北京协和医院会诊，病理提示：子宫内膜不典型腺肌瘤样息肉，其中腺体呈中重度不典型增生，有灶性癌变
醋酸甲羟孕酮，每次 250 mg，1 次 / 天，共 3 个月			
2010 年 2 月 20 日	宫腔镜检查	（子宫腔）血凝块炎性渗出物及少许破碎子宫内膜组织，间质蜕膜样变，腺体增生扩张	COC 治疗
2010 年 5 月	宫腔镜检查	（子宫左侧壁，子宫粘连带）小块子宫内膜组织及少许平滑肌组织，腺体呈增生期样，个别腺腔扩张，间质呈蜕膜样变	COC 治疗

续表

时间	手术操作	术中情况及病理	特殊处理
2010 年 10 月	门 诊 放 置 LNG-IUS 治疗		放 置 LNG-IUS 后月经未来潮，间断少量阴道出血
2015 年 2 月	宫腔镜检查 + 取 LNG-IUS 术	少许子宫内膜组织，局灶间质蜕膜样变	患者有生育要求，遂取出 LNG-IUS

取出 LNG-IUS 后 2 个月月经未来潮，口服地屈孕酮，每次 10 mg，1 次 / 天，×10 天，共 2 个月，期间月经按时来潮。后使用中药调整月经 10 个月。自述月经尚规则。期间未避孕，未孕，遂口服氯米芬，每次 50 mg，1 次 / 天，共 5 天，以促排卵。于外院促排卵 3 个周期失败，促排卵过程中再次阴道不规则出血

2016 年 10 月因不孕于我院生殖医学科就诊。彩超提示子宫腔内多个不均质中等回声团，最大直径 0.6 cm

| 2006 年 10 月 | 宫腔镜检查 | 子宫内膜复杂性不典型增生伴桑葚样化生，局灶可疑癌变 | 北京协和医院会诊示：子宫内膜复杂性增生，伴中度不典型增生伴鳞化。考虑复发 |

连续不间断口服醋酸氯地孕酮，每次 160 mg，1 次 / 天，共 3 月。用人绝经促性腺激素（human menopausal gonadotropin，HMG）促排卵。有 6 个卵成熟，取出后均为空卵。促排卵期间有不规则出血

| 2017 年 1 月 | 宫腔镜检查 + 放置 LNG-IUS | 术中见子宫内膜菲薄，轻度充血，无明显赘生物及凸起。双侧输卵管开口可见。术后病理回报：破碎子宫内膜组织，腺体分泌衰竭，间质广泛蜕膜样变，可见片状变性出血 | |

放置 LNG-IUS 后 3 个月患者出现腹痛

| 2017 年 4 月 | 宫腔镜检查 | 术中发现 LNG-IUS 扭转 180°，予调整后腹痛缓解 | |

建议带 LNG-IUS 促排卵，后患者失访。

确定诊断：异常子宫出血（AUB-M）。

（朱　晔　杨　欣）

点评：子宫不典型息肉样腺肌瘤（atypical polypoid adenomyoma，APA）是一类比较少见的子宫腔内局灶性、息肉样病变，好发于育龄期女性，少部分为绝经后患者。APA 绝大部分病例预后良好，但仍有 8.8% 的患者可发展或合并存在子宫内膜癌。APA 目前病因不明确，多数认为与雌激素升高有关。

该患者平素月经欠规律。这是子宫内膜增生病变的高危因素。患者口服醋酸氯地孕

酮、地屈孕酮并放置 LNG-IUS 后内膜可逆转，对孕激素保守治疗效果好。但患者要求备孕取出 LNG-IUS 后不能自然妊娠，故服中药调整月经 10 个月。因不排卵导致子宫内膜病变复发，故建议患者带 LNG-IUS 促排卵。子宫内膜增生患者在停止孕激素治疗后出现月经不规律、无排卵，子宫内膜增生复发的风险明显升高，自然受孕率低，因此，应推荐患者积极采取辅助生育技术。

（杨　欣　朱　晔）

病例 7

基本信息

案例类型：AUB-M（子宫内膜不典型增生 +LNG-IUS）。

就诊日期：2011 年 12 月 11 日。

就诊年龄：33 岁。

主诉：阴道不规则出血 1 个月。

现病史：患者平素月经不规律，7/30 ～ 90 天，经量中等，无痛经。LMP 2011 年 11 月 9 日，1 个月前阴道不规则出血，淋漓不尽，呈暗红色，量少。为求进一步诊治入院。

既往史：4 年前因异位妊娠行腹腔镜保守手术治疗。2 年半前因继发不孕行宫、腹腔镜联合手术。1 年前诊断"PCOS"，口服炔雌醇环丙孕酮（达英 -35）治疗等治疗。否认原发性高血压和糖尿病等慢性疾病史，否认血液系统疾病史，无输血史，无食物和药物过敏史。

月经及婚育史：13 岁月经初潮，7/30 ～ 90 天，经量中等，无痛经，LMP 2011 年 11 月 9 日。G2P1，4 年前异位妊娠 1 次。1 年半前促排卵后妊娠并足月顺产 1 子，生育后未哺乳，1 个月后恢复月经。

个人及家族史：无特殊。

入院查体：T 36.1 ℃，P 80 次 / 分，R 18 次 / 分，BP 122/78 mmHg。发育正常，营养良好，体型中等，毛发分布正常。心、肺听诊未闻及异常。腹部平坦，未触及包块，无压痛。

妇科检查：外阴（−）。阴道畅。子宫颈光滑。子宫前位，经产大小，质中，活动好，无压痛。双侧附件（−）。

辅助检查：妇科 B 超示子宫正常大小，子宫内膜增厚约 1.5 cm。

诊断思路及鉴别诊断

（1）病例特点：育龄期女性，为 PCOS 患者，有不孕症病史，经治疗后分娩，1 个月前出现不规则阴道流血至今。B 超提示子宫内膜增厚。

（2）鉴别诊断：① AUB 的其他类型；②生殖道炎症。

初步诊断：① AUB-M，子宫内膜增生；②子宫腺肌病。

治疗经过：入院后完善相关检查，行宫腔镜诊刮手术。病理提示：子宫内膜单纯性增生，局灶不典型增生。建议患者切除子宫。患者要求保留子宫，遂用药物保守治疗。予以子宫腔放置 LNG-IUS，嘱其术后密切随访。

随访：放置 LNG-IUS 3 个月后患者闭经。放置 3 个月后再次行诊刮手术。诊刮时内膜菲薄、量少。病理示萎缩性子宫内膜。患者放置 LNG-IUS 5 年，期间无不规则阴道出血。放置 5 年后更换 LNG-IUS，同时行诊刮术。病理示萎缩性子宫内膜。继续放置 LNG-IUS 以抑制子宫内膜增生。

确定诊断：①异常子宫出血（AUB-M）；②子宫腺肌病。

（陈灿明）

点评：稀发排卵、PCOS、肥胖、原发性高血压和糖尿病等都是子宫内膜癌的高危人群。对于有类似病史的患者，应高度警惕内膜病变的风险。本例患者在无生育要求时诊断 PCOS，连续口服短效复方避孕药达英 -35 对抑制内膜增生以及降低子宫内膜癌是有益的。2018 年《美国医学会杂志》（*Journal of the American Medical Association*，JAMA）上发表的关于 COC 使用的远期获益中特别提到了 COC 连续使用可以明显降低子宫内膜癌风险。本例患者在完成生育后没有哺乳，未能通过服用药物良好地控制子宫内膜增生。患者应在产后 6 周后放置 LNG-IUS，也可以定期后半周期口服孕激素，以控制月经，以及减少由稀发排卵造成的内膜增生。在 2011 年诊刮病理出现局灶不典型增生后，根据患者年龄以及新诊治指南的建议，应首选药物治疗，而且推荐使用 LNG-IUS 作为一线治疗。本例患者在放置 LNG-IUS 后再次诊刮评估内膜转化良好，可以长期应用。

通过这个病例，特别提出子宫内膜癌与 PCOS 存在诸多相同的风险因子，包括肥胖、高胰岛素血症、糖尿病和阴道异常出血等。子宫内膜不典型增生存在潜在恶性以及进展为癌的风险，因此，对于高龄无生育要求的患者，应行手术切除全子宫。如确要保留子宫，保留生育功能，英国皇家妇产科医师学院（RCOG）和英国妇科内镜学会（BSGE）2016 年关于子宫内膜增生管理指南首选的保守治疗应为 LNG-IUS，其次为口服孕激素。

（王 威）

病例 8

基本信息

案例类型：AUB-O（子宫内膜复杂性增生）。

就诊日期：2017 年 7 月 20 日。

就诊年龄：47 岁。

主诉：阴道不规则出血 2 个半月。

现病史：患者平素月经规律，5/40 天，经量中等，无痛经。2 个半月前无明显诱因出现阴道不规则出血，暗红色，量时多时少。量多时如月经量，伴血块，量少时淋漓出血。无头晕和心悸，曾于当地医院就诊，给予葆宫止血颗粒、黄体酮胶囊、康妇炎胶囊及口服抗生素治疗，症状无明显缓解。1 天前查妇科彩超，示子宫肥大，子宫内膜增厚 1.5 cm，回声不均，双侧附件未见明显异常。现为求进一步治疗收入院。

既往史：原发性高血压 14 年，最高血压达 200/110 mmHg，口服"降压 0 号"和尼莫地平，血压控制在 140/90 mmHg。患者患有抑郁症 10 年，口服米氮平、氢溴酸西酞普兰、劳拉西泮、枸橼酸坦度螺酮和氯硝西泮治疗。否认冠心病及糖尿病等病史，否认血液系统病史，无手术或输血史，无药物和食物过敏史。

月经及婚育史：13 岁月经初潮，5/40 天，经量中等，无痛经，LMP 2017 年 6 月 20 日。G1P1，23 年前顺产 1 子，工具避孕。

个人及家族史：无特殊。

入院查体：T 36.6 ℃，P 66 次/分，R 16 次/分，BP 120/70 mmHg。发育正常，营养良好。心、肺听诊未闻及异常。腹平坦，腹部未触及包块，无压痛。

妇科检查：外阴（-）。阴道畅，可见少许暗红色血。子宫颈轻度糜烂肥大，子宫颈 11 点处可见一直径约 0.5 cm 大小的赘生物，呈肉红色，无接触性出血。子宫前位，增大如孕 2 个月大小，质硬、活动好，无压痛。双侧附件（-）。

辅助检查

（1）妇科 B 超：子宫肥大，子宫内膜增厚 1.5 cm，回声不均，双侧附件未见明显异常。

（2）血常规正常，血 HCG（-）。

诊断思路及鉴别诊断

（1）病例特点：围绝经期女性，既往有原发性高血压，近期出现阴道不规则出血，B 超提示内膜增厚。

（2）鉴别诊断：① AUB 的其他类型；②子宫内膜癌；③子宫颈癌。

初步诊断：①异常子宫出血（AUB-M？ AUB-O？）；②子宫颈赘生物；③原发性高血压 3 级；④抑郁症。

治疗经过：入院后完善相关实验室检查后行宫腔镜检查。术中见子宫内膜增厚呈蜂窝状，局部血供丰富，双侧输卵管开口可见。全面刮宫后子宫腔形态良好，内膜组织全部送检。病理回报：子宫内膜单纯性增生，局灶复杂性增生。

本病例考虑可予高效孕激素治疗后宫腔镜随诊，但因患者高龄且合并症多，故不适宜。放置 LNG-IUS 后定期宫腔镜随诊。

确定诊断：① AUB（AUB-O）；②子宫颈赘生物；③原发性高血压 3 级；④抑郁症。

（刘少霞）

点评：患者 47 岁，处于围绝经期。由于卵巢功能下降，出现排卵异常，容易出现 AUB。患者不规则阴道出血 2 个月余。从现病史和辅助检查的临床资料来看诊断 AUB-O，但是结合患者的既往史，患者合并原发性高血压 14 年，虽然用药物控制血压，但并不满意。高血压是子宫内膜病变的高危因素。患者同时还患有抑郁症等，每天口服大量抗抑郁药物，容易导致肝功能受损。该患者病理示内膜病变为单纯性增生，局灶复杂性增生，首选药物治疗。按照复杂性增生，药物选择首选高效孕激素；而按照单纯性增生，可以选择接近天然孕激素后半周期口服，以转化内膜。然而，选择口服药物治疗有增加肝负担，以及影响肝功能的风险，而且大剂量孕激素对血压和血脂有不良影响，并增加血栓风险。本例患者已经无生育要求，可选择放置 LNG-IUS，以抑制子宫内膜增生。LNG-IUS 有对全身及心血管系统影响小和长效等优势。无论选择口服药物还是放置 LNG-IUS，均应在治疗后半年复查宫腔镜＋诊刮术以重新评估子宫内膜情况。

（王 威）

病例 9

基本信息

案例类型：AUB-O（子宫内膜复杂性增生）。

就诊日期：2017 年 8 月 25 日。

就诊年龄：46 岁。

主诉：反复月经过多及经期延长 3 年。

现病史：患者平素月经规律，5/30 天，经量中等，无痛经。3 年前无明显原因月经量增多，伴大血块，月经前 5 天每日须用 6 片夜用卫生巾，且卫生巾全湿。月经期延长达 10 余天。口服止血药及中成药治疗无好转。2 年前曾行诊刮术。病理检查报告为子宫内膜复杂性增生。曾口服妇康片治疗 1 个月（具体不详）。诊刮后月经量曾较前减少，但近半年又明显增多。月经前 4 天每日须用 5 片夜用卫生巾，且卫生巾全湿。有血块，无头晕或黑蒙。为求进一步诊治入院。

既往史：有癫痫病史 30 余年，口服抗癫痫药至今（具体不详）。否认原发性高血压和糖尿病等慢性疾病史，否认血液系统疾病史，无输血史或手术史，无食物和药物过敏史。

月经及婚育史：13 岁月经初潮，5/30 天，经量中等，无痛经，LMP 2017 年 8 月 13 日。G2P1，19 年前足月顺产 1 子，12 年前人工流产 1 次。工具避孕。

个人及家族史：无特殊。

入院查体：T 36.4 ℃，P 72 次 / 分，R 17 次 / 分，BP 116/66 mmHg。身高 160 cm，体重 80 kg，体重指数 31.3 kg/m²。发育正常，体型肥胖。心、肺听诊未闻及异常。腹平坦，腹部未触及包块，无压痛。

妇科检查：外阴皮肤呈慢性炎症及苔藓样改变，阴道畅，有多量血污。子宫颈光滑。子宫前位，增大如孕 9 周，质中，活动好，无压痛。双侧附件（−）。

辅助检查

（1）妇科 B 超：子宫增大，7.8 cm×7.1 cm×6.4 cm，子宫内膜增厚，回声欠均匀。

（2）血常规、血脂、血糖及肝、肾功能均正常。

诊断思路及鉴别诊断

（1）病例特点：中年女性，年龄大于 40 岁，肥胖，月经增多，经期延长 3 年，诊刮病理提示子宫内膜复杂性增生。

（2）鉴别诊断：①AUB-M；②子宫内膜癌；③子宫内膜不典型增生。

初步诊断：①AUB-O，无不典型增生的子宫内膜增生；②肥胖。

治疗经过：入院后完善相关检查，行宫腔镜检查，探子宫腔 9.5 cm。子宫过度前屈，扩宫较困难，子宫腔宽大，子宫内膜厚，未见息肉。内膜病理结果：复杂性子宫内膜增生。后放置 LNG-IUS，定期随诊。

确定诊断：① AUB（AUB-O）；②肥胖。

（吕玉璇）

点评：本例患者为中年女性，年龄＞45岁；肥胖，体重指数＞30 kg/m²；诊刮后月经量曾较前减少，近半年月经量增多，说明一次性诊刮不能永久性地解决月经过多及不规则出血的问题。再次通过病理明确诊断：复杂性子宫内膜增生；相当于不伴细胞不典型性的子宫内膜增生。治疗首选口服或子宫局部孕激素治疗。本例患者年龄大，肥胖，有血栓高风险，不宜使用 COC 及大剂量人工合成高效孕激素口服，应首选子宫内放置 LNG-IUS。可应用孕激素以抑制子宫内膜生长。如果患者的子宫较大，子宫腔深大于 12 cm，放置 LNG-IUS 有可能有较高的脱落风险，可以酌情考虑先肌内注射 GnRH-a 2～3次，待子宫缩小、子宫内膜充分抑制后再放置 LNG-IUS。放 LNG-IUS 后每半年行宫腔镜检查，并取子宫内膜活检。如连续2次未发现子宫内膜不典型增生或癌，子宫内膜增生逆转，可继续放置 LNG-IUS 至绝经期。LNG-IUS 含有左炔诺孕酮缓释剂，是高效孕酮。将其置于子宫内，子宫内膜局部左炔诺孕酮的含量较高，直接抑制子宫内膜增生，而吸收到血液里的药物浓度低，可减少对全身代谢的影响。对于围绝经期子宫内膜不伴细胞不典型性的女性，可以首先考虑使用 LNG-IUS 抑制子宫内膜增生，以长期保护子宫内膜，使其平稳过渡到绝经期。

（王 威）

参考文献

[1] Kurman RJ，Kaminski PF，Norris HJ．The behavior of endometrial hyperplasia．A long-term study of "untreated" hyperplasia in 170 patients．Cancer，1985，56：403-412．

[2] Cancer Research UK．Uterine cancer incidence statistics．Uterine cancer incidence by UK region．[2015-11-25][2018-10-20] http：//www．cancerresearchuk．org/health-professional/cancer-statistics/statistics-by-cancer-type/uterine-cancer/incidence#heading-Zero．

[3] Bobrowska K，Kamiński P，Cyganek A，et al．High rate of endometrial hyperplasia in renal transplanted women．Transplant Proc，2006，38：177-179．

[4] 中华医学会妇产科分会妇科内分泌学组．异常子宫出血诊断与治疗指南．中华妇产科杂志，2014，49（11）：801-805．

[5] Pashov AI，Tskhay VB，Ionouchene SV．The combined GnRHagonist and intrauterine levonorgestrel-releasing system treatment of complicated atypical hyperplasia and endometrial cancer：a pilot study．Gynecol Endocrinol，2012，28：559-561．

[6] Kurman R，Carcangiu M，Herrington C，et al．World Health Organisation Classification of Tumors of Female Reproductive Organs．4th ed，Lyon France：Inernational Agency for Researsh on Cancer（IARC）Press，2014.

[7] Kane SE，Hecht JL．Endometrial intraepithelial neoplasia terminology in practice：

4-year experience at a single institution. Int J Gynecol Pathol，2012，31：160-165.

[8] Committee on Gynecologic Practice. Society of Gynecologic Oncology. The American College of Obstetricians and Gyneicologists Committee Opinion no. 631. Endometrial intraepithelial neoplasia. Obstet Gynecol，2015，125：1272-1278.

[9] 葛秦生. 子宫内膜增生. 生殖医学杂志，2003，12：317-320.

[10] Gunderson CC，Fader AN，Carson KA，et al. Oncologic and reproductive outcomes with progestin therapy in women with endometrial hyperplasia and grade 1 adenocarcinoma：a systematic review. Gynecol Oncol，2012，125：477-482.

[11] 曹冬焱，俞梅，杨佳欣，等. 大剂量孕激素治疗早期子宫内膜癌及子宫内膜重度不典型增生患者的妊娠结局及相关因素分析. 中华妇产科杂志，2013，48：519-522.

[12] Ohyagi-Hara C，Saeada K，Aki I，et al. Efficacies and pregnant outcomes of fertility-sparing treatment with medroxyprogesterone acetate for endometrioid adenocarcinoma and complex atypical hyperplasia：our experience and a review of the literature. Arch Gynecol Obstet，2015，291：151-157.

[13] 辅助生殖技术中异常子宫内膜诊疗的中国专家共识. 生殖医学杂志，2018，27（11）：1057-1064.

[14] Gallos ID，Alazzam M，Clark T，et al. RCOG Green-top Guidline No. 67，Management of endometrial hyperplasia ［EB/OL］. ［2016-08-09］［2017-03-08］www. rcog. org. uk/globalassets/documents/guidelines/greentop-guidelines/gtg_67_endometrial_hyperplasia.

[15] 全国卫生产业企业管理协会妇幼健康产业分会生殖内分泌学组. 中国子宫内膜增生诊疗共识. 生殖医学杂志，2017，26（10）：957-960.

[16] Fan Z，Li H，Hu R，et al. Fertility-preserving treatment in young women with grade 1 presumed stage IA endometrial adenocarcinoma：a meta-analysis. Int J Gynecol Cancer，2017，28（2）：1.

[17] Chen M，Jin Y，Li Y，et al. Oncologic and reproductive outcomes after fertility-sparing management with oral progestin for women with complex endometrial hyperplasia and endometrial cancer. Int J Gynecol Obstet，2016，132（1）：34-38.

[18] Penner KR，Dorigo O，Aoyama C，et al. Predictors of resolution of complex atypical hyperplasia or grade 1 endometrial adenocarcinoma in premenopausal women treated with progestin therapy. Gynecol Oncol，2012，124（3）：542-548.

[19] Weiwei S，Chao W，Zhenbo Z，et al. Conservative therapy with Metformin plus megestrol acetate for endometrial atypical hyperplasia. J Gynecol Oncol，2014，25（3）：214-220.

[20] Mitsuhashi A，Sato Y，Kiyokawa T，et al. Phase II study of medroxyprogesterone acetate plus metformin as a fertility-sparing treatment for atypical endometrial hyperplasia，and endometrial cancer. Ann Oncol，2015，27（2）：262.

[21] Zhou H1，Cao D，Yang J，et al. Gonadotropin-releasing hormone agonist combined

with a levonorgestrel-releasing intrauterine system or letrozole for fertility-preserving treatment of endometrial carcinoma and complex atypical hyperplasia in young women. Int J Gynecol Cancer. 2017, 27 (6): 1178-1182.

[22] Pronin SM, Novikova OV, Andreeva JY, *et al*. Fertility-sparing treatment of early endometrial cancer and complex atypical hyperplasia in young women of childbearing potential. Int J Gynecol Cancer, 2015, 25 (6): 1010-1014.

[23] Wu HM, Wang HS, Huang HY, *et al*. GnRH signaling in intrauterine tissues. Reproduction, 2009, 137 (5): 769-777.

第十一章　全身凝血相关疾病所致异常子宫出血

第一节　概　述

（一）定义

全身凝血相关疾病所致异常子宫出血（AUB-C）是指由于凝血障碍、血小板数量及功能异常、长期使用抗凝药物、血管壁异常性疾病以及其他系统疾病如严重的肝、肾衰竭等导致的 AUB。除原发疾病表现外，可表现为月经过多、经期延长及经间期出血。国外研究表明，大约 13% 的月经过多女性伴有凝血功能障碍[1]。长期异常出血不仅严重影响患者的健康，还可以造成部分患者情绪消极、性生活困难及社交活动障碍，同时对部分家庭带来经济负担，最终使患者的生活质量严重下降。按照 2011 年国际妇产科联盟（FIGO）对于 AUB 的分类，因全身凝血相关疾病所致异常子宫出血（AUB-C）归为非结构异常中的 AUB。

（二）病因与分类

导致 AUB 的全身凝血相关疾病主要包括凝血障碍性疾病、血小板数量及功能异常性疾病、长期使用抗凝药物、血管壁异常性疾病以及其他系统疾病如严重的肝、肾衰竭等五类。

1. 凝血障碍性疾病　凝血障碍性疾病是指凝血因子缺乏或功能异常所致的出血性疾病，临床上常见的如Ⅷ因子缺乏导致的血友病 A、Ⅸ因子缺乏导致的血友病 B、血管性假血友病因子（ron Willebrand factor，vWF）缺乏导致的血管性血友病（von Willebrand disease，vWD）、低纤维蛋白原血症以及各种原因导致的凝血因子缺乏症（如Ⅱ、Ⅳ、Ⅶ及Ⅹ因子缺乏等）。凝血障碍性疾病在 AUB 患者中发病隐匿，发病率较正常人群高，这一特点在青少年中尤为明显[1,2]。如血管性血友病在人群中的发病率为 1%[3]，在 AUB 女性中的发病率为 13%（在 11 项研究中的发病率范围为 5% ~ 24%）[1]，而在青少年 AUB 患者中的发病率为 3% ~ 36%（在 10 项研究中的发病率范围）[2,4]。凝血障碍性疾病主要通过实验室检查来确诊，凝血功能检测异常如凝血酶原时间（prothrombin time，PT）延长 3 s，活化部分凝血酶原时间（activated partial thromboplastin time，APTT）延长 10 s，纤维蛋白原（prothrombin）低于 200 g/L，Ⅷ因子活性测定低于 30%，Ⅸ因子等凝血因子活性减低或缺乏。

2. 血小板数量与功能异常性疾病　可见于由各种原因导致的血小板数量减少性疾病。临床上常见的如特发性血小板减少性紫癜、再生障碍性贫血、各类白血病（急性淋巴细胞白血病和急性髓系白血病）及骨髓增生异常综合征等。这类疾病除了有正常造血细胞减少而引起的出血外，还可以有贫血和感染等全身症状。较为严重的出血性疾病多在青春期以前有严重的出血史，往往在血液科就诊治疗，因 AUB 就诊时多可获得既往诊治病史。实验室检查可表现为血细胞三系减少或仅血小板数量减少（WBC $< 3.5 \times 10^9$/L，Hb < 120 g/L，PLT $< 100 \times 10^9$/L），通过骨髓穿刺往往可以明确诊断。若筛查结果提示血小板数量和形态正常，vWD 检测结果正常，应行血小板聚集释放实验，以排查血小板功能障碍性疾病如血小板无力症等。既往文献报道认为 vWD 是 AUB-C 的首要原因，而且关于 AUB-C 的研究也多集中在 vWD 上。然而，近年来许多学者发现血小板功能异常（23% ~ 53%）是引起 AUB-C 的重要原因[5,6,7]，甚至有些学者认为其发病率较 vWD 更高。其他凝血因子缺乏的发病率为 8% ~ 9%，血小板减少症为 13% ~ 20%[7]。

3．医源性使用抗凝药物所致的 AUB 如血栓性疾病、肾透析或放置心脏支架术后等须终生使用抗凝药物。临床上常用的抗凝药物有：香豆类药物如华法林，抗血小板药物如阿司匹林和肝素。这些药物可通过影响凝血因子合成、抑制血小板聚集以及加速凝血酶失活等不同途径而影响凝血功能。2018 年 FIGO 新的分类把此类 AUB 归属于 AUB-I。

4．血管异常性疾病 如遗传性毛细血管扩张症，此类原因较少见。

5．全身其他系统疾病 如严重肝、肾衰竭以及维生素 K 缺乏等。肝在凝血因子的合成和代谢中起重要作用。当出现严重肝病或肝衰竭时，凝血因子合成障碍，从而导致 AUB。同样，肾衰竭也可通过一系列复杂的机制引起凝血功能障碍，从而导致 AUB。维生素 K 在凝血过程中也起重要作用。当维生素 K 缺乏时，可引起维生素 K 相关的凝血因子合成障碍，从而导致凝血功能障碍，甚至出现自发出血倾向。

第二节　临床表现

AUB-C 除了有原发疾病症状外（见筛查），主要表现为月经过多。如为先天性凝血因子缺乏，多数患者的月经过多症状是从初潮开始的。除了月经过多症状外，也可有经期延长及阴道不规则出血的表现。

第三节　诊　断

由于月经过多是 AUB-C 的主要临床表现，在患者就诊时，应首先判断患者的月经量是否已符合月经过多的诊断标准，然后结合病史、体征和实验室检查做出进一步诊断。此外，临床上若女性患者查体时发现 Hb < 110 g/L，应警惕月经过多的可能性。

（一）高度怀疑出血性疾病的人群（筛查）

详细地咨询病史和全面查体是筛查 AUB 患者是否患有凝血相关疾病的第一步（框 11-1）。对于患有先天性凝血功能障碍性疾病的女性，月经过多往往是第一个临床表现。许多患者第一次就医时通常始于月经初潮。因此，对自月经初潮开始的月经过多以及青少年女性的月经过多，常须要排查是否存在血液系统疾病。

多数患者在就诊前可能存在其他出血的表现，例如：①鼻出血（通常为双侧，持续时间大于 10 min，曾在过去的 1 年中被迫须要填塞或灼烧血管）；②没有损伤的明显青紫（直径＞ 2 cm）；③小伤口出血（见于细小切割伤，出血时间持续大于 5 min）；④口腔或胃肠道无明显解剖病变的出血；⑤拔牙后长时间或过量出血；⑥未预料到的术后出血；⑦卵巢囊肿或卵巢黄体出血，可能伴有排卵期疼痛（称为经间期疼痛）；⑧须要给予输血治疗的出血；⑨产后出血，尤其是延迟性产后出血（发生于产后 24 h）。此外，凝血障碍性疾病多数为遗传性，在问诊时须要注意患者是否存在家族史。

由凝血相关性疾病引起的月经过多通常没有妇科器质性病变相关的体征。部分患者可能发现青紫、瘀斑、瘀点及面色苍白等表现。但如果没有此类表现，也不能排除凝血障碍存在的可能 [8]。

框11-1   筛查AUB-C结构图

标准
（1）初潮起月经过多
（2）具备下述病史中的一条
• 既往产后出血史
• 外科手术后出血
• 牙科操作后出血
（3）下述症状中具备两条或以上
• 每月 1 ～ 2 次瘀伤
• 每月 1 ～ 2 次鼻出血
• 经常牙龈出血
• 有出血倾向家族史

注：如果 1、2 或 3 中任一项是确定的，则代表患者的筛查结果为阳性，考虑进一步进行实验室检查或血液科会诊，以确定是否存在凝血相关性疾病 [9]。

（二）辅助检查

根据流行病学特点和既往研究对血小板功能障碍的忽视，在进行实验室检查时除了重视 vWD 的检测外，更应加强对血小板功能障碍的检测。

须要进行的实验室检测通常包括出血初筛试验及确诊试验（笔者选取临床常见的凝血相关疾病的实验室检测方法）。

1．筛选试验   可大体区分出血性疾病的原因。

（1）全血细胞分析（血常规）中 PLT ＜ 100×10^9/L，血块收缩试验提示收缩不良或不收缩等，则考虑血小板异常性疾病。

（2）凝血分析：APTT 延长 10 s，PT 延长 3 s，凝血酶时间（thrombin time，TT）延长 3 s，纤维蛋白原等检测（血纤维蛋白原小于 200 g/L），考虑凝血功能异常性疾病。长期使用华法林抗凝的患者须检测凝血酶原国际标准化比例（international normalized ratio，INR）。若超出上限值（临床上一般建议控制于 2 ~ 3），则考虑使用抗凝药物过量所致的出血。

（3）出血时间（blood time，BT）延长 > 6 min（Duke 法），毛细血管脆性试验阳性，则考虑血管异常。

2．确诊试验 可以明确诊断。

（1）血小板数量异常：PLT < 100×10^9/L。

（2）血小板功能异常：进行血小板聚集和黏附功能检测，以及直接血小板抗原（GPⅡb/Ⅲa）检测。

（3）凝血异常：内、外源性途径中各种凝血因子检测（常见的如Ⅷ因子活性测定 < 30%，Ⅸ、Ⅻ、Ⅺ、Ⅶ、Ⅴ因子等抗原及活性减低或缺乏），凝血酶抗原及活性测定，纤维蛋白原等检测（FBI < 200 g/L）。

（4）血管异常：血 vWF 抗原测定 < 30% 等。

第四节　治　疗

针对 AUB-C 患者的治疗，应与血液科和其他相关科室共同协商。目的是控制出血，预防或治疗可能存在的贫血，重建正常月经，并提高患者的生活质量。原发疾病应以血液科治疗措施为主，妇科协助控制 AUB。针对 AUB-C 的治疗主要包括药物治疗及手术治疗，一线治疗方案为药物治疗。手术治疗仅在药物治疗无效后考虑，并且应根据患者是否须要保留生育功能进行个体化选择。

（一）药物治疗

药物治疗为 AUB-C 的一线治疗方案，可用于控制急性出血，并长期调控月经。根据证据等级依次推荐为：氨甲环酸、口服避孕药及 LNG-IUS[10]，还可以使用一些特殊的治疗方法，如治疗血管性血友病的去氨加压素。

1．急性出血止血

（1）抗纤溶药物：研究证实，在月经过多女性的月经期内存在纤溶系统的激活。这一过程可加速纤维蛋白凝块的降解，从而造成止血障碍，在子宫内膜脱落时诱发出血。氨甲环酸和氨基己酸是目前常用的抗纤溶药物，可有效地减少近 50% 的月经量[10,11]。抗纤溶类药物仅须要在经期严重出血，经期第 1 ~ 5 天使用，对于急、慢性月经过多患者均有效，也可用于减少术中出血，对于对激素不良反应较重或有妊娠愿望的患者也可尝试使用。其主要不良反应为胃肠道不良反应。

（2）复方口服避孕药（COC）：COC 被认为是控制急性或慢性 AUB 的有效药物[12]。尽管目前针对 AUB-C 患者应用 COC 的研究数据较匮乏，但从现有的文献来看，COC 用于 AUB-C 的止血效果显著。目前 COC 如去氧孕烯炔雌醇（妈富隆）和炔雌醇环丙孕酮（达英 -35）等在急性大出血推荐的剂量是 1 片每 8 h 口服，最大剂量可用至 1 片每 6 h 口服，一般 72 h 内止血。止血后每 3 天减量 1/3，直至 1 片，每日一次维持，建议至少用药 3 个周期。对于 COC 治疗效果不佳的患者，不推荐增加 COC 的剂量。

（3）孕激素类药物：孕激素类药物通过抑制局部血管生成，促进子宫内膜萎缩，最终通过修复转化子宫内膜治疗 AUB。

1）口服孕激素：对于急性 AUB 患者，可使用大剂量孕激素，如甲羟孕酮（安宫黄体酮）10～20 mg，每 8 h 一次，血止后每 3 天减量 1/3，维持剂量为每日 6～8 mg。炔诺酮片 5 mg，每 8 h 一次口服。血止后每 3 天减量 1/3，直至 1 片 / 日，维持 22 天。维持量为每天 5 mg，每天一次。可显著减少月经量。

2）注射类孕激素：有研究表明醋酸甲羟孕酮（depot medroxyprogesterone acetate，DMPA）可显著减少月经量（87%）[12]。然而，长期应用 DMPA 可以暂时性降低女性的骨密度，轻度增加骨折风险。

（4）去氨加压素（desmopressin，DDAVP）：是一种人工合成的血管加压素类似物，可刺激内皮细胞的 Weibel-Palade 小体通过 cAMP 介导的信号转导通路释放 vWF[13]，可增加Ⅷ因子及 vWF，对血友病 A 及超过 90% 的Ⅰ型 vWD 患者有效。DDVAP 通过两侧鼻孔内各吸入 150 mg（体重 ≤ 50 kg）或 300 mg（体重 > 50 kg）吸入剂或经皮下或静脉注射（0.3 mg/kg）给药。由于其鼻内应用的便捷性，故易于在家里使用。因为其作用主要依赖于内皮的 vWF 储备，因而具有快速耐受性，仅在激素类药物或其他药物治疗无效后，于月经周期严重出血的前 3 天应用。本药单用或与激素类药物联用具有相同的有效性及安全性。常见的不良反应有头痛、潮红、水潴留、恶心和相对少见的低钠血症及癫痫。

（5）凝血因子浓缩物及血小板浓缩物：主要适用于急性出血时药物治疗的辅助治疗或其他治疗无效时，也可用于大量出血时手术前准备。对长期输血小板的患者，因体内可产生自身抗体而导致效果欠佳。对此类患者还可应用重组Ⅶ因子治疗，效果好，但价格昂贵。

2. 长期调控月经　用于长期调控月经的药物有氨甲环酸、口服避孕药、口服孕激素及 LNG-IUS。

（1）LNG-IUS：多项研究发现，对患有凝血障碍的月经过多患者应用 LNG-IUS 时，其疗效较传统治疗效果好，治疗中断可能性低，治疗失败率低[14-16]。现有的研究表明，LNG-IUS 可有效地减少 AUB-C 患者的月经量，是控制 AUB-C 的首要选择[17,18]。LNG-IUS 的主要不良反应有不规则出血及脱环。其脱环的主要原因与月经量过大相关。在置入 LNG-IUS 前先行应用抗纤溶药物等减少经量，可有效地降低脱环率。

（2）非甾体抗炎药（NSAIDs）：尽管研究证实 NSAIDs 类药物可使月经量下降约 40%，但对于出血性疾病或血小板异常性疾病，因其可影响血小板聚集，与其他药物互相作用而影响肝功能和凝血因子的生成，故禁用 NSAIDs 类药物[15]。

（3）INR 的评估与调整：对于血栓性疾病、肾透析或放置心脏支架术后终生使用抗凝药物（华法林）的患者，推荐检查 INR 并且使其维持在正常水平。若 INR 水平正常而出现 AUB，须寻找子宫器质性病变的可能。对使用抗凝剂导致的 AUB 治疗时氨甲环酸或口服避孕药是禁忌的，推荐使用 LNG-IUS[10]。

（二）手术治疗

对于 AUB-C，手术治疗仅用于药物治疗无效且对生育功能无要求的患者，主要包括子宫全切（推荐腹腔镜下或经阴道子宫全切）及子宫内膜消融术如第二代子宫内膜消融技术（热球、微波和射频）或必要时的第一代子宫内膜消融技术（子宫内膜去除术和热球）。

图 11-1 为 AUB-C 治疗流程图。

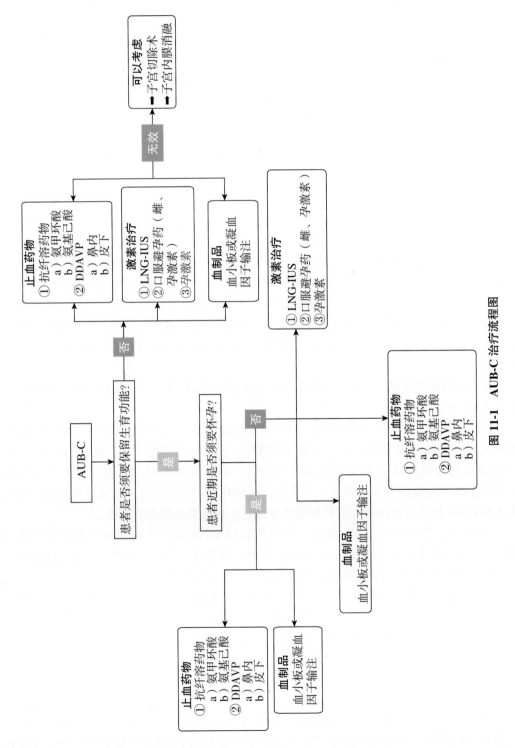

图 11-1 AUB-C 治疗流程图

第五节　病例分析

病例1

基本信息

- 案例类型：AUB-C（血小板无力症）。
- 就诊日期：2014 年 7 月 25 日。
- 就诊年龄：14 岁。

主诉：经量增多，经期延长 5 个月余。

现病史：患者月经初潮 2013 年 12 月，量少，经期持续 3 天自净。2014 年 2 月 10 日为第 2 次月经，量大，每天须用 10^+ 片卫生巾，均浸透，有血块，持续 10 余天，并伴有轻微腹痛及头晕、乏力等症状，就诊于北京儿童医院，给予补液、输红细胞和血小板治疗后，于 2014 年 2 月 20 日转入我科门诊。查血常规：Hb 82 g/L，PLT 340×10^9/L，妇科彩超提示"子宫后位，3.3 cm×3.3 cm×2.5 cm。内膜回声中低不均，厚 0.7 cm"。予口服去氧孕烯炔雌醇（妈富隆）每天 1 片，3 次 / 日，出血减少后逐渐减量至 1 次 / 天，口服共 5 个周期。患者经期缩短，经量较前明显减少，头晕和乏力等症状好转。但近 2 个月来患儿经常漏服妈富隆，导致阴道不规则出血，且家长担心长期口服妈富隆全身不良反应较大，故要求进一步治疗。患儿自患病以来，精神状态差，食欲一般，大小便如常，体重近期无明显变化。

既往史：患儿 2008 年因"鼻出血、呕血"导致失血性休克就诊于北京儿童医院。查血常规 Hb 20 g/L，PLT 344×10^9/L，血小板聚集率减低，诊断为"血小板无力症"。有输血史，否认手术史，无药物过敏史。

月经及婚育史：月经初潮 13 岁，经期 3 天，量少，2014 年 2 月 10 日为第 2 次月经，量大，每天须用 10^+ 片卫生巾，均浸透，有血块，持续 10 余天。未婚，G0P0，无性生活。

个人及家族史：无近亲结婚，余无特殊。

入院查体：T 36.2 ℃，P 80 次 / 分，R 18 次 / 分，BP 118/70 mmHg。发育正常，体型中等，精神差，贫血貌。全身皮肤散在瘀点和瘀斑，黏膜苍白。心、肺听诊未闻及异常。腹平坦，腹部未触及包块，无压痛。肛诊：子宫前位，正常大小，表面光滑，无压痛，活动可。双侧附件（-）。

辅助检查

（1）妇科彩超：子宫后位，3.3 cm×3.3 cm×2.5 cm，表面平，回声不均，内膜回声中低不均，厚 0.7 cm，双附件未见异常。

（2）血常规：Hb 102 g/L，PLT 340×10^9/L。尿 HCG（-）。肝、肾及凝血功能均未见异常。

初步诊断：①凝血障碍性异常子宫出血（AUB-C）；②血小板无力症；③轻度贫血。

病例2

基本信息

- 案例类型：AUB-C（血小板无力症）。

- 就诊日期：2010 年 7 月 13 日。
- 就诊年龄：15 岁。

主诉：月经过多 1 年余。

现病史：患儿平素月经不规律，8 ~ 10/30 ~ 60 天，量多，不能自净。月经期须多次输血小板和红细胞方能止血。LMP 2010 年 3 月 15 日，此次月经量较前明显增多。就诊于当地医院。查 Hb 30 ~ 40 g/L，予口服妈富隆，每次 1 片，3 次 / 天治疗，出血减少后逐渐减量为每次 1 片、1 次 / 天维持，共 3 个周期。出血减少，贫血症状有所改善。近 1 个月来，患儿因经常漏服药物而出现阴道不规则出血，且家长担心长期口服避孕药全身不良反应大，就诊于我院门诊，要求行全子宫全切术。患儿自患病以来，精神状态差，食欲一般，大小便如常，体重近期无明显变化。

既往史：患儿自出生后便有脐带出血，全身皮肤紫癜和瘀斑。5 岁时因严重鼻出血于当地医院入院输血治疗（具体不详），经检查于当地医院确诊为血小板无力症。否认手术史，无药物过敏史。

月经及婚育史：初潮 13 岁，8 ~ 10/30 ~ 60 天，LMP 2010 年 3 月 15 日。未婚，G0P0，无性生活史。

个人及家族史：无近亲结婚，余无特殊。

入院查体：生命体征平稳，贫血貌，全身皮肤散在瘀点和瘀斑。腹软，轻压痛，无反跳痛。肛诊：外阴（−）。子宫前位，正常大小，无压痛，活动好。双侧附件（−）。

辅助检查

（1）妇科彩超：子宫后位，4.5 cm×4.5 cm×3.0 cm，表面平，回声不均，内膜回声中低不均，厚 0.6 cm，双侧附件未见异常。

（2）血常规：WBC $5.0×10^9$/L，Hb 79 g/L，PLT $155×10^9$/L。尿 HCG 阴性。肝、肾及凝血功能均未见异常。

初步诊断：①凝血障碍性异常子宫出血（AUB-C）；②血小板无力症；③中度贫血。

诊断思路及鉴别诊断

（1）病例特点：前两例均为青少年女性患者。自月经初潮起便出现严重月经过多，甚至导致重度贫血及失血性休克。查体可见皮肤瘀点和瘀斑。辅助检查示血小板数量及凝血功能正常，但血小板聚集率减低。既往有出血病史（鼻出血、呕血及出生后脐带出血），血液科已诊断为血小板无力症。

（2）鉴别诊断：① AUB 的其他类型；②生殖道恶性肿瘤；③妊娠相关的异常出血；④生殖道炎症。

治疗：对于 AUB-C 的治疗，强调多学科协作，尤其是与血液科的协作。目的是控制出血，预防或纠正贫血，重建正常月经，提高患者的生活质量。原发疾病以血液科治疗为主，妇科协助控制月经出血。药物治疗是一线治疗方案，根据国际指南证据等级依次推荐为：抗纤溶药物、口服避孕药和 LNG-IUS。对于药物治疗无效、且无生育需求的患者，还可以考虑手术治疗，包括子宫全切术及子宫内膜消融术。对于这 2 例患者的治疗方案可以分为两步走，首先是紧急止血，其次是长期调控月经。

紧急止血：当患者出现危及生命的急性大出血时，首先给予输血、血小板对症支持治疗，同时予 COC 控制月经。2 例患者均予口服妈富隆治疗，在急性出血期每次 1 片，

3 次 / 天，出血停止后，每 3 天减量 1/3，往后每天 1 次，每次 1 片维持。第 1 例患者共口服 5 个周期，第 2 例患者共口服 3 个周期，止血效果好。

长期控制月经：尽管口服避孕药用于调控月经效果良好，但对于年龄小、依从性差的患者，使用 COC 作为长期调控月经的方案患者难以坚持。这 2 例患儿也因为经常漏服药物而出现阴道不规则出血。在充分交代病情后尝试予宫内放置 LNG-IUS 治疗。经长期随访，第 2 例患者放环后长期闭经，偶尔出现少量阴道出血，且已于 2015 年更换第二枚 LNG-IUS，且闭经至今，贫血均得到改善，生长发育良好。

（陆美秋　杨　欣）

点评：血小板无力症是一种少见的常染色体隐性遗传性疾病，发病率约为 1/100 万，主要是由于血小板膜受体 GPⅡb/ Ⅲa 质或量的缺陷导致血小板功能障碍。表现为血小板聚合不良甚至不聚合，而血小板数量及血小板形态正常。血小板无力症患者多有出血倾向，常表现为皮肤和黏膜瘀点、瘀斑、鼻出血及牙龈出血等。患者发病年龄小，自幼反复出血，女性患者多自月经初潮起就出现严重月经过多的症状。针对血小板无力症引起月经过多的治疗主要分为保守治疗和手术治疗。保守治疗主要包括应用抗纤溶药物、激素治疗（口服避孕药及 LNG-IUS 等）和对症支持治疗（红细胞及血小板输注、rFⅦa）。手术治疗主要用于保守治疗失败的患者，包括子宫内膜消融术甚至子宫全切术。上述 2 例病例特点均为青少年女性患者，于月经初潮起就出现严重的月经过多伴中重度贫血，口服避孕药止血效果好，但因患者年龄偏小，依从性差，经常漏服药物，导致反复阴道不规则出血，甚至要求切除子宫。我们尝试予 LNG-IUS 控制月经，患者的全身不良反应小，依从性高。经长期随访，这 2 例患者均长期闭经，偶尔出现少量阴道出血，治疗成功。当接诊严重月经过多及以急性大出血为主诉就诊的患者时，首先应详细询问病史。如患者为青少年女性，自月经初潮起就出现严重的月经过多，我们往往要考虑到有 AUB-C 的可能性。通过进行完善的辅助检查，发现血小板数量、形态及凝血功能均正常时，往往还须要进行血小板聚集率的检查，以排除血小板无力症的可能性。

（杨　欣）

病例 3

基本信息：
- 案例类型：AUB-C（骨髓增生异常综合征 + 药物治疗失败）。
- 就诊日期：2017 年 3 月 30 日。
- 就诊年龄：37 岁。

主诉：确诊骨髓增生异常综合征 14 年，不规则阴道出血 5 个月。

现病史：患者既往月经规律，8/28 天，经量较多，无痛经。14 年前怀孕后因发现全血细胞减少，于我院确诊为"骨髓增生异常综合征"，使用氨肽素治疗，未见明显好转，后未规律治疗。平素 Hb 维持在 30 ～ 80 g/L，PLT 维持在 20 ～ 40×10⁹/L。5 个月前开始出现经量增多和经期延长。前 8 天月经量偏多，每天用 5 片卫生巾，后 10 天表现为淋漓出血。于当地医院查 Hb 28 g/L，PLT 低（具体不详），予输注红细胞、血浆和血小板和口服止血药物后出血停止。此后每月均出现月经量多，经后淋漓出血，PLT < 20×10⁹/L。当地医院给予输血及口服妈富隆治疗未见明显好转。3 个月前患者阴道出血再次增多，自行调整药物剂量至每次 1 片，每 6 h 1 次，2 天后出血停止，后自行逐渐减量至妈富隆每次 1 片，1 次 / 天。6 天前再次阴道大量出血。门诊以"阴道不规则出血（原因待查）"收入我院。患者自发病以来，无白带异常、腹痛或触及腹部包块。患者精神、食欲好，睡眠可，大、小便未见异常，身高 156 cm，体重 64 kg。

既往史：平素身体一般。确诊"骨髓增生异常综合征"14 年，查基因发现 *BCOR* 基因突变，无手术史，有血制品输注史。

月经及婚育史：月经初潮 14 岁，月经规律，8/28 天，经量较多，无痛经，LMP 2017 年 2 月 24 日。24 岁结婚，G3P2，分别于 2003 年及 2007 年因血小板过低予输血后行剖宫产术，无产后出血史。人工流产 1 次。家庭和睦，配偶体健，子女体健。

个人及家族史：无家族性遗传病史。

入院查体：T 36.8 ℃，P 74 次 / 分，R 18 次 / 分，BP 120/70 mmHg。发育正常，体型中等，精神差，贫血貌。皮肤、黏膜苍白。心、肺听诊未闻及异常。腹平坦，腹部未触及包块，无压痛。

妇科检查：外阴（–）。阴道畅，黏膜光滑，可见暗红色血迹，中量，可见血块。清除血迹及血块后，见出血来自子宫腔。子宫颈正常大小，光滑。子宫前位，正常大小，表面光滑，无压痛，活动可。双侧附件（–）。

辅助检查

（1）妇科彩超（2017 年 3 月 16 日）：TVS 示子宫前位，5.9 cm×6.0 cm×6.0 cm，表面不平，回声不均，后壁下段低回声结节 0.9 cm，内膜不均，厚 1.0 cm。双侧卵巢（–），盆腔游离液（–）。CDFI 示子宫血流信号增多，子宫动脉 RI 0.84，PI 2.58，结节周边血流信号 RI 0.72，PI 1.13，内膜未见明显血流信号。结论：子宫肌瘤，内膜不均。

（2）血常规（2017 年 3 月 30 日）：RBC 1.68×10¹²/L，WBC 3.20×10⁹/L，Hb 60.0 g/L，PLT 24×10⁹/L。尿 HCG（–）。肝、肾及凝血功能均未见异常。

诊断思路

（1）病例特点：育龄期女性，经期延长，经量增多，重度贫血，有骨髓增生异常综合征病史。

（2）鉴别诊断：① AUB 的其他类型；②妊娠相关的阴道出血；③生殖道恶性肿瘤；④生殖道炎症。

初步诊断：①异常子宫出血（AUB-C）；②中度贫血；③骨髓增生异常综合征；④剖宫产史。

手术治疗：入院后完善相关检查，积极纠正贫血后（输注血小板），于 2017 年 3 月 31 日行宫腔镜检查 + 宫腔镜下子宫内膜活检术。术后病理示子宫内膜间质蜕膜样变，腺体小，上皮呈立方样，间质淋巴细胞及浆细胞浸润，另见坏死组织及炎性渗出物。建议结合临床除外子宫内膜炎。

随访：术后给予患者口服妈富隆，每次 1 片，3 次 / 天。1 个月后（2017 年 4 月）放置 LNG-IUS，并口服妈富隆每次 1 片，3 次 / 天，共 3 个周期后停止口服妈富隆。服药期间偶有少量不规则出血。血常规：RBC $2.82 \times 10^{12}/L$，WBC $2.31 \times 10^9/L$，Hb 67.0 g/L，PLT $42 \times 10^9/L$。妇科彩超提示"单层内膜厚 0.2 cm，子宫腔积血，宫内环下移"。2017 年 8 月（放环后 4^+ 个月）患者再次出现阴道大量出血，每天须用 10 余片卫生巾。予口服妈富隆每次 1 片，3 次/天。服药第 4 天出血仍较多。RBC $1.50 \times 10^{12}/L$，WBC $4.06 \times 10^9/L$，Hb 44.0 g/L，PLT $36 \times 10^9/L$。妇科彩超提示"宫内环脱落"。当地医院予止血和输血治疗后出血量减少，并于 2 个月后（2017 年 10 月）开始给予注射 GnRH-a 3 针。注射期间仍有阴道出血。2018 年 1 月因药物及 LNG-IUS 保守治疗均无效，遂行"子宫内膜消融术"。术后随访至今，偶有极少量出血。

确定诊断：①异常子宫出血（AUB-C）；②中度贫血；③骨髓增生异常综合征；④剖宫产史。

（苏会娜　陆美秋）

点评：此患者为难治性骨髓增生异常综合征，各种药物治疗效果不佳，血小板常年维持在 $50 \times 10^9/L$ 以下。主要症状表现为经期延长、经后淋漓及间断经量增多，为不规则出血的 AUB 形式，AUB-C 诊断明确，出血原因主要为血小板数量减少。

对于 AUB-C 患者，原发疾病应以血液科治疗为主，妇科协助控制 AUB。针对 AUB-C 的妇科治疗主要包括药物治疗及手术治疗。一线治疗方案为药物治疗，手术治疗仅在药物治疗无效后考虑，并且应根据患者是否须要保留生育功能进行个体化选择。此患者在入院前通过口服避孕药控制子宫出血，间断治疗原发病，有一定的疗效，但仍有反复多量出血。来我院后先行宫腔镜手术急性止血，术后放置 LNG-IUS 环，同时重叠给予口服避孕药治疗。出血可控，但未完全控制，放置 4 个月后宫内节育器脱落，药物治疗失败。因患者已生育，无再生育打算，故给予子宫内膜去除术治疗，并获得较好效果。

此患者为 AUB-C 药物治疗失败案例。目前对于 AUB-C 临床特征的国内外研究并不太多，存在证据不足及治疗方案欠统一的现状。但通过总结本院的病例资料与诊治经验发现，对于 PLT 数目减少引起的 AUB 的患者，原发病的 PLT 数目与 AUB-C 药物管理成效相关。而对于 PLT 小于 $50 \times 10^9/L$ 的患者，许多患者应用激素类药物管理月经多数仍能获得良好疗效，但失败率上升。在治疗过程中要注意监测，同时积极治疗原发血液病非常重要。对于 PLT 长期小于 $20 \times 10^9/L$ 甚至小于 $10 \times 10^9/L$ 不能纠正者，药物治疗的失败率很高。如若不能有效地治疗原发病或者不能获得积极的支持治疗，单一靠激素类药物止血疗效不佳。以上患者若出现反复药物治疗失败，可选择手术治疗。子宫内膜去除术常能获得较好的疗效。但须要强调的是，对于 AUB-C 的患者，无论何时，都须要对原发血液疾病进行积极治疗和严密监测。

PLT 数目是否可以作为预测药物治疗失败的指标，直接对 PLT 极低的患者采用二线手术治疗？目前尚无明确证据表明对于 PLT 数目降低引起的 AUB 患者，可以将 PLT 数目作为独立预测治疗失败的指标，仍须要综合考虑患者对原发病治疗的反应、患者的生育要求以及对激素类止血药物的反应等进行判断，仍推荐积极采取充分的药物治疗，同时密切观察。如药物治疗无效，则积极手术治疗。

（赵　旸）

病例 4

基本信息
- 案例类型：AUB-C（再生障碍性贫血）。
- 就诊日期：2018 年 6 月 29 日。
- 就诊年龄：42 岁。

主诉：月经量增多 2 年，阴道不规则出血 1 个月。

现病史：患者既往月经规律，5 ～ 7/26 天，量较多，偶有痛经，LMP 2018 年 5 月 28 日。患者于 4 年前无明显诱因出现闭经 1 年半，后于 2 年前出现阴道不规则出血，周期长短不一，约是平素月经量的 3 倍。口服止血药物（具体不详）后效果欠佳。1 个月前患者再次出现阴道出血，同平素月经量，并持续至今，10 天前就诊于外院，给予输血和口服药物治疗后未见明显好转。现出现头晕、乏力及腰骶部酸痛，至我院急诊就诊。给予达英 -35 2 片，即刻口服后经急诊收入院治疗。自发病以来，精神、食欲及睡眠欠佳，大、小便正常。

既往史：36 年前于青海大学附属医院确诊为"再生障碍性贫血"，现口服"康力龙"及中成药物治疗。6 年前确诊为丙型肝炎，现无特殊治疗。1 年前确诊为 2 型糖尿病，间断口服"二甲双胍"。血糖控制可，现自行停药。无结核病史及其密切接触史，无手术史、外伤史、血制品输注史及过敏史，预防接种史按计划进行。

月经及婚育史：月经初潮 12 岁，5 ～ 7/26 天，经量较多，有痛经，LMP 2018 年 5 月 28 日。31 岁结婚，G2P0，家庭和睦，配偶体健。

个人及家族史：无家族性遗传病史。

入院查体：T 36.8 ℃，P 78 次 / 分，R 18 次 / 分，BP 102/64 mmHg。发育正常，体型中等，精神差，贫血貌。皮肤、黏膜苍白，四肢及躯干皮肤多发瘀点。心、肺听诊未闻及异常。腹平坦，腹部未触及包块，无压痛。

妇科检查：外阴（–）。阴道畅，黏膜光滑，可见陈旧血迹。子宫颈正常大小，轻度糜烂。子宫口可见少量活动性出血，来自子宫腔。子宫前位，正常大小，活动可，轻压痛。双侧附件（–）。

辅助检查

（1）妇科彩超（2018 年 6 月 28 日）：子宫前位，3.3 cm×3.7 cm×2.3 cm，表面平，回声不均，内膜回声中等，厚 0.2 cm。右卵巢（–），内最大囊泡直径 1.6 cm。左卵巢 3.4 cm×3.5 cm×1.9 cm，内非纯囊腔直径 3.4 cm，盆腔游离液 0.6 cm。CDFI 示子宫血供正常，子宫动脉 RI 0.84，PI 1.74。

（2）血常规（2018 年 6 月 28 日）：WBC 1.91，中性粒细胞百分比 56%，中性粒细胞绝对数 $1.07×10^9$/L，RBC $2.25×10^{12}$/L，Hb 75 g/L，PLT $24×10^9$/L。HPV 16 型（+）。TCT 未见异常。尿 HCG（–），肝、肾及凝血功能均未见异常。

诊断思路

（1）病例特点：育龄期女性，月经紊乱，经量增多，中度贫血，有再生障碍性疾病病史。

（2）鉴别诊断：①AUB 的其他类型；②妊娠相关的阴道出血；③生殖道恶性肿瘤；

④生殖道炎症。

初步诊断：①异常子宫出血（AUB-C）；②中度贫血；③再生障碍性贫血；④丙型肝炎携带者；⑤2型糖尿病。

入院诊治：入院后完善相关检查，给予口服达英-35，每次1片，2次/天治疗，以及输血小板、升WBC治疗后，于2018年7月5日放置LNG-IUS。患者阴道出血明显减少，于2018年7月19日出院。

随访经过：患者放置LNG-IUS后继续口服达英-35，每次1片，2次/天治疗，共3个周期。月经量较前明显减少，但淋漓不尽。服药2.5个周期后，患者诉剧烈活动后阴道出血量增加，每日用2片卫生巾。自行停达英-35后改口服炔诺酮5 mg，3次/天治疗，未见明显好转，遂入我院治疗。血常规示：WBC 1.4×10^9/L，Hb 55 g/L，PLT 5×10^9/L。给予吉粒芬300 U皮下注射1次。因无特配PLT，给予输注红细胞和血浆，继续口服炔诺酮，每次5 mg、3次/天治疗。7天后患者阴道出血量减少，逐渐减量至停止口服炔诺酮，准予出院。在院外继续口服止血药氨甲环酸（妥塞敏），每次0.5 g，2次/天。同时血液科给予环孢素，每次3片，2次/天；司坦唑醇片每次2片，2次/天。现患者阴道少量出血，每日用1片卫生巾。

确定诊断：①异常子宫出血（AUB-C）；②中度贫血；③再生障碍性贫血；④丙型肝炎携带者；⑤2型糖尿病。

（苏会娜　陆美秋）

点评：本例患者为难治性再生障碍性贫血，合并急性及慢性AUB。在急性止血后，目前药物治疗长期调控月经初步成功。此患者PLT长期在（5～30）$\times10^9$/L，因经济原因对再生障碍性贫血的治疗并不规律，出血倾向明显。入院时除了阴道大量出血外，还有全身大量瘀斑。如前所述，对于合并血小板数量减少的患者，且PLT数量长期低于20×10^9/L者，因多次输血小板，易产生血小板抗体，故输注血小板难以使血小板数量提升。对于此类患者单纯女性激素类药物治疗的失败率很高。目前在急性止血过程中，药物治疗仍是一线选择，但同时应注意支持治疗的重要性。除了输注相关血液制品外，休息、预防感染及监测重要器官的出血倾向都是重要的支持。对于重症患者，如果忽视了支持治疗，单单依靠女性激素提高剂量止血，效果往往不好。

在长期维持治疗中，对于原发病难以控制的患者，激素管理月经的失败率明显升高，长期密切随访很关键。而且患者有出血情况，原发病情会随时变化。有时仍会突发急性出血。在药物治疗期间应严密监测出血情况。若不能有效地控制出血，可积极进行手术治疗。药物治疗为一线维持治疗方案，可在急性止血后继续口服COC，并选择放置LNG-IUS作为长期调控月经的方案。目前对患者的药物治疗基本初步成功，虽然有不规则间断少量出血，但总体出血量得到了极明显的控制，仍须要长期追访，并注意对原发病的控制管理。

（赵　旸）

病例 5

基本信息

- 案例类型：AUB-C（特发性血小板减少性紫癜）。
- 就诊日期：2018 年 9 月 7 日。
- 就诊年龄：35 岁。

主诉：经期延长及经量增多半年。

现病史：患者平素月经规律，5/30 天，经量中等，偶有痛经，LMP 2018 年 9 月 6 日。近半年出现经期延长，持续 15 天（前 5 天同正常月经量，每天用 5 片卫生巾。后 10 天淋漓出血，每天用 2 片卫生巾）。3 个月前月经来潮后淋漓不尽 2 周，每天用 2 片卫生巾，至我院门诊就诊。查血常规示 WBC 4.55×10^9/L，Hb 124 g/L，PLT 74×10^9/L。妇科彩超提示"子宫腔积血，子宫切口瘢痕憩室"。予口服达英 -35 每次 1 片、1 次 / 天治疗，共 2 个周期后月经恢复正常。

既往史：7 年前于我院确诊为"特发性血小板减少"，平素 PLT 维持在 $(70 \sim 80) \times 10^9$/L。2013 年 12 月及 2016 年 12 月分别行剖宫产术。否认原发性高血压和糖尿病等慢性疾病，无药物过敏史。

月经及婚育史：13 岁月经初潮，月经规律，5/30 天，偶有痛经，LMP 2018 年 9 月 6 日。28 岁结婚，G2P2，分别于 2013 年 12 月和 2016 年 12 月因 PLT 减少行剖宫产分娩，现体健。

个人及家族史：无家族性遗传病史。

入院查体：T 36.5 ℃，P 74 次 / 分，R 18 次 / 分，BP 100/60 mmHg。发育正常，体型中等，精神可。皮肤、黏膜未见瘀点或瘀斑。心、肺听诊未闻及异常。腹平坦，腹部未触及包块，无压痛。

妇科检查：外阴（-）。阴道畅，黏膜光滑。子宫颈肥大。子宫经产大小，质中，活动度好，压痛可疑，双侧附件（-）。

辅助检查

（1）妇科彩超（2018 年 6 月 7 日）：子宫后位，大小 5.2 cm×5.2 cm×4.3 cm，表面光滑，回声不均。单层内膜厚 0.4 cm，子宫腔液性分离厚 0.5 cm。子宫前壁下段剖宫切口处可见子宫腔内凸向浆膜层的边界清晰的与子宫腔相通的无回声区，范围 0.8 cm×1.8 cm ×0.7 cm，距浆膜层最薄处约厚 0.3 cm。双宫旁血管多。双卵巢大小回声正常。子宫后穹隆游离液厚 4.0 cm。结论：子宫腔积血，子宫切口瘢痕憩室？子宫旁充血，盆腔积液。

（2）血常规（2018 年 6 月 7 日）：RBC 4.03×10^{12}/L，WBC 4.55×10^9/L，Hb 124.0 g/L，PLT 74×10^9/L。尿 HCG 阴性。肝、肾及凝血功能均未见异常。

诊断思路

（1）病例特点：育龄期女性，经期延长，经量增多，有特发性血小板减少及剖宫产病史。

（2）鉴别诊断：①AUB 的其他类型；②妊娠相关的阴道出血；③生殖道恶性肿瘤；④生殖道炎症。

初步诊断：①异常子宫出血（AUB-C、AUB-N？）；②剖宫产瘢痕憩室；③特发性血小板减少。

治疗经过：2018 年 6 月 7 日给予达英 -35，每次 1 片，1 次 / 天口服。

随访经过：患者口服达英 -35 后定期随访，并观察月经量。2018 年 6 月之前 PBAC 评分＞ 100 分，2018 年 6 月、7 月仍存在经间期淋漓出血，但出血较前明显减少，PBAC 评分＜ 100 分，2018 年 8 月月经持续 5 天，量中等，PBAC 失血评分 77 分，无经间期出血。

确定诊断：①异常子宫出血（AUB-C）；②剖宫产瘢痕憩室；③特发性血小板减少。

（苏会娜　陆美秋）

点评：本例为特发性 PLT 减少性紫癜患者，表现为慢性 AUB，长期 PLT 数值维持在（70 ～ 80）$\times 10^9$/L，因经期延长、经量增多伴贫血来诊。建议采用女性激素类药物管理月经。根据我院经验总结，PLT 在 80×10^9/L 以下的患者较在 80×10^9/L 以上的患者更需要激素类药物管理月经，且对于＞ 50×10^9/L 的患者往往可获得良好疗效。此患者选择短效 COC 进行初始管理。目前观察 3 个月，出血量逐渐减少，经间期出血停止。

使用激素类药物管理月经，特别是合并血液病的患者，在激素治疗开始前 3 个月往往会出现非预期、不规则出血，此时须要监测原发病和患者的出血量。若出血量不多，原发病控制稳定，建议患者坚持用药。此患者在用 COC 周期性治疗前 2 个月有不规则淋漓出血，量不多。在继续用药的第 3 个月月经周期和经期正常，经量逐渐减少，经间期出血消失，目前继续监测，月经量有望进一步减少。

（赵　旸）

病例 6

基本信息

- 案例类型：AUB-C（极重度再生障碍性贫血药物治疗失败 + 子宫内膜息肉切除术 + 感染中毒性休克死亡）。
- 就诊日期：2018 年 5 月 25 日。
- 就诊年龄：29 岁。

主诉：经期延长及经量增多 7 年，不规则阴道出血 5 个月。

现病史：患者既往月经规律，3/30 天，量中，无痛经。7 年前患者产后月经复潮后经期延长至 10 ～ 18 天（前 8 天月经量偏多，后 10 天表现为淋漓出血），周期正常。经量为平素月经量的 2 倍，有血块。5 年前因皮肤瘀点于天津血液病研究所确诊为"再生障碍性贫血"。近 1 年来每次经期须用止血药物。5 个月前患者出现不规则阴道出血，量时多时少，持续约 2 个月。自行口服妈富隆，每次 1 片，1 ～ 2 次 / 天，经量同平素月经量，不间断淋漓出血。2 个月前阴道出血再次增多，为平素月经量的 2 倍，就诊于我院急诊。实验室检查示 WBC 1.28×10^9/L，Hb 35 g/L，PLT 1×10^9/L。妇科彩超提示"内膜不均，厚 1.2 cm，内有片状不规则中等回声区，范围 1.9 cm×1.8 cm×0.7 cm"。

予醋酸曲普瑞林（达菲林）3.75 mg 皮下注射，静脉三联止血，输血小板，口服妈富隆每次 1 片、2 次 / 天治疗，出血逐渐减停。患者 1 个月前再次出现阴道淋漓出血，同平素月经量，不规律口服妈富隆每次 1 片，1 ~ 2 次 / 天，未见明显好转。1 周前因阴道出血量明显增多，为平素月经量的 2 倍，至我院急诊就诊。血常规示：WBC 0.37×10⁹/L，Hb 31 g/L，PLT 1×10⁹/L。给予三联止血，输血小板，以及口服妈富隆，每次 1 片，4 次 / 天。阴道出血逐渐减少。1 天前因阴道出血量明显增多，为平素月经量的 5 倍，急诊收住我科。实验室检查 WBC 0.23×10⁹/L，Hb 40 g/L，PLT 2×10⁹/L，给予三联止血，输血小板，以及口服妈富隆，每次 1 片，4 次 / 天。出血逐渐减少。

既往史：平素身体一般。无肝炎病史及其密切接触史，无结核病史及其密切接触史，无手术及外伤史，有血制品输注和青霉素过敏史。2010 年无诱因出现皮肤瘀血点及 PLT 降低，药物治疗无效，无症状，未重视。2013 年 8 月于天津血液病研究所诊断为再生障碍性贫血。自诉拟行移植，已排仓。

月经及婚育史：月经初潮 12 岁，平素月经规律，3/30 天，经量中等，无痛经。22 岁结婚，育有 1 子，家庭和睦，配偶体健，子体健。

个人及家族史：无家族性遗传病史。

入院查体：T 36.5 ℃，P 82 次 / 分，R 18 次 / 分，BP 102/71 mmHg。发育正常，体型中等，精神差，贫血貌。皮肤及黏膜苍白。心、肺听诊未闻及异常。腹平坦，腹部未触及包块，无压痛。

妇科检查：外阴（–）。阴道畅，黏膜光滑，有血迹。子宫颈正常大小，光滑，无接触性出血。子宫前位，正常大小，无压痛。双侧附件（–）。

辅助检查

（1）妇科彩超（2018 年 5 月 25 日）：子宫前位，6.3 cm×5.3 cm×5.1 cm，表面平，回声不均。内膜中等不均，厚 1.0 cm，内口开大 1.4 cm。双侧卵巢（–）。盆腔游离液（–）。CDFI 示子宫血流信号正常，子宫动脉 RI 0.95，PI 2.05，内膜血流信号 RI 0.45，PI 0.65。提示内膜不均（宫腔积血？）。

（2）血常规（2018 年 5 月 25 日）：WBC 0.2×10⁹/L，中性粒细胞百分比 21.8%，中性粒细胞绝对数 0.05×10⁹/L，RBC 1.39×10¹²/L，Hb 42 g/L，PLT 10×10⁹/L。

诊断思路

（1）病例特点：育龄期女性，经期延长、经量增多伴重度贫血，有再生障碍性贫血病史。

（2）鉴别诊断：① AUB 的其他类型；②妊娠相关的阴道出血；③ 生殖道恶性肿瘤；④生殖道炎症。

初步诊断：①异常子宫出血（AUB-C）；②重度贫血；③再生障碍性贫血。

入院治疗：患者入院后继续口服妈富隆治疗，每次 1 片，4 次 / 天。4 天后出血未见明显减少，加用口服米非司酮 12.5 mg，每天 1 次，阴道出血减少，同平素月经量。6 天后阴道出血再次明显增多，为平素月经量的 7 倍。实验室检查示 WBC 0.31×10⁹/L，Hb 43 g/L，PLT 1×10⁹/L，再次给予静脉三联止血、输血小板，口服妈富隆每次 1 片，4 次 / 天，米非司酮 12.5 mg、每天 1 次，静脉点滴催产素，肌内注射丙酸睾酮 1 ml，每天 1 次，治疗 3 天后出血未见明显好转。考虑妈富隆治疗无效，逐渐减停妈富隆及丙酸睾酮，继续口服米非司酮，行诊断性刮宫＋水囊压迫止血。放置 24 h 后球囊自行脱落。术后病理示"送检血凝块中可见少许破碎子宫颈黏液腺体，局灶腺上皮伴鳞状上皮化生"。术后 3 天复查妇科彩超提示"内膜回声中低不均，厚 1.4 cm，内掺杂多量强回声"。术后 2 周内阴道持续出血，同平素月经量，考虑米非司酮治疗效果欠佳，遂行子宫内膜去除术＋放置 LNG-IUS。术后 3 天阴道出血减少，停止口服米非司酮，准予出院。院外妇科及血液科随诊，待血象升高后行骨髓移植。

随访：出院后阴道少量褐色分泌物，无特殊不适。2018 年 7 月 8 日患者开始出现发热，就诊于北京协和医院，诊断为粒细胞缺乏，行升 WBC 和抗感染治疗，未见明显好转。2018 年 7 月 11 日于当地医院就诊，示阴道少量褐色分泌物，但因感染中毒性休克治疗无效，于 2018 年 8 月 8 日去世。

确定诊断：①异常子宫出血（AUB-C）；②重度贫血；③再生障碍性贫血。

（苏会娜　陆美秋）

点评：此患者患有极重度再生障碍性贫血，原发病治疗效果差。因长期输 PLT 治疗，体内产生 PLT 抗体，故输注 PLT 效果欠佳，PLT 长期维持在 10×10^9/L 以下，有骨髓移植适应证，但移植失败的风险高。血液科评估治疗过程中风险极大，入院时对患者同时完善骨髓移植前的评估。该患者为年轻女性，已育有一子，同样表现为急性 AUB 和难治性慢性 AUB。治疗初期仍希望保留生育功能，收入院后予对症支持治疗＋药物治疗，但因三系降低明显，从口服避孕药结合非激素类止血药物，到 GnRH-a 和米非司酮的应用，都不能获得完全止血。在住院观察过程中出现反复量多出血。对于此类血小板数目极少、原发病难治的患者，药物管理月经的失败率相当高。在充分用药、密切观察症状及评估药物治疗无效后，须采取手术治疗。经沟通，此患者最终放弃保留生育功能的要求，接受手术治疗建议，实施子宫内膜去除术，出血得到有效控制后出院。但不幸出院后，患者因粒细胞缺乏，且未获得骨髓移植机会，因原发病死亡，确实非常遗憾。

另一方面，如何客观地评价药物治疗无效？在血液病合并阴道急性大出血时，许多患者乃至医生都非常紧张，认为如给予激素类药物治疗 24 h 内出血没有完全停止就认为药物治疗失败，这也走向了另一个极端。据文献报道，在血液病合并阴道出血的患者，因阴道出血致死的病例极为少见，而大部分死因往往是原发血液病或者急性颅内出血。因此，我们在对 AUB-C 患者急性止血时，对严重患者建议入院严密监测，在给予对症支持治疗的同时给予激素类药物后观察出血量，有效者会逐渐减少，3 ～ 7 天后明显减少或完全停止，之后进入维持治疗阶段。在评价药物治疗失败时，也要注意是否充分用药，并且应给予一定的治疗时间。若已充分用药，且一种方案持续 7 天以上仍未得到改善，或在足量用药（COC 每日用量大于 3 片）过程中仍反复有凶险阴道出血，方可判定药物治疗失败。对于慢性维持患者，关于观察多久症状不缓解可判断为药物治疗失败尚无定论，须根据患者的症状具体改善情况、原发血液病的治疗前景、患者的全面身体情况及患者对于治疗的要求等综合判断。一般来说，若在药物维持治疗期间无紧急大量出血发生，观察 3 个月，出血情况较前未见改善，原发病治疗效果不明显者，倾向于药物治疗失败，应综合患者的情况考虑二线治疗。

（赵　旸）

参考文献

[1] Shankar M，Lee CA，Sabin CA *et al*. Von Willebrand disease in women with menorrhagia：a systematic review. BJOG，2004，111（7）：734-740.

[2] Mikhail S，Kouides P. Von Willebrand disease in the pediatric and adolescent population. J Pediatr and Adolesc Gynecol，2010，23（6 Suppl）：S3-10.

[3] Rodeghiero F，Castaman G，Dini E. Epidemiological investigation of the prevalence of von Willebrand's disease. Blood，1987，69（2）：454-459.

[4] VO KT，Grooms L，Klima J，*et al*. Menstrual bleeding patterns and prevalence of bleeding disorders in a multidisciplinary adolescent haematology clinic. Haemophilia，2013，19（1）：71-75.

[5] Seravalli v，Linari S，Peruzzi E，*et al*. Prevalence of hemostatic disorders in adolescents with abnormal uterine bleeding. J Pediatr Adolesc Gynecol，2013，26（5）：285-289.

[6] Mills HL，Abdel-baki MS，Teruya J，*et al*. Platelet function defects in adolescents with heavy menstrual bleeding. Haemophilia，2014，20（2）：249-254.

[7] Philipp CS，Faiz A，Dowling N，*et al*. Age and the prevalence of bleeding disorders in women with menorrhagia. Obstet Gynecol，2005，105（1）：61-66.

[8] Ahuija SP，Herhweck SP. Overview of bleeding disorders in adolescent females with menorrhagia. J Pediatr Adolesc Gynecol，2010，23（6 Suppl）：S15-21.

[9] Whitaker L，Critchley HOD. Abnormal uterine bleeding. Best Pract Res Clin Obstet Gynaecol，2015，34（7）：54-64.

[10] Marret H，Fauconnier A，Chabbert-Buffet N，*et al*. Clinical practice guidelines on menorrhagia：management of abnormal uterine bleeding before menopause. Eur J Obstet Gynecol Reprod Biol，2010，152（2010）：133-137.

[11] American College of Obstetricians and Gynecologists. ACOG committee opinion no. 557：management of acute abnormal uterine bleeding in nonpregnant reproductive-aged women. Obstet Gynecol，2013，121（4）：891-896.

[13] Küçük T，Ertan K. Continuous oral or intramuscular medroxyprogesterone acetate versus the levonorgestrel releasing intrauterine system in the treatment of perimenopausal menorrhagia：a randomized，prospective，controlled clinical trial in female smokers. Clin Exp Obstet Gynecol，2008，35（1）：57-60.

[13] Kaufmann JE，Vischer UM. Cellular mechanisms of the hemostatic effects of desmopressin（DDAVP）. J Thromb Haemost，2003，1（4）：682-689.

[14] Chi C，Huq FY，Kadir RA. Levonorgestrel-releasing intrauterine system for the

management of heavy menstrual bleeding in women with inherited bleeding disorders: long-term follow-up. Contraception, 2011, 83 (3): 242-247.

[15] Pakarinen P, Tovonen J, Luukkainen T. Randomized comparison of levonorgestrel- and copper-releasing intrauterine systems immediately after abortion, with 5 years' follow-up. Contraception, 2003, 68 (1): 31-34.

[16] Lee BS, Ling X, Asif S, *et al*. Levonorgestrel-releasing intrauterine system versus conventional medical therapy for heavy menstrual bleeding in the Asia-Pacific region. Int J Gynaecol Obste, 2013, 121 (1): 24-30.

[17] Kingman CE, Kdir RA, Lee CA, *et al*. The use of levonorgestrel-releasing intrauterine system for treatment of menorrhagia in women with inherited bleeding disorders. BJOG, 2004.

[18] Abeera C, Ayesha MM, Humaira C. Effectiveness and safety of levonorgestrel releasing intrauterine system in treatment of menorrhagia secondary to oral anticoagulations and chronic liver disease. Rawal Med J, 2009, 34 (2): 187-190.

[19] Bradley LD, Gueye NA. The medical management of abnormal uterine bleeding in reproductive-aged women. Am J Obstet Gynecol, 2016, 214 (1): 31-44.

第十二章　排卵障碍相关的异常子宫出血

第一节　概　述

（一）定义

异常子宫出血（AUB）是妇科常见的症状和体征，AUB-O 指因稀发排卵、无排卵及黄体功能不足引起的育龄期女性异常子宫出血，也是育龄期 AUB 的常见类型。AUB-O 是导致女性不孕及贫血的重要原因。如果对其缺乏规范治疗，可能引起子宫内膜增生甚至子宫内膜癌。按照 2011 年国际妇产科联盟（FIGO）制定的 PALM-COEIN 分类系统，AUB-O 是 COEIN 中的一种重要类型。

（二）发病机制

AUB-O 在不同年龄段有不同的发病机制。稀发排卵、无排卵好发于青春期和绝经过渡期。多囊卵巢综合征（PCOS）患者也常常在青春期和性成熟期表现为稀发排卵和无排卵，导致 AUB-O。肥胖、甲状腺功能异常及高催乳素血症等也是性成熟期女性 AUB-O 的常见原因。

由于缺乏孕激素，雌激素持续刺激子宫内膜，容易导致子宫内膜增生、子宫内膜不典型增生，甚至子宫内膜癌。

第二节　临床表现

须排除器质性病变引起的 AUB，根据 PALM-COEIN 分类系统进行鉴别诊断，逐一排查。

临床表现为月经周期紊乱，经期长短不一，经量不定或增多，甚至大量出血，导致贫血和休克。

第三节　诊　断

AUB-O 的诊断须结合病史、体检和辅助检查，排除导致 AUB 的其他病因，并排除妊娠相关疾病和其他导致 AUB 的病因。常用的检查有血常规、凝血功能检查、妊娠试验、盆腔超声检查、基础体温测定（BBT）、性激素测定、甲状腺功能测定、宫腔镜检查及子宫内膜活检等。

第四节 治 疗

应以治疗目的为指导制订治疗方案，如控制急性大出血，规律月经，减少出血量，预防复发，以及防治子宫内膜病变，同时提供避孕和预防并发症（如贫血和生活质量下降等）。对青春期及生育期治疗以止血和调整周期为主，有生育要求者可后续促排卵治疗。对围绝经期治疗以止血、调整周期、减少月经量及防止子宫内膜病变为治疗目标。AUB-O 是由于卵巢分泌孕激素缺乏或不足造成的妇科内分泌疾病，性激素是 AUB-O 治疗过程中的首选药物。

（一）激素治疗

性激素治疗可用于 AUB-O 的止血、调经及预防子宫内膜病变。AUB-O 的本质主要为卵巢无排卵导致孕激素缺乏、卵泡不定期萎缩导致雌激素水平下降所致的子宫内膜不规则剥脱出血，为雌激素撤退出血或雌激素突破出血。因此，AUB-O 止血应以孕激素为主。孕激素使子宫内膜向分泌期转化，长期作用可使子宫内膜腺体萎缩，间质发生蜕膜样改变，停药后发生可控的撤退出血。孕激素止血法适用于任何年龄段的 AUB-O。也可以孕激素辅以雌激素同时使用，如复方口服避孕药（COC）。COC 所含的雌激素使子宫内膜再生修复，与孕激素联合作用于子宫内膜，能达到迅速止血的目的。只要没有禁忌证，各年龄段的急性和慢性 AUB-O 均可以选择 COC 止血。COC 是育龄期 AUB-O 和青春期 AUB-O 急性 AUB-O 止血的最常用药物。在急性 AUB-O 止血过程中常常须要用较大剂量的性激素。选择性激素的种类、剂量和配伍时应首先评估患者年龄、出血类型、贫血程度和血栓风险。对绝经过渡期 AUB-O 使用 COC 止血前应充分评估血栓风险，不主张选择大剂量 COC 止血。对于血栓风险高的绝经过渡期 AUB-O 患者，也须谨慎使用大剂量具有雌激素样不良反应的孕激素。

采取以上方法止血后，并未去除 AUB-O 的病因，症状常常复发。因此，AUB-O 止血后仍须长期管理，包括调经治疗、预防复发、避免贫血、防治子宫内膜增生和预防子宫内膜癌。调经的主要药物包括孕激素、雌激素和 COC。由于各年龄段 AUB-O 的病因不同，药物的选择须根据病因、有无生育或避孕需求、药物的有效性和安全性及患者的依从性等综合考虑。①青春期女性（13 ～ 18 岁）：该年龄段 AUB-O 的最常见原因是下丘脑 - 垂体 - 卵巢轴不成熟、PCOS 和肥胖，因此，如果病因是下丘脑 - 垂体 - 卵巢轴不成熟，周期调整可选择孕激素；如果病因是 PCOS，周期调整应选择 COC[1]。②性成熟期女性（19 ～ 39 岁）：这一年龄段 AUB-O 的最常见原因是 PCOS、肥胖或甲状腺功能异常等。如有生育要求，周期调整选择天然孕激素；如无生育要求，可选择 COC。对于暂时无生育要求、存在子宫内膜增生性病变的 AUB-O 患者，可首选宫内孕激素治疗。③围绝经期女性（40 岁至绝经）：AUB-O 的原因是卵巢功能下降，周期调整应选择口服孕激素或孕激素宫内缓释系统。如有绝经症状，则须要加雌激素改善症状[2]。对于保护单一受雌激素刺激而无孕激素对抗的子宫内膜，每周期口服孕激素转化子宫内膜的最低剂量分别是：地屈孕酮（dydrogesterone）140 mg，口服微粒化黄体酮（oral micronized progesterone）4200 mg，醋酸甲羟孕酮（medroxyprogesterone acetate，MPA）80 mg，炔诺酮（norethindrone）100 mg。

（二）止血

1．子宫内膜脱落法　也称"药物刮宫"。因停药后短期即有撤退出血，适用于阴道出血量不多、生命体征稳定、血红蛋白（Hb）≥ 80 g/L 的患者。本法有撤退后阴道出血量多的风险。目前口服孕激素基本取代了黄体酮针剂，用法为：

（1）地屈孕酮：10 ～ 20 mg，每日 2 次，共 10 ～ 14 天。

（2）口服微粒化孕酮：200 ～ 300 mg，每日 2 次，共 10 ～ 14 天。

（3）醋酸甲羟孕酮：5 ～ 10 mg，每日 1 ～ 2 次，共 10 ～ 14 天。

（4）炔诺酮：2.5 ～ 5 mg，每日 1 ～ 2 次，共 10 ～ 14 天。

（5）黄体酮针剂：20 ～ 40 mg，肌内注射，每日 1 次，共 3 ～ 5 天。

2．COC　适用于各种类型的 AUB-O 的止血，须排除禁忌证。推荐复方短效口服避孕药，如屈螺酮炔雌醇（优思明、优思悦）、炔雌醇环丙孕酮（达英 -35）和去氧孕烯炔雌醇（欣妈富隆）等，用法为：每次 1 ～ 2 片，每 8 ～ 12 h 1 次，应用 3 ～ 7 天，直到血止 3 天后，减量到维持 1 片 / 天，完全血止 21 ～ 24 天后停药。对于贫血患者，也可以连续服用 3 个月停药。

3．子宫内膜萎缩法　尤其适用于年长 AUB-O 患者以及出血量大或 Hb < 80 g/L 的患者。初始剂量应大，止血 3 天后可以逐步减量。一般每 3 天减量一次，减量不应超过 1/3，直至维持剂量，通常持续用至一般情况好转、Hb 上升至可承受一次撤退出血时停药。常常是止血后 21 ～ 25 天停药。停药后 3 ～ 7 天发生撤退出血。须要注意的是出血量常减少。此法的原理是使用大剂量高效孕激素，使内膜同步，呈分泌期变化而止血，并且子宫内膜在高效孕激素的持续作用下由分泌期转向萎缩，停药后出现集中性撤退出血。具体用法为：

（1）炔诺酮：口服每次 5 mg，每 8 h 一次，直到血止，血止 3 天后开始减量，方法同上，维持量为每日 5 mg。

（2）甲羟孕酮：口服每次 10 ～ 12 mg，可每 8 h 一次，血止 3 天后开始减量，方法同上，维持量为每日 6 ～ 8 mg。

（3）左炔诺孕酮：每日 1.5 ～ 2.25 mg，血止 3 天后渐减量，方法同上，维持量为 0.75 mg/d。左炔诺孕酮是孕激素受体亲和力最强的人工合成孕激素。当其他激素类药物止血无效时，左炔诺孕酮往往可以起到有效的止血作用 [3,4]。

（三）调经

1．孕激素后半周期治疗　适用于各年龄段体内有一定雌激素水平的患者，用法和用量可以参照孕激素子宫内膜脱落法。从撤退出血或月经第 16 天开始用药，根据患者的情况使用 3 ～ 6 个周期。建议首选天然或接近天然的孕激素。具体用法为：

（1）地屈孕酮：10 ～ 20 mg，每日 2 次，共 10 ～ 14 天。

（2）微粒化黄体酮：200 ～ 300 mg，每日 2 次，共 10 ～ 14 天。

（3）醋酸甲羟孕酮：4 ～ 8 mg，每日 2 次，共 10 ～ 14 天。

（4）炔诺酮：2.5 ～ 5 mg，每日 2 次，共 10 ～ 14 天。

2．复方口服避孕药（COC）　适用于各种类型的 AUB-O 的周期调整，尤其适用于有避孕需求或有高雄激素表现者，须排除禁忌证，注意慎用情况 [1,7]。

用法为：从药物撤退出血或月经来潮第 1 ~ 5 天开始口服，每天 1 片，连续 21 ~ 28 天。连用 3 个周期为 1 个疗程，病情反复者可延长至 6 个周期或以上。常用药物为优思悦、优思明、达英 -35 及欣妈富隆 [5,6,7]。

COC 能使经量减少 40% ~ 50%，规律月经周期，提供高效避孕，适用于青春期及性成熟期的患者，特别是合并高雄激素表现的 AUB-O 患者。对于绝经过渡期患者，如排除了使用 COC 的禁忌证，可以在密切观察下使用，应根据 WHO 对 COC 的使用分级限制处方。

3. 连续孕激素治疗　又称孕激素长周期治疗，适用于孕激素后半周期治疗撤退出血量多的患者，也适用于子宫内膜增生不伴不典型增生的 AUB-O 患者，特别是绝经过渡期患者。从撤退出血或月经第 5 天开始用药，连续用药 21 ~ 25 天，根据患者的情况使用 3 ~ 6 个周期。具体用法为：

（1）地屈孕酮：10 ~ 20 mg，每日 2 次。

（2）口服微粒化孕酮：200 ~ 300 mg，每日 1 ~ 2 次。

（3）醋酸甲羟孕酮：8 ~ 10 mg，每日 1 ~ 2 次。

（4）炔诺酮：2.5 ~ 5 mg，每日 1 ~ 2 次。

4. 雌、孕激素序贯治疗　也称"人工周期"，适用于雌激素水平低下的 AUB-O 患者，常见于青春期下丘脑 - 垂体 - 卵巢轴功能低下，或者绝经过渡期有低雌激素症状的患者。对于绝经过渡期患者，采用雌、孕激素序贯治疗还能缓解围绝经期症状。

用法为从撤退出血第 1 ~ 5 天起，使用口服雌激素如戊酸雌二醇或 17-β 雌二醇 1 ~ 2 mg，服用 21 ~ 28 天，在服用雌激素第 11 ~ 14 天起加用孕激素 10 ~ 14 天。建议首选天然或接近天然的孕激素，剂量参照孕激素子宫内膜脱落法。连续用药 3 ~ 6 个周期为一疗程。雌激素也可选用经皮吸收的雌二醇凝胶，剂量为 0.75 ~ 2.25 mg/d，或雌二醇皮贴，剂量为 50 ~ 75 μg/d。

5. 左炔诺孕酮宫内缓释系统（LNG-IUS）　内含 52 mg 左炔诺孕酮，子宫腔局部释放量为 20 μg/24 h，持续 5 年有效。放置后，血药浓度仅为 150 ~ 200 pg/ml，而子宫内膜局部药物浓度可高达 468 ~ 1568 ng/g 组织。子宫内膜局部高浓度的孕激素可使子宫内膜腺体萎缩，间质高度蜕膜化，从而达到显著减少月经量及抑制子宫内膜增生的作用。与口服药物相比，LNG-IUS 的胃肠道反应及对肝、肾功能的影响较少，尤其适用于无生育要求及绝经过渡期的 AUB-O 患者 [1,8]。

（谢梅青　古　健　李　荔　郑　峥）

第五节　病例分析

病例 1

基本信息

• 案例类型：AUB-O（围绝经期大出血手术止血）。

- 就诊年龄：51 岁。
- 就诊日期：2017 年 12 月 27 日。

主诉：月经紊乱半年，阴道大量流血 7 天。

现病史：平素月经规则，5/30 天，量中，无痛经。半年前开始出现月经紊乱，周期延长为 40 ~ 60 天，经期不变，经量无明显变化，LMP 2017 年 10 月 25 日。7 天前无明显原因出现月经量增多和经期延长。经量较前增多 2 倍左右，每天使用卫生巾 10 余片，均湿透，伴"头痛、乏力"等不适，于急诊就诊。

既往史：5 年前诊断为原发性高血压，予硝苯地平控释片（拜新同）治疗，10 年前诊断为乙肝病毒携带者。无糖尿病、脑血管疾病及精神疾病史，无外伤史和输血史，无食物和药物过敏史。

月经及婚育史：月经初潮 13 岁，7/28 ~ 30 天，LMP 2017 年 10 月 25 日。G1P1，顺产 1 次，工具避孕。

个人及家族史：父亲患原发性高血压，余无特殊。

入院查体：T 36.8 ℃，P 80 次 / 分，R 18 次 / 分，BP 100/70 mmHg。体重 54 kg，身高 162 cm，体重指数 20.6 kg/m²。一般情况良好，步入病房，眼睑及口唇苍白，贫血貌，皮肤无黄染，无皮疹，无出血点，未触及浅表肿大淋巴结。双肺呼吸音清，听诊无异常。心率 80 次 / 分，律齐，各瓣膜区未闻及病理性杂音。腹膨隆，未见胃肠型，无压痛、反跳痛及肌紧张。肝、脾肋下未及。肠鸣音正常。四肢活动自如。双下肢对称性中度水肿，无关节异常活动，未见周围血管征。

妇科检查：正常女性外阴，阴道内见多量鲜红色血迹，擦拭后见子宫颈光滑，子宫前位，活动好，双侧附件（−）。

辅助检查

（1）B 超：子宫大小正常，子宫内膜厚 1 cm，回声不均，双侧附件未见明显异常。

（2）血常规：Hb 86 g/L，尿 HCG（−）。

诊断思路

（**1**）**病例特点**：患者为 51 岁围绝经期女性，月经紊乱半年余，表现为经期延长，经量增多，大量急性出血，全身及妇科查体均未见异常，B 超检查提示内膜厚 1 cm，回声不均，余检查无明显异常。血 Hb 86 g/L。

（**2**）**鉴别诊断**

1）子宫内膜病变引起的围绝经期 AUB：患者既往无明显完全不规律出血，且近半年月经稀发，考虑出血原因为无排卵引起，但须进一步检查，取内膜活检以除外内膜病变。

2）妊娠相关的异常出血：患者有停经史，但患者为 51 岁围绝经期女性，B 超检查未提示宫腔内妊娠物，双侧卵巢未见黄体声像。

初步诊断：① AUB-O；②中度贫血；③高血压病；④乙肝病毒携带者。

处理原则：①积极完善术前化验检查（凝血分析、生化、血型及传染病系列等）；②给予铁剂，纠正贫血治疗；③急诊行诊刮术，并取内膜活检。

术后情况：患者术后恢复良好，术后 1 天阴道出血停止，生命体征平稳，出院。出院后 1 周病理提示"增生期子宫内膜"。

　　确定诊断：①围绝经期（AUB-O）；②中度贫血；③原发性高血压病；④乙肝病毒携带者。

（吴荧宸）

点评：

　　此患者为急性 AUB 急诊就诊患者，伴有大量阴道流血导致中度贫血，经妇科检查发现阴道流血来自子宫腔。B 超提示子宫内膜 1 cm，回声不均。对于急性 AUB 患者，原则为积极止血治疗，同时给予铁剂及其他支持治疗。对于围绝经期 AUB，应该排除子宫内膜病变。因此，对于该患者，在生命体征平稳的情况下，应尽快行诊刮术，一方面，可以及时有效止血；另一方面，获取子宫内膜进行病理检查，排除子宫内膜器质性病变。诊断性刮宫手术是急性 AUB 的止血方式之一，且常常用于生命体征平稳的围绝经期急性 AUB 患者，止血效果明确。将刮出的子宫内膜进行病理检查，以明确子宫内膜所受的性激素影响，是否存在增生性病变，以及排除子宫内膜癌。该患者经诊刮止血及排除了子宫内膜器质性病变后，还须要后续管理和调经治疗，以协助她平稳过渡到绝经期。调经的方法可以采用黄体酮后半周期疗法规律撤退出血，也可以子宫内放置 LNG-IUS，减少月经量，避免再次发生急性 AUB-O。一旦出现围绝经期症状，可以适当加用雌激素以改善围绝经期症状。如果患者在发生 AUB-O 的同时存在围绝经期症状，也可考虑使用绝经激素治疗（MHT）。

（谢梅青）

病例 2

基本信息

- 案例类型：AUB-O（PCOS- 大出血 - 子宫内膜增生）。
- 就诊年龄：27 岁。
- 就诊日期：2018 年 9 月 11 日。

　　主诉：月经紊乱 12$^+$ 年，经量增多伴头晕、心悸 8 天。

　　现病史：15 岁初潮，月经不规则，周期 30 ~ 180 天不等，持续 7 ~ 10 天，经量中等，有轻度痛经。7 年前于当地医院诊断为 PCOS，曾予达英 -35 和毓婷治疗，停药后月经周期恢复如前。PMP 2018 年 8 月 1 日至 8 月 7 日。8 月 8 日我院 B 超示子宫内膜增厚 1.4 cm，回声不均，双侧卵巢呈多囊样改变。LMP 2018 年 9 月 1 日，开始 2 天经量少，呈咖啡色，其后经量明显增多，如平时 4 ~ 5 倍，伴多量血块。4 天前（9 月 7 日）开始自觉有头晕、心悸和乏力等不适，3 天前（9 月 8 日）于我院急诊就诊，查血常规：Hb 60 g/L，RBC 2.03×10^{12}/L，HCG 阴性，予止血、静脉补铁、输同型红细胞共 4 U 等治疗，建议患者行急诊刮宫，患者未同意。经治疗后阴道流血明显减少，头晕、心悸和乏力等症状缓解。昨日复查血常规，示 RBC 2.24×10^{12}/L，Hb 65 g/L。B 超示子宫稍大，内膜增厚 1.8 cm，回声不均，双侧卵巢呈多囊样改变。现为进一步诊治收住院。起病以来，患者无发热，无性交后阴道出血，无牙龈出血和鼻出血，无咳嗽和胸闷，胃纳可，精神、睡眠一般，大小便正常，体重无明显变化。

既往史：无急性传染病史，未患其他系统疾病。无外伤及食物和药物过敏史。

月经及婚育史：15 岁初潮，7 ～ 10/30 ～ 180 天，量中，轻度痛经。近 1 年来月经周期为 23 ～ 40 天，经量同前。已婚未育，G0P0，配偶体健。

个人及家族史：无特殊。

入院查体：T 37.2 ℃，P 91 次 / 分，R 20 次 / 分，BP 90/65 mmHg，身高 160 cm，体重 43 kg，体重指数 16.8 kg/m^2。多毛 Ferrima-Gallwey 评分 2 分。发育正常，营养中等，贫血面容，结膜及口唇苍白，全身皮肤、黏膜无黄染，无皮疹和出血点，浅表淋巴结未及肿大。心、肺听诊无异常。心率 91 次 / 分，胸廓对称，无畸形，双乳无异常，腹软、无压痛。

妇科检查：外阴发育正常，阴毛呈女性分布。阴道通畅，见少许暗红色血液，阴道壁光滑。子宫颈光滑，正常大小，无举痛。子宫后位，稍大，活动一般，无压痛。双附件区未及明显异常。

辅助检查：2018 年 9 月 8 日 RBC 2.03×10^{12}/L ↓，Hb 60 g/L ↓，血 HCG 阴性。2018 年 9 月 10 日 RBC 2.24×10^{12}/L ↓，Hb 65g/L ↓。2018 年 9 月 10 日我院妇科彩超示子宫稍大，子宫内膜厚 1.8 cm，回声不均，建议进一步检查。双侧卵巢呈多囊样改变，盆腔少量积液。

诊断思路

（1）病例特点

1）育龄期女性，15 岁初潮后一直月经紊乱，以周期延长为主。

2）此次阴道流血量多，伴大量血块，并自觉头晕、心悸和乏力。

3）患者已婚未育，G0P0，有生育要求。

4）查体：一般情况可，BP 90/65 mmHg，贫血貌，心、肺、腹查体未见明显异常。妇科检查示子宫稍大，余无明显异常。多毛评分为 2 分。

5）辅助检查：B 超示"子宫稍大，内膜厚 1.8cm，回声不均，双卵巢呈多囊样改变"；血常规示 Hb 65g/L。

（2）鉴别诊断

1）子宫内膜不典型增生和恶变：根据患者的病史及辅助检查情况暂时不能排除，可行宫腔镜直视下活检或诊刮并行病理检查以明确诊断。

2）凝血功能异常引起的出血：患者无牙龈出血和鼻出血等表现，否认曾患血液系统疾病，可能性较小，可予完善凝血常规和肝功能等检查。

初步诊断：①异常子宫出血（AUB-O？ AUB-P？ AUB-M？）；②多囊卵巢综合征；③中度贫血。

进一步检查

（1）进行凝血、肝功能生化系列、血型及传染病系列等术前实验室检查。

（2）进行心电图和 X 线胸片检查，了解心、肺功能。

（3）完善性激素六项、甲状腺功能、OGTT、雄激素分类及盆腔 B 超检查，以排除其他内分泌相关疾病。

（4）阴道出血减少后尽快行宫腔镜检查或诊刮术 + 内膜活检，以了解内膜病理情况。

处理流程

（1）积极完善相关检查，结果回报：2018 年 9 月 11 日血常规：WBC 5.86×10^9/L，RBC 2.99×10^{12}/L ↓，Hb 85 g/L ↓，PLT 202×10^9/L。9 月 11 日纤维蛋白原 1.68 g/L ↓。9 月 11 日查肝功能和生化未见明显异常。9 月 12 日性激素六项：PRL 20.43 ng/ml，FSH 5.12 IU/L，LH 8.71 IU/L，E_2 62.00 pg/ml，P 0.13 ng/ml，T 1.08 nmol/L。9 月 12 日游离甲状腺功能三项：游离 T_3 4.73 pmol/L，游离甲状腺素 14.03 pmol/L，TSH 1.151 mU/L。OGTT 空腹、饭后 1 h、饭后 2 h 血糖分别为 5 mmol/L、8 mmol/L 和 5.4 mmol/L，空腹、饭后 1 h、饭后 2 h 胰岛素分别为 14 mU/L、156 mU/L 和 198 mU/L。2018 年 9 月 12 日心电图及 X 线、胸片检查基本正常。9 月 12 日妇科彩超示子宫大小正常，内膜增厚约 20 mm，内回声杂乱，见蜂窝状液性暗区。左卵巢多囊样改变。雄激素分类、泌尿系及肾上腺 B 超检查未见异常。

（2）入院后予静脉输注氨基己酸和口服咖啡酸片等止血治疗，积极纠正贫血［静脉滴注蔗糖铁，口服多糖铁复合物胶囊（红源达）和生血宁治疗］。

（3）结合病史、症状及辅助检查，考虑为 PCOS 导致的不排卵性 AUB。入院后次日仍有较多阴道流血。B 超检查提示内膜明显增厚，予口服"毓婷 0.75 mg，每 12 h 一次"止血治疗，继续观察患者的阴道出血情况。

（4）患者阴道出血逐渐减少，9 月 16 日复查血常规：WBC 5.52×10^9/L，RBC 3.32×10^{12}/L ↓，PLT 247×10^9/L，Hb 95 g/L ↓。继续口服"毓婷"治疗，9 月 19 日无明显阴道流血，9 月 20 日行宫腔镜检查，示子宫腔容积正常，子宫内膜欠平整，明显肥厚，部分呈团块、息肉样增生，双侧子宫角深入，双侧输卵管开口清晰可见。术中行全面诊刮。术后病理回报：子宫内膜呈单纯性增生。

（5）建议患者放置 LNG-IUS 治疗，同时服用"格华止"以改善胰岛素抵抗。在至少连续 2 次间隔 6 个月的组织学检查结果阴性后，可取出 LNG-IUS 开始备孕。

确定诊断：①异常子宫出血（AUB-O）；②PCOS；③中度贫血；④胰岛素抵抗。

（马婷婷）

点评：

此患者为急性 AUB 急诊就诊患者，伴有大量阴道出血导致的中度贫血，B 超示"子宫稍大，内膜厚 1.8 cm，回声不均"。初步诊断考虑：①异常子宫出血（AUB-O？AUB-P？ AUB-M？）；②PCOS；③中度贫血。入院后予止血和纠正贫血治疗。结合病史、体征及辅助检查情况，可排除高催乳素血症、甲状腺疾病及肾上腺疾病等其他内分泌疾病，考虑是由 PCOS 引起的下丘脑-垂体-卵巢轴功能异常导致的无排卵性异常子宫出血。可采用的止血方法包括孕激素内膜脱落法、COC 及孕激素内膜萎缩法，可辅以其他一般止血药治疗。本例因阴道出血较多，B 超提示内膜增厚明显，选择口服"毓婷 0.75 mg，每 12 h 一次"行内膜萎缩法止血治疗，血止后 3 天减量，维持量为 0.75 mg，每天 1 次。

因本例目前尚不清楚子宫内膜病理情况，无法排除子宫内膜增生或恶变可能，故须行内膜活检明确诊断。2016 英国皇家妇产科医师学院（RCOG）和英国妇科内镜学会（BSGE）子宫内膜增生指南及 2015 年美国妇产科学会（ACOG）临床实践指南均推荐宫腔镜直视下的诊断性刮宫术是确诊子宫内膜病理的最好方法。本例患者行宫腔镜检查+诊刮术，术后病理提示"子宫内膜呈单纯性增生"。指南指出，无不典型增生的子宫内膜增生的一线用药包括连续口服孕激素和宫内局部应用孕激素（LNG-IUS）治疗。与口服孕激素相比，LNG-IUS 能够获得更高的缓解率，而且应用 LNG-IUS 的治疗相关性出血事件更易于被接受，不良反应较少，因此作为一线用药推荐。拒绝接受 LNG-IUS 治疗的患者可以选择连续口服孕激素（醋酸甲羟孕酮 10 ~ 20 mg/d，或炔诺酮 10 ~ 15 mg/d，或地屈孕酮 20 ~ 30 mg /d）。目前不推荐周期性口服孕激素治疗，因与连续性用药或 LNG-IUS 相比，这种方法诱导缓解的效果并不理想。对于非不典型子宫内膜增生患者，孕激素治疗至少持续 6 个月以上，每半年进行超声及子宫内膜活检随访，至少有连续 2 次间隔 6 个月的组织学检查结果阴性，方可考虑终止随访。本例为 PCOS 患者合并存在胰岛素抵抗，须同时服用二甲双胍治疗。待患者代谢状态异常纠正及子宫内膜病变缓解后方可以考虑备孕，积极的促排卵治疗可改善患者的妊娠结局。

（谢梅青）

病例 3

基本信息：
- 案例类型：AUB-O（育龄期大出血止血及周期控制）。
- 就诊年龄：24 岁。
- 就诊日期：2018 年 3 月 13 日。

主诉： 阴道流血 20 余天，加重 13 天。

现病史： 患者于 2017 年 12 月及 2018 年 1 月停经 2 个月。自 2018 年 2 月 15 日开始阴道流血，出血量少于平常月经量，每天用卫生巾 1 ~ 2 片。3 月 1 日出血量开始增多，多时须每 10 min 更换 1 片卫生巾，有血块，伴头晕、心悸、乏力及轻微下腹痛。于当地中医院就诊，予口服中药（具体用药不详）、卡巴克洛（安络血）及地屈孕酮（每次 10 mg，每天 2 次）治疗。出血量无明显减少。今日于我院急诊就诊，复查血常规示：Hb 55 g/L，凝血常规检查无异常。盆腔 B 超示子宫大小正常，4.8 cm×4.7 cm×4.1 cm，内膜厚约 0.2 cm，回声不均，子宫腔内见高回声区，大小约 2.2 cm×3.3 cm×0.9 cm，周边见不规则液性暗区，边界尚清，内未见明显血流信号，可见子宫腔积血并血块声像。右卵巢大小约 3.1 cm×2.0 cm×2.1 cm，内见数个液性暗区，最大直径约 0.7 cm。左卵巢大小约 2.7 cm×2.5 cm×2.3 cm，内见大于 12 个液性暗区，最大者约 0.8 cm。收入我科诊治。自起病以来，患者无发热、牙龈出血、鼻出血、咳嗽和胸闷，胃纳可，大小便正常，睡眠及精神可，体重无明显变化。

既往史： 平素身体健康，无急性传染病史，无原发性高血压、糖尿病、恶性肿瘤、血液系统疾病，无外伤手术史，无食物及药物过敏史，否认输血史。

月经及婚育史： 患者 13 岁初潮，平素月经规律，6 ~ 7/30 天，量中，无血块，无痛经。未婚，否认性生活史。

个人及家族史： 原籍出生长大，无烟酒嗜好。无长期工业毒物、粉尘及放射性物质接触史。家族中无类似患者，家族中否认原发性高血压、糖尿病及恶性肿瘤疾病史。

入院查体：T 36.2 ℃，P 88 次 / 分，R 19 次 / 分，BP 105/68 mmHg。体重 53 kg，身高 155 cm，体重指数 22.06 kg/m²，腰围 78 cm，臀围 92 cm，腰 / 臀比 0.85。发育正常，精神可，贫血貌。皮肤、黏膜苍白。心、肺听诊未闻及异常。腹平坦，腹部未触及包块，无压痛。四肢活动自如，双下肢无水肿。

妇科检查：阴毛呈女性分布，外阴发育正常。肛查示子宫体正常大小，质中，活动度好，无压痛。双侧附件区未及异常。

辅助检查：2018 年 3 月 13 日我院血常规：Hb 55g/L ↓，HCT 0.30，WBC 10.56×10⁹/L，RBC 3.5×10¹²/L，PLT 293×10⁹/L。凝血常规无异常。妊娠试验（尿液）阴性。

诊断思路

（1）病例特点：育龄期女性，未婚，无性生活史。阴道流血 20 余天，加重 13 天。重度贫血，妇科超声检查示子宫附件无明显异常，内膜较薄，未见优势卵泡及黄体。

（2）鉴别诊断：AUB 的其他类型。

初步诊断：① AUB-O；②重度贫血。

治疗经过：入院后完善相关检查，积极纠正贫血（输注去白红细胞，蔗糖铁补铁），预防感染及止血等治疗。

2018 年 3 月 13 日 OGTT 及相应时段胰岛素测定：空腹、餐后 1 h、餐后 2 h 血糖分别为 5.22 mmol/L、9.63 mmol/L 和 8.65 mmol/L；空腹、餐后 1 h 和餐后 2 h 胰岛素分别为 14 mU/L、152.6 mU/L 和 188.45 mU/L。

性激素测定：PRL 11 ng/ml，FSH 7.10 IU/L，LH 6.9 IU/L，E₂ 30 pg/ml，P 1.86 ng/ml，T 0.6 nmol/L。

甲状腺功能三项测定：正常。

2018 年 3 月 13 日予输注去白红细胞 3 U，静脉输注蔗糖铁补铁以纠正贫血；予炔雌醇环丙孕酮片口服，每次 1 片，每 8 h 一次止血。予头孢呋辛预防感染治疗。予二甲双胍，每次 0.5 g，每天 3 次口服。

2018 年 3 月 14 日出血明显减少，24 h 出血量约 12 ml。

2018 年 3 月 15 日血常规：Hb 83 g/L，HCT 0.28。

至 3 月 15 日出血停止后继续服用炔雌醇环丙孕酮，至 2018 年 3 月 19 日减量为每次 1 片，每 12 h 一次。于 3 月 20 日出院。

确定诊断：①异常子宫出血（AUB-O）；②重度贫血；③胰岛素抵抗；④糖耐量受损。

随访经过：患者出院后定期门诊随访，并观察月经情况。

2018 年 4 月 2 日：服药期间无阴道出血，予炔雌醇环丙孕酮减量，每天 1 片。

2018 年 4 月 5 日：服药至 2018 年 4 月 5 日，期间未出现阴道出血，复查血常规：Hb 102 g/L，予停用炔雌醇环丙孕酮。

2018 年 4 月 18 日：2018 年 4 月 10 日月经来潮，经量少于平常正常量，行经 5 天干净。

2018 年 5 月、6 月及 7 月行孕激素后半周期治疗。于月经第 15 天给予地屈孕酮片，每次 10 mg，每天 2 次，连用 10 天。调整月经 3 个月后停用至今，月经恢复正常。联合二甲双胍每天 0.5 g，每天 3 次，口服治疗。

2018 年 8 月 15 日经直肠 B 超检查示子宫大小 4.5 cm×4.4 cm×5.0 cm，形态正常，

子宫内膜厚 0.5 cm，回声均匀，子宫肌层回声均匀。左侧卵巢 2.8 cm×2.1 cm×2.7 cm，内见数个液性暗区，右侧卵巢 3.0 cm×2.0 cm×2.6 cm，内见数个液性暗区，最大直径约 0.8 cm。提示：子宫大小正常，双侧附件未见明显异常包块。

（李扬志）

点评：此病例特点为 24 岁，未婚女性，诊断为 AUB-O，阴道出血量多合并出血时间长，重度贫血患者，应考虑如何快速、有效地止血以及血止后避免 AUB 复发，后续调整月经周期的治疗。根据此病例特点评述如下：

（1）如何选择止血方案：育龄期女性止血的方法主要有短期使用孕激素的子宫内膜脱落法、短效口服避孕药或高效合成孕激素内膜萎缩法以及诊断性刮宫。本病例合并重度贫血，应用子宫内膜脱落法地屈孕酮每次 10 mg、每天 2 次治疗，无明显效果。子宫内膜脱落法不适合多量出血的止血，而且如停药短期内月经再次来潮，会加重贫血，不能选用。该患者未婚，无性生活史，不宜用诊断性刮宫止血的方法。排除禁忌证后，此患者可应用短效口服避孕药止血。短效口服避孕药中的高效合成孕激素可以让子宫内膜萎缩，所含的雌激素可以防止孕激素突破出血。两种成分联合作用，可以达到迅速止血的目的。

（2）如何选择调整月经方案：育龄期女性调整月经的方法主要有孕激素后半周期治疗、短效口服避孕药及放置 LNG-IUS。本病例中患者未婚，无性生活史，故不适宜放置 LNG-IUS，可以考虑使用后半周期孕激素治疗和短效口服避孕药。因为该患者存在胰岛素抵抗和糖耐量受损，选择孕激素后半周期治疗有利于规范月经周期，减少对糖代谢的不良影响。

（谢梅青）

病例 4

基本信息：

- 案例类型：AUB-O（PCOS + 月经稀发 + 继发不孕）。
- 就诊年龄：37 岁。
- 就诊日期：2018 年 5 月 16 日。

主诉：月经稀发 12 年，阴道出血 10 天。

现病史：患者 12 岁初潮，最初月经规律，5 ~ 7/30 ~ 35 天，经量中等，无痛经。12 年前人工流产后开始出现月经稀发。月经周期 2 ~ 3 个月不等，经期仍为 5 ~ 7 天，偶有经量过少（经期 2 ~ 3 天，少许点滴状出血）或经期延长（经期 7 ~ 10 天）的情况，有时须用黄体酮才能来月经。近 2 年有规律性生活而未避孕，未孕，未进行相关检查。LMP 2018 年 1 月 25 日，10 天前开始阴道出血，量如平素月经量。后阴道出血逐渐减少，但持续至今未净，现每天用 2 片卫生巾。

既往史：既往体健，无原发性高血压、糖尿病及心脏病等慢性病史，无外伤及输血史，无食物和药物过敏史。

月经及婚育史：月经初潮 12 岁，5 ～ 7/30 ～ 35 天，12 年前开始出现月经稀发，5 ～ 7/60 ～ 90 天。LMP 见现病史。适龄结婚，爱人体健。G1P0A1，人工流产 1 胎，工具避孕。近 2 年未避孕，未孕。

个人及家族史：原籍出生并长大，否认特殊嗜好和放射线、毒物接触史。父亲患原发性高血压、冠心病去世。余无特殊。

入院查体：T 36.8 ℃，P 80 次 / 分，R 18 次 / 分，BP 128/80 mmHg。身高 167 cm，体重 55 kg，体重指数 19.7 kg/m²。多毛 Ferrima-Gallwey 评分 2 分，面、背部无痤疮，无黑棘皮征。呼吸音清，听诊无异常。心率 80 次 / 分，律齐，各瓣膜区未闻及病理性杂音。腹膨隆，未见胃肠型。无压痛、无反跳痛及肌紧张。肝、脾肋下未及。肠鸣音正常。四肢活动自如，双下肢对称性中度水肿，无关节异常活动，未见周围血管征。

妇科检查：外阴发育正常，阴毛呈女性分布，阴蒂不肥大。阴道内见少量暗红色积血，阴道黏膜光滑，无破溃。子宫颈正常大小，光滑，无赘生物，阴道后穹隆光滑，无触痛。子宫前位，正常大小，质中，活动度好，无压痛。双附件区未扪及包块，无压痛及增厚。

辅助检查：血常规：Hb 112 g/L。B 超检查示子宫前位，形态正常，4.5 cm × 3.2 cm × 5.1 cm，肌层回声均匀，内膜线居中，厚 0.8 cm，回声欠均。双侧卵巢大小正常，其内均可见 > 12 个液性暗区，最大直径 0.8 cm。

诊断思路

（1）病例特点

1）37 岁育龄期女性。G1P0A1，曾人工流产 1 次。12 岁初潮后月经规律，人工流产后近 12 年出现月经稀发，数月一潮。LMP 2018 年 1 月 25 日。10 天前开始出现阴道出血。

2）近 2 年有规律性生活，未避孕未孕。

3）查体：全身及妇科检查未见异常体征。

4）辅助检查：血常规和妇科 B 超检查未见明显异常。

（2）鉴别诊断

1）子宫内膜病变：患者本次因阴道流血 10 天就诊，B 超显示内膜回声不均，且结合患者月经稀发 12 年的历史，不可排除子宫内膜病变的可能，必要时须行宫腔镜检查或诊刮以排除子宫内膜病变。

2）子宫肌瘤：黏膜下肌瘤往往是引起阴道出血的一个常见原因。虽然在本例中妇科 B 超没有提示有黏膜下子宫肌瘤，但尚不能完全排除。若常规治疗不能取得理想的治疗效果，或者后续 B 超检查提示有子宫腔内或者肌层的异常回声，仍须考虑子宫肌瘤的可能。

初步诊断：① AUB-O；②多囊卵巢综合征？③继发不孕。

进一步检查：进行宫腔镜检查，必要时行子宫内膜活检以排除内膜病变。完善凝血功能检查、性激素检查、输卵管通畅度检查和男方精液检查。必要时可进行血糖、血脂、胰岛素抵抗和脂肪肝等 PCOS 相关代谢问题的筛查。

处理原则

（1）急性期止血：因患者现在阴道流血量不多，Hb 115 g/L，可以考虑用孕激素子宫内膜脱落法（药物性刮宫），也可以用 COC 子宫内膜萎缩法进行急性期止血。

（2）根据性激素结果、输卵管通畅度检查和男方精液检查决定下一步诊疗方案。若男方精液异常或者输卵管阻塞，可以考虑辅助生育技术；若是单纯排卵障碍，可以考虑促排卵治疗。

治疗后情况： 宫腔镜检查显示为正常宫腔，子宫内膜符合增生期改变。性激素水平处于早卵泡期改变，凝血功能正常。用孕激素子宫内膜脱落法（药物性刮宫），地屈孕酮（达芙通）10 mg、每 12 h 一次，治疗 14 天。治疗期间患者仍有少量阴道出血 3 天。继续服药，停药后 3 天发生撤退出血，量如月经量，持续 7 天干净。经后查女方输卵管通畅，男方精液检查基本正常，予门诊促排卵治疗。

（陈亚肖）

确定诊断： ①异常子宫出血（AUB-O）；② PCOS？③继发不孕。

点评： PCOS 是育龄期女性发生 AUB-O 的非常常见的原因，有不少患者往往从青春期即开始发病。在治疗上应遵循急性期止血、血止后调整月经周期的治疗原则，同时还要兼顾 PCOS 的治疗。这部分患者往往由于无排卵影响了生育，当进入育龄期有生育要求时，还须要助孕的治疗。应根据其内分泌、代谢特点和生育需求制定个体化的诊疗方案和长期管理方案。以本例为例，患者同时有继发不孕的问题和生育需求，我们要对其进行全面评估。本病例中男方精液正常，输卵管通畅，所以在急性止血后可考虑促排卵助孕。因为该患者没有伴随激素紊乱的情况（雄激素高和黄体生成素高等），因此可以直接进行促排卵治疗。如果患者有激素紊乱的情况，则须要按照 PCOS 的治疗原则，将激素降到正常范围后再促排卵为佳。

（谢梅青）

病例 5

基本信息：

- 案例类型：AUB-O（PCOS- 高雄 - 代谢异常）。
- 就诊年龄：25 岁。
- 就诊日期：2017 年 4 月 20 日。

主诉： 月经稀发七八年，停经 5 个月。

现病史： 12 岁初潮，月经欠规则，近七八年月经周期为 32 ~ 50 天，多数为 37 天左右，未规律诊治。LMP 2016 年 11 月 24 日。2017 年 4 月 15 日外院 B 超提示子宫内膜厚 1.0 cm，子宫及双附件区无异常肿块。

既往史： 无重大疾病史及传染病史，无外伤手术史，无药物和食物过敏史。

月经及婚育史： 未婚，有性生活史。G1P0A1。2015 年 2 月孕 5 周因"胚胎停育"行清宫术，现用避孕套避孕。

个人及家族史： 个人史无特殊。有原发性高血压家族史，父亲无秃发。

体格检查： BP 101/75 mmHg，身高 156cm，体重 59 kg，体重指数 24.24 kg/m^2。腹围

89 cm，臀围 94 cm，腰 / 臀比为 0.95，无多毛和痤疮体征。

　　妇科检查：外阴发育正常，阴毛呈女性分布，阴道通畅，黏膜光滑。子宫颈正常大小，光滑。子宫前位，正常大小，质中，活动度好，无压痛。双附件区未扪及包块。

　　辅助检查：2017 年 4 月 20 日性激素六项：PRL 9.40 ng/ml，FSH 1.91 IU/L，LH 8.47 IU/L，E_2 140.00 pg/ml，P 8.93 ng/ml，T 2.71 nmol/L ↑ 。

　　初步诊断：① PCOS ？②中心性肥胖。

　　处理

　　1．查甲状腺功能三项、生化、雄激素六项、口服糖耐量试验及胰岛素释放试验。

　　2．月经后查经阴道 B 超和性激素五项。

　　2017 年 5 月 10 日复诊，LMP 2017 年 5 月 1 日。

　　2017 年 5 月 6 日经阴道彩超：子宫前位，4.1 cm×3.4 cm×2.6 cm，子宫颈长 2.5 cm，子宫肌层回声均匀，内膜厚 0.6 cm，回声尚均。左卵巢大小 5.3 cm×2.3 cm×2.2 cm，内见大于 12 个液性暗区，最大者约 0.9 cm×1.0 cm；右卵巢大小约 5.3 cm×1.3 cm×2.2 cm，内见大于 12 个液性暗区，最大者约 0.9 cm。

　　检验结果（2017 年 5 月 2 日）：性激素五项：PRL 19.04 ng/ml，FSH 5.49 IU/L，LH 12.23 IU/L，E_2 52.00 pg/ml，T 2.81 nmol/L ↑ 。硫酸脱氢表雄酮 2374.98 ng/ml ↑（400.00 ～ 2170.00）。性激素结合蛋白 26.31 nmol/L（正常 14.1 ～ 68.9 nmol/L）。雄烯二酮、雌酮和 17-α 羟孕酮均在正常值范围内。游离睾酮指数：2.81×100/26.31=10.7。OGTT：空腹、餐后 1 h、餐后 2 h 血糖分别为 3.5 nmol/L、9.3 nmol/L、7.9 nmol/L。胰岛素释放试验：空腹、餐后 1 h、餐后 2 h 分别为 5.55 mU/L、66.32 mU/L、101.15 mU/L。生化：总胆固醇 5.64 mmol/L，甘油三酯 1.17mmol/L，HDL-C 1.43 mmol/L，游离甲状腺三项在正常范围内。

　　确定诊断：①多囊卵巢综合征；②胰岛素抵抗；③糖耐量异常；④中心性肥胖。

　　处理：优思明 6 个月，盐酸二甲双胍（格华止）0.5 g 每天 3 次，6 个月。进行饮食控制，营养科会诊。增加运动，减重。

（丁　森）

点评

　　（1）诊断方面

　　1）PCOS 是性成熟期女性引起 AUB-O 的常见原因。本例患者稀发排卵或长期无排卵是导致子宫内膜病变的重要诱因。如及时诊断及治疗和长期管理，可以避免急性 AUB-O 的发生。

　　2）患者月经周期 > 35 天，符合月经稀发。总睾酮和硫酸脱氢表雄酮升高，性激素结合蛋白偏低，游离睾酮指数升高，符合高雄激素血症。早卵泡期阴道彩超提示双侧卵巢 PCOS 改变。根据 17α- 羟孕酮水平，基本排除其他引起高雄激素的疾病，因此，PCOS 的诊断成立。

　　3）患者口服糖耐量试验提示糖耐量异常。胰岛素释放试验见胰岛素峰值后移，提示胰岛素抵抗。体重指数 > 24 kg/m²，腹围 89 cm，腰 / 臀比 0.95，符合中心性肥胖。可见患者存在代谢问题。

（2）治疗方面

1）该患者的治疗原则为生活方式调节（包括饮食控制和运动）、调整月经周期以及改善代谢情况。

2）饮食控制包括摄入低热量食物和选择健康食物。可请营养科医生会诊以给予专业指导。每次复诊时均应了解体重变化情况，鼓励患者以正确的方式进行饮食控制。运动方面提倡适量规律锻炼，减少久坐，应注意个体化制订方案，避免运动损伤。

3）调整月经周期可选用的方案包括 COC、后半周期使用孕激素，可根据患者有无高雄激素表现、避孕需求及用药意愿等综合考虑。

4）二甲双胍是常用的胰岛素增敏剂。有胰岛素抵抗和糖耐量异常的患者可以选用，再结合生活方式的调节，有利于改善胰岛素抵抗和糖代谢异常情况。

（谢梅青）

病例 6

基本信息：

• 病例类型：AUB-O（颗粒细胞瘤导致 HPO 轴异常）。

• 就诊日期：2015 年 1 月 10 日。

• 就诊年龄：26 岁。

主诉：月经紊乱 1 年余。

现病史：患者平素月经规则，5 ～ 7/30 天，经量中等。1 年前无明显诱因开始出现月经周期不规律及经期淋漓不尽，7 ～ 20/15 ～ 90 天，经量明显减少，色暗。9 个月前在外院行性激素检查，示 PRL 10.4 ng/ml，LH 53 IU/L，FSH 2.59 IU/L，E_2 29.08 pg/ml，P 0.45 ng/ml，T 2.36 nmol/L。经阴道 B 超结果提示子宫内膜厚 0.5 cm，左卵巢多囊样改变，余无明显异常，遂诊断为 PCOS，并予妈富隆治疗 6 个周期。治疗期间月经规律来潮。停药后再次出现月经紊乱，情况同前。患者否认头痛、视野缺失及溢乳等症状。LMP 2014 年 12 月 2 日。未婚，有性生活史，G0P0，用安全套避孕。

既往史、个人史及家族史：无特殊。

我院就诊过程：患者生命体征平稳，身高 162 cm，体重 52 kg，体重指数 19.8 kg/m²。无多毛和痤疮等高雄激素表现，乳房发育及阴毛分布均为 Tanner 5 级。双合诊发现左附件区肿物，大小约 4 cm×3 cm，表面光滑，活动度可，无明显压痛。

复查性激素检查：PRL 9.28 ng/ml，LH 34.11 IU/L（卵泡期正常值 0 ～ 18 IU/L），FSH 2.52 IU/L，E_2 44 pg/ml，T 0.03 nmol/L。血 HCG 阴性。妇科肿瘤系列：AFP、CA_{125}、CA_{199}、CEA 及 NSE 均在正常范围。行经阴道 B 超，结果提示子宫内膜厚 0.4 cm。左侧附件混合性回声包块（5.8 cm×5.4 cm×4.7 cm）。边界清，呈椭圆形，内部为混合回声，以实性低回声为主。肿块旁见部分卵巢声像。囊壁可见较多的条状彩色血流信号。记录到中等阻力型动脉频谱，RI 0.52。内部实质部分可探及较多分支状血流信号，记录到低阻力型动脉频谱，RI 0.39。见盆腔积液。盆腔 CT 结果提示左附件区见一肿块影，大小约 5.5 cm×3.8 cm，边界较清楚。肿块呈囊实性，平扫见条片状稍高密度影，未见钙化和脂肪密度。增强后实性成分强化。考虑性索间质来源可能大。

遂行剖腹探查。术中冰冻病理结果为（卵巢）颗粒细胞瘤，行左侧附件切除术。

术后第 14 天复查性激素，示 LH 44 IU/L，FSH 6.7 IU/L，E_2 477 pg/ml，术后 32 天恢复月经来潮，经期 5 天，经量中，月经第 2 天激素检查结果示 FSH 10.37 IU/L，LH 4.39 IU/L，E_2 41pg/ml。在后续治疗随访过程中，患者的月经周期和经期均正常。

（杨燕宁）

点评：颗粒细胞瘤是卵巢性索间质肿瘤的一种。肿瘤通常能分泌雌激素。青春期前患者可出现性早熟，育龄期患者出现月经紊乱。绝经后患者则有不规则阴道流血，常合并子宫内膜增生，甚至发生癌变，但也有 25% 的颗粒细胞瘤患者并不表现为高雌激素血症。本病例手术前 2 次检查均未提示高雌激素（E_2）血症，子宫内膜也未见异常增厚，推测持续中低水平的雌激素也是导致 HPO 轴功能紊乱的原因，导致无排卵，引起AUB-O。患者术后 14 天的性激素检查结果提示 E_2 及 LH 升高，术后 32 天恢复月经来潮。月经第 2 天 FSH、LH 和 E_2 水平均在正常范围，可反推明确术后 14 天 E_2 及 LH 升高为排卵前峰值，患者术后恢复自发排卵。此外，经阴道（或经直肠）超声检查对于了解卵巢的情况优于经腹部超声。

（谢梅青）

病例 7

基本信息：

- 案例类型：AUB-O（育龄期重度贫血）。
- 就诊年龄：38 岁。
- 就诊日期：2017 年 4 月 14 日。

主诉：月经不规则 2^+ 个月，阴道流血 20 余天。

现病史：患者平素月经规则，14 岁初潮，6 ～ 7/25 ～ 27 天，经量中，偶有痛经及血块。近 2 个月月经不规则。LMP 2017 年 3 月初，量极少。PMP 2017 年 2 月初，正常月经。2017 年 3 月 22 日始出现阴道出血，较经量增多，偶尔出血如小便无法控制，伴较多大血块（直径约为 5 cm），无恶心和呕吐、腹痛、头晕及心悸等不适。遂于 2017 年 3 月 30 日至我院门诊就诊。予中药治疗，未见明显好转；2017 年 4 月 6 日再次于我院门诊就诊。予矛头蝮蛇血凝酶治疗，出血较前减少。1 日前出现头晕、心悸，伴疲劳、乏力，再次于我院门诊就诊。行妇科 B 超，示"子宫增大（6.5 cm×6.0 cm×6.1 cm）；内膜增厚（2.4 cm），回声不匀；盆腔积液（5.1 cm×2.5 cm）"。查血常规示 Hb 53 g/L，门诊拟"异常阴道出血查因：子宫内膜增生？重度贫血"收入我科。患者自起病以来，无发热、腹痛，精神差，自觉体力下降，食欲、睡眠可，大、小便正常，体重无明显变化。

既往史：既往体健，诉自幼时查心电图均提示"早搏"（具体不详），外院诊治未予特殊治疗。1999 年行"卵巢囊肿手术"（具体不详）。无肝炎、结核和伤寒病史，无原发性高血压、糖尿病及肾病史，无外伤史，无食物或药物过敏史，预防接种史不详。

月经及婚育史：患者平素月经规则，14 岁初潮，6 ~ 7/25 ~ 27 天，经量中，偶有痛经及血块，近 2 个月月经不规则。LMP 2017 年 3 月初，量极少。PMP 2017 年 2 月初，正常月经。G2P2，2012 年和 2015 年分别足月顺产 1 女婴及 1 男婴，均体健。2015 年行结扎术。适龄结婚，丈夫体健。

个人及家族史：原籍出生生长，无烟、酒嗜好，无冶游史及性病史。

入院查体：T 36.9 ℃，P 105 次 / 分，R 20 次 / 分，BP 117/79 mmHg。身高 165cm，体重 58 kg。发育正常，营养中等，表情自如，自主体位，神志清楚，体查合作。全身皮肤稍苍白，皮肤、黏膜无黄染或瘀斑，未见蜘蛛痣、肝掌或皮疹。腋窝下、锁骨上下窝及腹股沟浅表淋巴结未触及肿大。心前区无隆起，心尖搏动位于左侧第 5 肋骨锁骨中线以内 0.5 cm，心浊音界无扩大。心率 105 次 / 分，律齐，各瓣膜区未闻及明显杂音、额外心音和心包摩擦音。腹部平坦，下腹正中部可见一长约 8 cm 的纵行手术瘢痕。瘢痕愈合可。腹肌软，无压痛或反跳痛，移动性浊音阴性，双肾区无叩击痛，肠鸣音 4 次 / 分。脊柱、四肢无畸形，活动自如，下肢无水肿。肛门无异常。

妇科检查：外阴发育正常，阴道通畅，阴道见较多血块，拭去血块后可见子宫颈肥大、光滑，无接触性出血。子宫后位，正常大小，无压痛，双侧附件区未扪及包块，无压痛及反跳痛。

辅助检查

（1）我院妇科彩超：子宫轮廓清楚，后位。内膜厚 24 mm，回声不均。CDFI 未见明显异常血流信号。子宫后方见液性暗区 51 mm × 25 mm。

（2）2017 年 4 月 14 日血常规：Hb 53 g/L。

诊断思路

（1）病例特点

1）38 岁女性，G2P2，已结扎。

2）月经不规则 2$^+$ 个月，阴道流血 20 余天。

3）妇科查体：大量子宫腔来源出血，双附件区无明显异常。

4）辅助检查：妇科 B 超示：内膜增厚（2.4 cm），回声不匀。查血常规示重度贫血。

鉴别诊断

（1）器质性病变，包括黏膜下子宫肌瘤及子宫内膜病变等：患者近 2 个月月经不规则，阴道流血 20 余天。B 超提示内膜增厚，但未提及黏膜下子宫肌瘤等器质性改变。考虑出血原因为无排卵引起，无孕激素作用下导致子宫内膜未能完全转化或脱落，子宫内膜持续增厚，但须要进一步手术，以排除内膜病变和器质性病变导致的异常出血。

（2）妊娠相关的异常出血：患者为 38 岁育龄期女性，已结扎。B 超未提示子宫腔内妊娠物，双侧卵巢未见黄体声像，妊娠可能性较低。予验尿 HCG 即可快速排除。

（3）血液病：近 20 余天阴道大量出血，未排除血液疾病，但患者及家属无血液病史，给予完善凝血等检查以排除。

初步诊断：①异常阴道出血（AUB-O？）②重度贫血。

基本处理

（1）快速完善检查，在做好术前准备的同时排查病因，包括凝血、生化系列、血型、传染病、激素系列及 HCG 等化验。

入院当天复查血常规 Hb 46 g/L，血生化及 HCG 无明显异常。激素六项示 PRL 3.59 ng/ml，FSH 1.83 IU/L，LH 1.47 IU/L，E_2 < 20 pg/ml，P < 0.1 ng/ml，T < 0.35 nmol/L。

（2）输血和止血以改善贫血状态：使用氨基己酸和去氨加压素以止血，用蔗糖铁、生血宁、红源达及蛋白琥珀酸铁等补充铁剂，将 Hb 升至 60 g/L 以上。

（3）孕激素治疗：炔诺酮片 5 mg，每 8 h 一片，至完成手术后。

（4）手术治疗：视 Hb 及出血情况，择期行宫腔镜检查及全面诊刮。

手术及术后情况：输血治疗至 Hb 纠正到 60 g/L 以上。经上述治疗后阴道出血减少，建议患者完善宫腔镜检查。患者拒绝，遂行全面诊刮。患者术后恢复良好，术后 1 天阴道出血少，生命体征平稳，遂出院。出院后 1 周病理提示"子宫内膜呈分泌期改变"。

确定诊断：①异常阴道出血（AUB-O）；②重度贫血。

（林月明）

点评：此患者为急性 AUB-O 患者，因排卵障碍导致月经周期不规则。持续的雌激素刺激导致子宫内膜明显增厚（2.4 cm），引起雌激素撤退性出血。因该患者极重度贫血，心率 > 100 次 / 分，提示血容量不足，生命体征不稳定，因此必须快速补充血容量、纠正贫血及止血治疗。选择大剂量孕激素（炔诺酮片 5 mg q8 h）治疗，能够有效地转化内膜及使内膜萎缩，达到止血目的。孕激素改变了内膜的基础状态。该患者诊刮子宫内膜病理检查结果为分泌期子宫内膜，应该与炔诺酮的作用有关。

对于该类型患者的后续妇科内分泌的治疗建议为：

（1）放置 LNG-IUS：对于无生育要求的患者，可应用 LNG-IUS，能显著减少月经量，有利于快速改善贫血，同时防止子宫内膜增生性病变。

（2）月经周期调节

1）排除 COC 的禁忌证后，可周期口服或连续口服 COC 调经。3 个周期后停药，观察月经周期的恢复情况。

2）也可采用孕激素后半周期疗法，规律月经，但减少月经量的效果不及 COC。

（谢梅青）

病例 8

基本信息

• 案例类型：AUB-O（围绝经期低雌激素性 - 雌孕激素补充治疗）。

• 就诊日期：2015 年 10 月 28 日。

• 就诊年龄：54 岁。

主诉：月经稀发 1 年，淋漓出血 2 个月余。

现病史：患者既往月经规律，7/30 天，量中，无痛经，1 年来月经稀发。LMP 2015 年 7 月 30 日，同以往月经。2015 年 8 月 30 日少量出血 2 天，9 月中旬开始出血，间断淋漓不净。2015 年 10 月 15 日检查 B 超，提示"子宫肌瘤 2.8 cm，内膜厚 0.3 cm，双卵巢有泡"。TCT（–），HPV（–）。给予中药止血，仍淋漓。

既往史：体健，无内科合并症，无手术史及药物过敏史。

月经及婚育史：月经初潮 14 岁，月经规律，7/30 天，经量中等，痛经（–）。G1P0。

个人及家族史：无特殊。

诊断思路及鉴别诊断

（1）病例特点：① 54 岁围绝经期女性，绝经偏晚；②停经后淋漓，出血不止，出血量不大；③ B 超检查示子宫内膜不厚；④容易反复发生。

（2）鉴别诊断：① AUB 的其他类型；②妊娠相关的阴道出血；③生殖道恶性肿瘤；④生殖道炎症。

初步诊断：异常子宫出血（AUB-O）。

处理：继续口服宫血宁，每次 2 粒，3 次/天治疗，3 天后血止。

随诊：2015 年 11 月 22 日再次淋漓出血 2 周。2015 年 11 月 4 日查性腺六项：LH 30.84 IU/L，FSH 26.38 IU/L，E_2 26 pg/ml，P 0.39 ng/ml，PRL 8.67 ng/ml，T 1.02 nmol/L。予醋酸甲羟孕酮（MPA）治疗 10 天，2015 年 12 月 30 日出现撤退出血，淋漓 10 天。2016 年 1 月 5 日查 B 超提示"内膜三线 0.5 cm"。2016 年 1 月 12 日再次就诊，考虑低雌激素经后淋漓。给予戊酸雌二醇（补佳乐）每次 2 mg，1 次/天，21 天，后 10 天地屈孕酮（达芙通）每天 20 mg，共 3 个月，撤退出血规律，无服药中出血。此后月经稀发，量少，5 天净。2016 年 12 月因停经 3 个月，我院查 B 超提示"子宫后位，4.3 cm × 4.6 cm × 5.1 cm，表面不平，回声不均，后壁低回声结节 0.9 cm，后壁底部低回声结节 3.2 cm，内膜回声中等，厚 0.3 cm。左卵巢（–），右卵巢 3.4 cm × 2.6 cm × 2.7 cm，最大囊泡 1.9 cm，盆腔游离液（–）"。此后绝经。

确定诊断：异常子宫出血（AUB-O）。

（王朝华）

点评：低雌激素型 AUB-O 常常发生于绝经过渡期晚期。此类患者的卵巢储备已近末势，排卵稀少，所产生的雌激素偏低，并且波动。往往较长时间不排卵后雌激素较大波动导致子宫内膜部分坏死出血。虽然子宫内膜不厚，但因为缺乏孕激素作用，螺旋小动脉形成不够，导致不能全内膜脱落，不能形成自限性月经。临床表现为伴有或不伴有停经的淋漓出血。个别病例有大出血。临床检查子宫内膜不厚，孕激素治疗可以有撤退出血，但撤退出血后内膜修复慢，以致淋漓不尽。可选择低雌激素含量的口服避孕药，从 1 片/天酌情开始使用，21 天停药；或天然雌激素 1 ~ 2 mg/d 21 天 + 天然孕激素 10 天做人工周期。成功止血后注意后期的月经管理。根据 2017 年 AUB-O 指南，对于低雌激素性 AUB-O 可选择激素替代治疗 3 ~ 6 个月。另外，在围绝经 AUB-O 治疗中始终不可忽视肿瘤问题。如经上述治疗均无效，必要时行宫腔镜检查，并行内膜活检。

（王朝华）

病例 9

基本信息

- 案例类型：AUB-O（围绝经期卵巢功能衰退）。
- 就诊日期：2017 年 1 月 5 日。
- 就诊年龄：42 岁。

主诉：月经频发 5 年，经前后淋漓及潮热 1 年。

现病史：患者既往月经规律，7/28 天。近 5 年月经周期缩短，7/23 天，2016 年 8 月于外院月经第 2 天（卵泡期）查性腺六项：E_2 191.10 pg/ml，FSH 2.45 IU/L。2016 年 9 月复查 FSH 14.98 IU/L，AMH 0.37 ng/ml。月经第 17 天查 B 超，提示"内膜厚 0.4 cm，左卵巢黄体"。2016 年 9 月 IVF-ET 未怀孕。2016 年 11 月再次 IVF，因卵巢反应不好而放弃。2016 年 12 月 27 日月经来潮，量少，经前淋漓。月经第 1 天查 FSH 9.15 IU/L。

既往史：体健，无内科合并症，无手术史和药物过敏史。

月经及婚育史：月经初潮 15 岁，月经史见现病史，G2P0，药物流产 2 次。

诊断思路

（1）病例特点：① 42 岁围绝经期女性，未生育；②月经频发，经前后淋漓；③促排卵巢反应不好。

（2）鉴别诊断：① AUB 的其他类型；②妊娠相关的阴道出血；③生殖道恶性肿瘤。④生殖道炎症。

初步诊断：异常子宫出血（AUB-O）。

处理：建议补佳乐每天 1 mg 持续服药。

随访：服药后月经规律，仍频发，有经前淋漓。2017 年 3 月因准备再次 IVF 要求调整卵巢功能，改为戊酸雌二醇（补佳乐）1.5 mg/d 持续口服。基础体温升高第 2 天予每天口服达芙通 20 mg，共 10 天。2017 年 4 月用人绝经期促性腺激素（HMG）促排卵，无优势卵泡生长，2017 年 6—8 月因 TCT 和 HPV 异常行阴道镜检查及子宫颈病变治疗，遂放弃生育。此后继续雌、孕激素人工周期，月经规律，无淋漓。

确定诊断：异常子宫出血（AUB-O）。

（王朝华）

点评：出现低雌激素无排卵撤退出血时有些患者尚有生育要求，增加了处理难度，可以补充小量天然雌激素。退步的卵巢功能在减压下可能卵泡发育更充分，缓解淋漓症状。效果不好时，可酌情加量或改为人工周期。此期患者还有自发的妊娠可能，因此，注意用药时选用天然雌孕激素。

（王朝华）

病例 10

基本信息

- 案例类型：AUB-O（哺乳期低雌激素出血）。

- 就诊日期：2016 年 4 月 24 日。
- 就诊年龄：32 岁。

主诉：产后 5 个月，间断淋漓出血 2 个月余，哺乳。

现病史：患者既往月经稀发，7/40 ~ 60 天，量中，无痛经。G3P2，分别于 2012 年 9 月及 2015 年 11 月足月顺产，末次分娩后母乳喂养至今。产后 40 天恶露净，产后 70 天开始阴道点滴出血，时多时少，劳累及情绪波动时加重。2016 年 4 月 24 日就诊于我科。行盆腔检查示阴道内未见血迹，子宫颈口可见少量血性分泌物。子宫小，轻压痛，双附件（－）。B 超提示"子宫 4.1 cm×3.9 cm×2.8 cm，内膜厚 0.3 cm，双卵巢（－）"。TCT（－）。

既往史：曾患慢性盆腔炎 3 ~ 4 年，治疗后无症状。无内科合并症。否认手术史，否认药物过敏史。

诊断思路

（1）病例特点：①哺乳期女性；②点滴出血；③ B 超示子宫小，内膜薄；④以往有慢性盆腔炎病史，已治疗。

（2）鉴别诊断：① AUB 的其他类型；②妊娠相关的阴道出血；③生殖道恶性肿瘤；④生殖道炎症。

初步诊断：异常子宫出血（AUB-O，低雌激素）。

处理：建议补充雌激素治疗。但患者因正哺乳，对服用西药特别是激素顾虑较重。给予口服云南白药胶囊，每次 2 粒，3 次 / 天止血，康妇消炎栓 1 粒 / 晚，直肠用药消炎。

随诊：治疗后出血有减少，但劳累后仍有少量出血，患者不愿改用西药。注意休息，仍间断有出血。

2016 年 12 月患者产后 1 年，未恢复正常月经，因阴道点滴出血更频繁再次就诊。盆腔检查示：外阴和阴道（－）；子宫颈光滑，子宫颈口少量出血；子宫正常大小，轻压痛；双侧附件（－）。B 超提示"子宫 4.3 cm×4.1 cm×3.1 cm，内膜厚 0.2 cm，双侧卵巢（－）"。TCT（－）。性激素六项：LH 4.48 IU/L，FSH 6.82 IU/L，E_2 31.94 pg/ml，P 0.13ng/ml，PRL 23.44 ng/ml，T 1.96 nmol/L。诊断低雌激素 AUB-O，再次建议补充雌激素。患者仍在哺乳中故有顾虑。经充分沟通后给予补佳乐 1 mg/d，共 21 天，地屈孕酮 10 mg/d，共 10 天，同时进行止血消炎治疗，点滴出血停止，用补佳乐 + 地屈孕酮 3 个周期后停止用药，淋漓出血停止，但未恢复月经。患者奉行自然哺乳法，用药期间仍在哺乳中，母乳量没有变化。

确定诊断：排卵障碍相关所致 AUB（AUB-O），低雌激素。

（王朝华）

点评：有时低雌激素型 AUB-O 也发生于哺乳期，尤其是纯母乳喂养或夜间哺乳频繁者。哺乳行为反馈性抑制下丘脑促性腺激素释放激素，引起闭经。在部分患者由于抑制过度，雌激素过低导致子宫内膜极度萎缩，当有创伤或炎症存在时容易产生持续出血。通常出血量不大，不伴其他不适。适当补充雌激素或雌、孕激素人工周期是有效的治疗。生理剂量的雌、孕激素不影响母乳分泌，对哺乳的婴儿没有有害影响。如果出血情况较轻，患者对激素顾虑过重，可以先行止血消炎治疗。

（王朝华）

病例 11

基本信息

• 案例类型：AUB-O（月经稀发无排卵孕激素调经）。

• 就诊日期：2015 年 10 月 29 日。

• 就诊年龄：23 岁。

主诉：月经稀发不规律、经量少 10 年余。

现病史：患者平素月经不规律，13 岁初潮，2～3/30～180 天，经量中等偏少，无痛经，LMP 2015 年 8 月 20 日。曾服用地屈孕酮，每天 10 mg、共 10 天调整周期，月经规律，后反复月经延迟或闭经，现为求进一步诊治于我院就诊。

既往史：肝内胆管结石 1 年。余无特殊。

月经及婚育史：13 岁月经初潮，2～3/30～180 天，经量中等，无痛经，LMP 2015 年 8 月 20 日。G0P0，工具避孕。

个人及家族史：无特殊。

查体：T 36.4 ℃，P 74 次 / 分，R 18 次 / 分，BP 112/68 mmHg。身高 160cm，体重 50 kg，体重指数 19.5 kg/cm^2。发育正常，营养良好，体型中等，毛发分布正常，面部少量痤疮。心、肺听诊未闻及异常。腹平坦，腹部未触及包块，无压痛。

妇科检查：外阴（–）。阴道畅。子宫颈光滑。子宫前位，正常大小，质中，活动好，无压痛。双侧附件（–）。

辅助检查

（1）妇科超声：子宫后位，大小 5.1 cm×5.8 cm×4.5 cm，表面光滑，回声不均。内膜回声中等，厚 0.8 cm。双侧卵巢大小回声正常。

（2）性激素六项：LH 5.27 IU/L，FSH 8.88 IU/L，E$_2$ 25 pg/ml，P 0.11 ng/ml，PRL 8.96 ng/ml，T 1.56 nmol/L。

诊断思路

（1）病例特点：育龄期女性，从初潮开始间断月经稀发，闭经，月经量少。

（2）鉴别诊断：① AUB 的其他类型；② PCOS。

初步诊断：① AUB-O；②肝内胆管结石。

诊疗经过：继续地屈孕酮后半周期治疗。

随访经过：3 年后门诊复诊，仍存在月经稀发情况，建议每 1～3 个月用孕激素如地屈孕酮，每次 10 mg，2 次 / 天，共 10 天治疗，以保护子宫内膜。

确定诊断：① AUB-O；②肝内胆管结石。

（周心宇　杨　欣）

点评：患者从青春期开始长期月经稀发，间断闭经，除外高雄激素、高 PRL 导致的月经异常。考虑患者为无排卵。为了防止子宫内膜增生，建议患者每 1 ～ 3 个月用孕激素如地屈孕酮治疗，以保护子宫内膜。

（杨　欣）

参考文献

[1] Rosenfield RL. Clinical review：adolescent anovulation：maturational mechanisms and implications. J Clin Endocrinol Metab，2013，98（9）：3572-3583.

[2] Shapley M，Blaqoievic M，Jordan KP，*et al*. The spontaneous resolution of heavy menstrual bleeding in the perimenopausal years. BJOG，2012，119（5）：545-553.

[3] Singh S，Best C，Dunn S，*et al*. Abnormal uterine bleeding in pre-menopausal women. J Obstet Gynaecol Can，2013，35（5）：473-475.

[4] ACOG committee opinion no. 557：management of acute abnormal uterine bleeding in nonpregnant reproductive-aged women. Obstet Gynecol，2013，121（4）：891-896.

[5] 中华医学会妇产科学分会妇科内分泌学组. 异常子宫出血诊治指南. 中华妇产科杂志，2014，49（11）：801-806.

[6] World Health Organization. WHO guidelines approved by the guidelines review committee. Medical eligibility criteria for contraceptive use：a who family planning cornerstone. Medical Eligibility Criteria for Contraceptive Use，2010.

[7] 复方口服避孕药临床应用中国专家共识专家组. 复方口服避孕药临床应用中国专家共识. 中华妇产科杂志，2015，50（2）：81-91.

[8] Bradley LD，Gueye NA. The medical management of abnormal uterine bleeding in reproductive-aged women. Am J Obstet Gynecol，2016，214（1）：31-44.

第十三章　子宫内膜局部异常所致异常子宫出血

第一节　概　述

（一）定义

按照国际妇产科联盟（FIGO）关于非妊娠育龄期女性异常子宫出血（AUB）的PALM-COEIN分类，子宫内膜局部异常所致的异常子宫出血（AUB-E）指在有规律且有排卵的月经周期发生的AUB，经排查未发现其他可解释的原因，可能是调节子宫内膜局部凝血纤溶功能的机制异常或子宫内膜修复的分子机制异常所致，可表现为经量过多、经间期出血和经期延长。AUB-E经常被女性甚至临床医生所忽视。

（二）病因和发病机制

1. 调节子宫内膜局部凝血纤溶功能的机制异常　月经时子宫内膜出血后10 s内发生血小板血栓的形成，随之纤维素包绕血栓周围并逐渐增大，血管内腔闭塞，形成纤维蛋白血栓。血管收缩因子（内皮素 I 和前列腺素 $F_{2\alpha}$）缺乏和促血管扩张物质产生过多（如前列腺素 E_2 和前列环素 I_2），导致血管扩张和血小板聚集功能受到抑制的倾向，引发月经量多。此外，子宫肌层及内膜的组织型纤溶酶原激活物（tissue plasminogen activator，tPA）的活性过高，使纤溶系统功能亢进，引起止血的血栓不稳定或再通。细胞外基质胶原及黏附蛋白降解加剧，内膜剥脱广泛持久，月经量多。

2. 子宫内膜修复的分子机制异常　子宫内膜修复的初始是上皮再生，随后在中性粒细胞、巨噬细胞等细胞以及细胞因子的局部调控下，间质细胞增殖，成纤维细胞合成，重塑细胞外基质。血管发生对内膜有效地修复再生有至关重要的作用。子宫内膜炎症、感染、炎性反应异常和子宫内膜血管生成异常等原因可导致子宫内膜修复的分子机制异常，出现经期延长或经间期出血。

第二节　临床表现

AUB-E患者多有规律月经但月经量过多，也可表现为经间期出血和经期延长，可出现贫血相关的症状如心慌、乏力、食欲减退和腹部不适等。大量出血时甚至会出现失血性休克。西雅图中年女性健康研究（the Seattle Midlife Women's Health，SMWHS）显示约1/3的女性在绝经过渡期初始月经改变类型为月经过多（heavy menstrual bleeding，HMB）[1]。有研究对77例各年龄段的女性以碱性正铁血红蛋白法测定月经周期失血量的中位数（ml），结果显示绝经过渡晚期失血量平均为68.9 ml，而中育龄期的失血量平均为 30 ml[2]。

英国国家健康与临床优化研究所（NICE）[3] 对于月经过多的定义为过多的月经失血，并影响女性的身体、社会、情感和（或）物质生活质量。它可以单独发生，也可以与其他症状联合发生。子宫内膜局部因素引起的异常子宫出血（AUB-E）是月经过多的一个因素。

月经过多会危及女性身体、心理、社会和经济等方面的生活质量，但患者常忽视就诊。研究[3] 发现，有 58.9% 的月经过多女性曾发生经血沾染衣物的尴尬，伴发痛经的概率达 52%。超过半数的月经过多女性存在焦虑或抑郁，其中 68.4% 的女性还会出现烦躁和易激惹。此外，认为"月经过多影响到社交"和"月经过多影响生活"的比例分别达到 29% 和 43.4%。月经过多女性对自我整体健康的评估显著低于普通人。

第三节 诊 断

AUB-E 是容易被忽视的疾病，很多患者即使已经出现中重度贫血，仍未主动到妇科就诊。对月经量的主观认知与实际失血量差别很大。

目前尚无诊断子宫内膜局部异常的特异方法。AUB-E 主要是基于在有排卵月经的基础上排除其他明确异常后而确定，因此，首先应除外器质性病变引起的 AUB。

（一）详细的病史询问

包括月经初潮的年龄、平素月经情况及经期周期经量，有无应用激素类药物。如何避孕，询问有无月经过多导致贫血伴随的症状如头晕、心慌、乏力和腹部不适等，有无影响生活质量的相关情况。

（二）评估月经量

月经量大于 80 ml 为月经过多。多数月经过多女性合并贫血。临床上首先通过月经期应用卫生巾的数量、有无湿透卫生巾以及与平素月经量对比来初步判断有无月经过多。月经量评估有以下几种方法：

1. 碱性正铁血红蛋白比色法 为目前国内外公认的测量月经血量的"金标准"。其原理是利用碱化血红蛋白光电比色法，即氢氧化钠溶解洗脱经血，使之转化为碱性正铁血红蛋白，以 584 nm 波长测定吸光度值，以同期自身静脉血吸光度值作为计算参数，计算出月经血量。这种方法须要收集卫生巾，实验操作复杂、费时，不适合临床快速诊断。

2. 卫生巾称重法 卫生巾重量的差值 /1.05= 出血毫升数。此种方法可以粗略计算出血量。

3. 月经失血图法（PBAC） 记录每次卫生巾血染情况（表 13-1）。轻度：血染面积≤整个卫生巾面积的 1/3，记 1 分；中度：血染面积占整个卫生巾面积的 1/3 ～ 3/5，记 5 分；重度：血染面积基本为整个卫生巾，记 20 分。如有血凝块流出，血凝块面积＜ 1 元硬币，为小血块，记 1 分；血凝块面积≥ 1 元硬币，为大血块，记 5 分。总评分≥ 100 分时月经量≥ 80 ml。

（三）辅助检查

1. 血常规和凝血常规检查　判读有无贫血，有无凝血功能障碍相关的血液系统疾病，有利于鉴别诊断。血液铁蛋白检查不作为常规检查项目。

2. 甲状腺功能和激素测定　不作为常规检查项目。

3. 经阴道或经直肠超声检查　是无创、方便容易接受的检查项目。通过超声检查首先可以排查引起子宫出血的器质性病变，尤其是子宫内膜息肉、子宫肌瘤和子宫腺肌病。

4. 盆腔 MRI、子宫声学造影、诊断性刮宫和宫腔镜检查　不是 AUB-E 的常规检查项目，常对一些超声诊断不明确或为了明确诊断除外其他疾病时选用。

表13-1　月经经量图形分析表

| 经期 | 卫生巾张数 | | | 血凝块 | |
	血染轻度	血染中度	血染重度	小	大
第 1 天					
第 2 天					
第 3 天					
第 4 天					
第 5 天					
第 6 天					
第 7 天					

第四节　鉴别诊断

1. AUB 中常见的器质性病变　如子宫肌瘤、子宫内膜息肉和子宫腺肌病。这些疾病经常有月经过多的表现，须要鉴别，多通过有无痛经和超声影像的改变等予以鉴别。

2. 凝血功能异常所致的 AUB（AUB-C）　此种 AUB 月经过多症状常从初潮开始，并出现一些原发疾病症状如鼻出血、牙龈出血、全身皮肤的瘀点或瘀斑以及消化道、关节腔出血等。

第五节　治　疗

AUB-E 的治疗分为药物治疗和手术治疗，其中药物治疗包含激素和非激素药物。手术治疗包括子宫内膜去除术或消融术、子宫全切术和子宫动脉栓塞术。在对患者治疗之前要充分地与患者沟通不同治疗方案的利弊，要考虑患者是否有生育要求，是否保留生育功能以及是否保留子宫。

（一）药物治疗

对于此类非器质性疾病引起的月经过多，建议先行药物治疗。2007 年 NICE[3] 临床推荐月经过多的一线药物治疗为左炔诺孕酮宫内缓释系统（LNG-IUS），二线药物为氨甲环酸等抗纤溶治疗、非甾体抗炎药（NSAIDs）和复方口服避孕药（COC），三线药物为高效孕激素、促性腺激素释放激素激动剂（GnRH-a）。因此，AUB-E 可以参照上述推荐用药。

1. LNG-IUS 适用于近 1 年以上无生育要求者。用此种方法前要告知患者出血方式的变化，坚持至少 6 个月以观察治疗效果。此种方法可使子宫内膜萎缩，使经量减少，有 20%～30% 的使用者甚至闭经。此系统的主要成分为左炔诺孕酮，每个含左炔诺孕酮 52 mg（20 μg /h），放置于子宫腔内可维持 5 年有效，5 年后约降为 10 μg/24 h。左炔诺孕酮在 5 年时间内的平均溶解速率约为 14 μg/24 h。

（1）作用机制：含左炔诺孕酮的宫内节育器在子宫局部缓慢而稳定地释放低剂量孕激素左炔诺孕酮，直接作用于子宫内膜，下调了子宫内膜雌激素和孕激素受体，抑制子宫内膜生长，降低血管密度，使月经量明显减少。

（2）作用效果：文献报道可使月经失血量降低 71%～96%，显著增加血红蛋白和血清铁蛋白水平，不影响未来生育能力。常见的不良反应为子宫出血，包括点滴出血、月经稀发和闭经，激素相关问题如乳房触痛、痤疮或头痛。如果出现这些不良反应，也通常是轻微、暂时的。

2. 氨甲环酸等抗纤溶治疗 抗纤溶治疗以氨甲环酸为代表，适用于不愿或不能使用性激素治疗或想尽快妊娠者。

氨甲环酸的作用机制为可逆性阻断纤溶酶原的赖氨酸结合位点，防止纤维蛋白降解，竞争性抑制纤溶酶原激活为纤溶酶，抑制子宫内膜纤溶酶原激活物，降低纤溶和血凝块分解，减少月经量。

氨甲环酸口服有效，起效迅速，半衰期为 2 h，24 h 内 40%～70% 以原型经尿排泄。对于抗纤溶活性高于月经正常者的月经过多患者，推荐每次 1～1.5 g，3 次 / 天，用药 3～4 天。不同的治疗方案和使用持续时间在减少月经失血量的有效性上差异较大。不同发表文献报道 34%～59%，每周期平均减少月经血量 75 ml。但在有颅内血栓性疾病者，应限制此类药物的应用。不良反应不常见，如消化不良、腹泻和头痛，可能出现眼部不良反应如色觉和视力变化。如果在 3 个月经周期内症状没有得到改善，应停止治疗。

其他药物包括酚磺乙胺（止血敏）。其可增强血小板功能及毛细血管抵抗力。用法为每次 0.25～0.5 g，肌内注射或静脉滴注，2～3 次 / 天；或者维生素 K，以促进肝合成凝血因子。维生素 K_4 每次 2～4 mg，3 次 / 天。

3. NSAIDs NSAIDs 可治疗月经过多，同时能缓解痛经，也可作为激素不耐受患者的替代治疗方案。

子宫内膜前列腺素受体促进异常血管和新生血管形成，导致异常子宫出血。NSAIDs 抑制环氧合酶，在子宫内膜水平减少前列腺素合成，减少月经出血。

2013 年一项 [4]18 项随机对照试验 Cochrane 系统评价报道，NSAIDs 减少月经量的疗效优于安慰剂，经 NSAIDs 治疗的患者月经出血量减少 30%，有助于控制与月经相关的贫血和疼痛。不同类型的 NSAIDs 疗效未见差异。

4．COC　COC 的作用机制是抑制排卵，抑制子宫内膜增殖，从而减少月经量。COC 单纯用于治疗月经过多的研究较少。无月经过多适应证的 COC 小型研究提示，3 个月时月经失血量降低高达 43%[5]。E_2V/DNG（戊酸雌二醇 / 地诺孕素）治疗月经过多的研究结果显示平均月经失血量降低了 88%，但中国尚未获批准上市。

5．口服高效孕激素　高效孕激素可以使子宫内膜萎缩，达到止血或减少月经量的目的，如炔诺酮每次 5 mg，3 次 / 天，从周期第 5 天开始，连续服用 21 ～ 22 天。应注意在月经后半周期使用口服孕激素不能减少月经量。口服高效孕激素的常见不良反应有体重增加、腹胀、乳房触痛、头痛和痤疮。

表 13-2 为常见治疗月经过多的药物及减少月经出血量的比率。

表13-2　月经过多各项治疗措施的疗效及作用机制[3]

治疗选择	作用机制	减少月经出血量
LNG-IUS	局部孕激素作用：抑制内膜增生	95%
氨甲环酸	抗纤维蛋白溶解	58%
NSAIDs	抑制前列腺素生成	49%
COC	抑制子宫内膜增生	43%
口服孕激素	抑制子宫内膜增生	83%
子宫内膜去除术	去除子宫内膜的基底层，使子宫内膜不可再生	与 LNG-IUS 效果类似
子宫全切术	月经出血的器官摘除	100%

（二）手术治疗

1．刮宫术　刮宫术仅用于紧急止血及子宫内膜病理检查，不是 AUB-E 治疗的首选方法。

2．子宫内膜消融术或去除术　对于出血严重影响女性的生活质量的病例，如其在未来不想怀孕，或者其他减少月经量的方法无效时可以考虑子宫内膜消融术。

术前要与女性充分讨论子宫内膜消融术或去除术的风险、益处和其他治疗方案。在子宫内膜消融术后，要建议女性必须避免随后的妊娠。手术的方法多采用二代子宫内膜消融术如阻抗控制双极射频消融术等。

3．子宫动脉栓塞术（uterine artery embolization，UAE）　文献中 UAE 多与子宫全切术或子宫肌瘤切除术相比较，在 AUB-E 的治疗上不常用。

4．子宫全切术　AUB-E 多数经过药物治疗有效。对于难治性近绝经期患者，如有强烈的手术意愿方考虑此种治疗方法。术前要与患者充分沟通此种治疗方式的获益和风险。

第六节　加强对子宫内膜局部异常所致异常子宫出血的认知和早期识别

多数女性对月经过多的认知和理解欠缺，其对月经量的自我认知度与实际月经量差别很大，所以应该加强自我认知。可以通过以下 3 个关键问题初识月经过多，通过医生根据月经规律和经量增多等特点来明确 AUB-E 的存在：

1．经期出血量是否会影响您的日常生活？　您必须根据月经周期规划社交活动吗？您是否担心月经期可能导致某些突发状况？

2．经期出血是否对您的身体有影响？　您在月经期间有大血块吗？您在月经期间是否感觉到虚弱或呼吸困难（铁缺乏症或贫血症状）？

3．您的出血量有多少？　在晚上或醒来时，您是否须要更换卫生巾来进行保护？在出血最严重的几天，您的出血量是否多到 2 h 内就已经浸透了卫生棉条或卫生巾？

（李晓冬　何小静　张　媛）

第七节　病例分析

病例 1

基本信息

- 案例类型：AUB-E（重度贫血＋LNG-IUS 治疗）。
- 就诊日期：2011 年 9 月 21 日。
- 就诊年龄：46 岁。

主诉：月经量多 5 年，明显增多 2 年。

现病史：患者平素月经规律，5 年前无明显原因出现月经量增多，近 2 年经量明显增多，伴有较多血块。总出血量 PBAC 评分为 306 分。近 1 周伴有头晕和乏力就诊。

既往史：无原发性高血压及糖尿病等慢性病史及血液系统疾病史，无手术史及输血史，自诉对铁剂过敏（具体不详）。

月经及婚育史：15 岁月经初潮，5 ~ 7/23 天，经量多，LMP 2011 年 9 月 9 日，偶有痛经。G2P1，工具避孕。

个人及家族史：无近亲结婚，余无特殊。

入院查体：T 36.7 ℃，P 84 次 / 分，R 19 次 / 分，BP 110/60 mmHg。发育正常，体型中等，精神差，贫血貌。皮肤、黏膜苍白。心、肺听诊未闻及异常。腹平坦，腹部未触及包块，无压痛。四肢活动自如，肌张力正常，双下肢无水肿。

妇科检查：外阴无异常，阴道畅。子宫颈光滑。子宫前位，经产大小，质中，活动好，无压痛或摇摆痛，双侧附件无异常。

辅助检查

（1）B 超：TVS 示子宫前位，9.0 cm×4.0 cm×4.0 cm，表面平，回声不均，子宫壁血管增多，内膜三线厚 0.8 cm。双侧卵巢（-）。盆腔游离液（-）。CDFI 示子宫血流信号正常，子宫动脉 RI 0.85，PI 2.33。检查结论：子宫充血。

（2）血常规：Hb 34 g/L，PLT 266×10^9/L。

（3）凝血常规正常。

诊断思路及鉴别诊断

（1）病例特点：围绝经期女性，因经量增多，且多年有铁剂过敏史，未给予补铁治疗而导致重度贫血。B 超检查示子宫正常大小，内膜增厚。除血红蛋白外其余血液系统检查正常。

（2）鉴别诊断：① AUB 的其他类型；②导致出血的其他疾病，如妊娠、尿路感染、肾疾病或家族性血液疾病；③子宫恶性肿瘤。

初步诊断：① AUB-E；②重度贫血。

治疗经过：完善相关检查，考虑患者为围绝经期女性，子宫内膜增厚，行诊断性刮宫。病理示分泌期子宫内膜，间质蜕膜样变。在排除内膜恶性病变的同时放置 LNG-IUS。

随访经过：放置 LNG-IUS 后阴道淋漓出血 10 天后停止，放置后半年内月经每月均来潮，月经量明显减少，在月经出血外无不规则出血。放置 1 年后每年随访，示月经规律，月经量明显减少。放置 6 年后出现潮热和出汗。查 FSH > 40 IU/L，E$_2$ < 20 pg/ml。取出 ING-IUS 环。放置 LNG-IUS 环后 Hb 变化为：1 个月 44 g/L，3 个月 60 g/L，6 个月 80 g/L，12 个月 110 g/L。

（葛晓芬　杨　欣）

点评

（1）如何确立诊断：患者为围绝经期女性，平素月经规律，因月经量增多 5 年、明显增多 2 年就诊，伴有贫血相关的症状如头晕和乏力。超声提示子宫正常大小，血液系统检查除贫血外正常。诊断时排除了常见的引起月经量增多的器质性病变，如子宫内膜息肉、黏膜下子宫肌瘤、子宫内膜病变或凝血功能障碍等。围绝经期女性的月经模式多样，其中月经过多比较常见。本例患者行刮宫子宫内膜提示分泌期改变，故出血模式属于有排卵性出血，考虑为子宫内膜局部因素导致的 AUB，即 AUB-E。

（2）如何选择治疗方案：AUB-E 的治疗方法很多，包括纤溶酶抑制剂、口服避孕药和 LNG-IUS，甚至子宫内膜去除术或子宫全切术。本例患者选择了 LNG-IUS 治疗是基于以下几点：①女性绝经年龄平均为 50 岁，本患者 46 岁，LNG-IUS 的应用有效期为 5 年。② 40 岁以上的女性用口服避孕药时要慎重，有增加血栓风险的可能。③在减少月经量方面 LNG-IUS 属于一线推荐方案，甚至有 20% 的闭经率。本例患者为重度贫血，减少其出血非常重要。该患者放置 LNG-IUS 后阴道淋漓出血 10 天后停止，半年内月经每月均来潮，月经量明显减少，在月经出血外没有不规则出血，获得了比较好的临床效果。本例患者在治疗时也可以加用纤溶酶抑制剂如氨甲环酸，每次 1.0 g，2 ~ 3 次 / 天，以协助减少月经量。

（李晓冬）

病例 2

基本信息

- 案例类型：AUB-E（中度贫血 +COC 治疗）。
- 就诊日期：2017 年 7 月 13 日。
- 就诊年龄：27 岁。

主诉：月经量增多 3 年。

现病史：3 年前无明显原因出现月经量增多，伴有较多大血块，平均出血时间为 6.5 天，月经失血图法（PBAC）出血量评分示总出血量为 385 分（＞ 100 分诊断月经过多），伴有头晕、乏力 5 天就诊。

既往史：无特殊。无原发性高血压、糖尿病等慢性疾病史，无血液系统疾病史，有剖宫产史，无输血史和药物过敏史。

月经及婚育史：14 岁月经初潮，5 ～ 7/28 天，经量增多，LMP 2017 年 6 月 27 日，偶有痛经。G1P1（剖宫产），工具避孕。

个人及家族史：无近亲结婚，余无特殊。

入院查体：T 36.5 ℃，P 74 次 / 分，R 18 次 / 分，BP 100/60 mmHg。发育正常，体型中等，精神差，贫血貌。皮肤、黏膜苍白。心、肺听诊未闻及异常。腹平坦，腹部未触及包块，无压痛。四肢活动自如，肌张力正常，双下肢无水肿。

妇科检查：外阴无异常，阴道畅，子宫颈光滑。子宫前位，经产大小，质中，活动好，无压痛和摇摆痛，双侧附件无异常。

辅助检查

（1）B 超：TVS 示子宫前位，5.0 cm×3.9 cm×3.9 cm，表面平，回声不均，内膜三线不均，厚 0.9 cm。双侧卵巢（–），右侧卵巢内最大囊泡直径 1.5 cm。盆腔游离液（–）。CDFI 示子宫血流信号正常，子宫动脉 RI 0.85，PI 2.43。

检查结论：子宫旁充血。

（2）血常规：Hb 97 g/L，HCT 32.4%，MCV 64.7 fl，MCH 19.4 pg，PLT 367 × 10^9/L。

诊断思路及鉴别诊断

（1）病例特点：育龄期女性，月经周期规则，经量增多，轻度贫血，B 超检查示子宫正常大小，内膜增厚。

（2）鉴别诊断：①AUB 的其他类型；②导致出血的其他疾病，如妊娠、尿路感染、肾疾病或家族性血液疾病；③子宫恶性肿瘤。

初步诊断：①异常子宫出血（AUB-E）；②中度贫血。

治疗经过：完善相关检查。考虑患者为育龄期女性，有子宫内膜增厚，建议行诊断性刮宫，以排除子宫内膜恶性疾病，同时积极纠正贫血（琥珀酸亚铁 + 生血丸）。2017 年 8 月 10 日在我院行诊断性刮宫，病理示分泌期子宫内膜。术后给予优思明口服，以控制月经量。

随访经过：口服优思明 3 个周期后，出血量明显减少，PBAC 出血量评分示总出血量为 104 分。评分减少＞ 50%，Hb 恢复。但是由于总出血量评分仍＞ 100 分，故建议再次应用 3 个周期。用药半年后复诊，PBAC 出血量评分：总出血量 54 分。血常规：

Hb 125 g/L。考虑患者为育龄期女性，有再生育要求，可以继续应用 COC 控制月经量。嘱患者定期复查，坚持 COC 治疗至下次生育。

确定诊断：①异常子宫出血（AUB-E）；②中度贫血。

（葛晓芬　杨　欣）

点评

（1）如何诊断：患者为育龄期女性，平素月经规律，月经量增多 3 年，伴有头晕、乏力 5 天就诊，PBAC 出血量评分示总出血量为 385 分（> 100 分诊断月经过多），根据查体、超声及血常规等相关辅助检查，初步诊断为异常子宫出血（AUB-E）。AUB-E 指在有规律且有排卵的月经周期发生的 AUB，经排查未发现其他可解释的原因，可能是调节子宫内膜局部凝血纤溶功能的机制异常或子宫内膜修复的分子机制异常所致。主要是在有排卵月经的基础上排除其他明确异常后而确定，因此，首先除外器质性病变引起的 AUB。

（2）治疗方式的选择：①首先，对于年轻女性，以月经过多就诊考虑 AUB-E 者，诊断性刮宫并不作为首选的治疗方案。治疗上可以考虑试用口服避孕药后观察出血量和出血时间的变化。尤其是 COC 的治疗效果不好，必要时如可疑内膜病变，再行诊刮治疗；②在治疗月经过多或 AUB-E 时，对于 < 40 岁的女性，可以应用 COC 治疗。COC 是以高效孕激素和小剂量雌激素配伍的复合制剂，其孕激素可以作用于子宫内膜，抑制子宫内膜增殖。孕激素又可以抑制下丘脑 - 垂体 - 卵巢轴抑制排卵，从而达到减少月经量的目的。本患者口服优思明 3 个周期后，出血量明显减少，PBAC 出血量评分减少 > 50%。用药半年后，PBAC 出血量评分大幅度下降，疗效满意；③本例患者亦可以选择口服高效孕激素，使子宫内膜萎缩，以达到止血或减少月经量的目的。对 AUB-E 导致的月经过多须要长期管理，以防止贫血的发生。

（李晓冬）

参考文献

[1] Mitchell ES，Woods NF，Mariella A，*et al*．Three stages of the menopausal transition from the Seattle Midlife Women's Health Study：toward a more precise definition．Menopause，2000，7：334-349．

[2] Hale GE，Manconi F，Luscombe G，*et al*．Quantitative measurements of menstrual blood loss in ovulatory and anovulatory cycles in middle-and late-reproductive age and menopausal transition．Obstet Gynecol，2010，115：249-256．

[3] CG．Heavy menstrual bleeding：understanding NICE guidance，National Institute for Health and Clinical Excellence（UK）[2007-9-24] [2018-5-30]．http：// Wikipedia．the free encyclopedia/Menorrhagia．last modified on 6 June 2009．

[4] Lethaby A，Duckitt K，Farquhar C，*et al*．Non-steroidal anti-inflammatory drugs

for heavy menstrual bleeding（Review）. Cochrane Database Syst Rev，2013，1：CD000400. 10

[5] Bitzer J，Heikinheimo O，Nelson AL，*et al*. Medical management of heavy menstrual bleeding：a systematic review of the literature. Obstet Gynecol Survey，2014，70：115-130.

第十四章　医源性异常子宫出血

2014年中国《异常子宫出血诊断与治疗指南》指出：医源性异常子宫出血（AUB-I）指使用性激素、放置宫内节育器或可能含雌激素的中药保健品等因素引起的异常子宫出血（AUB）[1]。按照2011年国际妇产科联盟（FIGO）对于AUB的分期，医源性AUB被归为非结构异常中的AUB。

第一节　复方口服避孕药所致异常子宫出血

（一）概述

1. 定义　复方口服避孕药（COC）是目前全球范围广泛使用的高效避孕方法之一，是含有低剂量雌激素和孕激素的复合甾体激素制剂[2]。

COC自20世纪60年代问世以来不断发展，雌激素剂量从最初的150 μg减少到20～35 μg。孕激素从第一代炔诺酮发展到目前第四代的屈螺酮。屈螺酮有类似于天然孕酮的生理活性，并具有抗雄激素和抗盐皮质激素的作用。给药方法也从最初模仿自然月经周期28天，到现代COC的21/7天方案（优思明和达英-35），即21天活性激素摄入期与之后的7天无激素间期（hormone-free days，HFI）。近年来研发出HFI更短的COC，如24/4方案（优思悦）：24天活性激素与4天HFI。其能更好地抑制排卵并减少激素水平波动，从而有可能降低激素撤退相关症状的发生率和严重程度。尽管COC药物不断改进，服用人群越来越广泛，但是，在服用的最初几个月内，它所导致的突破出血或点滴出血（spotting）也非常常见，是医源性AUB主要原因之一[1]。

2. 发生率及原因　研究显示，在服用COC女性中经历非预期出血的比例为16%～21%。在一项针对1657名美国女性开始或重新开始服用COC的研究中，12%的女性将停止服用COC的原因归于非预期子宫出血[3]。在现代COC制剂中雌激素含量越来越低，以获得更高的安全性，但较低剂量的雌激素可能不足以维持子宫内膜稳定，从而导致不规则出血。同时，高效孕激素诱导的子宫内膜蜕膜化和子宫内膜萎缩也可能导致这一问题。此外，诱导细胞色素P450酶系统的药物和草药可能会影响COC的代谢，降低其疗效，并增加突破出血的风险，如抗结核药物利福平，以及抗逆转录病毒药物等[4]。吸烟可能通过干扰雌激素代谢并因此降低子宫内膜稳定性而增加突破出血的发生率。与非吸烟者相比，吸烟者出现不规则出血的频率高47%[5]。

除了上述原因，造成突破出血的另一常见原因是漏服、不定时服用以及服药方法错误等。一项前瞻性研究评估了故意漏服两个连续COC片剂（第6/7天或第11/12天）的影响，显示漏服导致12个周期中有10个周期出现突破出血[6]。甚至推迟服用COC片剂几个小时也会增加突破出血的风险。一项纳入943名美国女性的研究发现，每周期漏服2片或以上COC者突破出血或点滴出血的发生率是规律服药者的1.6～1.7倍。

（二）临床表现

服用 COC 者出现非预期的突破出血或点滴出血。

（三）诊断

2015 年中国《复方口服避孕药临床应用专家共识》指出，对于服用 COC 期间出现的非预期出血，首先须评估 COC 的使用方法有无不当，以及有无与其他药物的相互作用而导致药物吸收不良等，必要时须行适当的检查，以排除相关疾病如妊娠等[2]。

在服用新的 COC 前认识到服药期间会出现突破出血可能性的女性更容易忍受出血模式的短期变化。在首次开具 COC 处方前应加强用药指导，确保女性获得有关服用 COC 期间可能出现出血模式变化的适当信息，特别是告知服用者遵守处方用药方案的重要性。这可以最大限度地减少漏服或错服等导致不规则出血的风险。不幸的是，许多女性在服用前或服用期间没有得到足够的咨询。据报道，近 50% 的女性表示，在她们首次服用 COC 前没有从医疗保健机构得到适当的信息。

须详细记录出血模式。重要的是要区分患者对非计划性出血感到烦扰、可容忍还是无意义。对于后一类女性不一定须要干预。对于对出血模式的变化感到烦恼的女性，须详细询问以下问题，以找到出血的潜在原因：

1. 应用此避孕方式之前及期间她的出血模式是什么？

2. 她是否正确使用 COC？

3. 她的出血量是多还是少？

4. 她是否服用任何其他可能干扰避孕药的作用的药物（即抗癫痫药物或草药）从而影响她的出血？

5. 是否有任何与出血相关的症状（即疼痛、恶心、呕吐或乳房胀痛）？

6. 出血是在特定时间（即性生活后）发生的吗？

应根据个体情况考虑检查和（或）进一步进行实验室检查。如果患者主诉症状包括疼痛、阴道分泌物和性交后出血，可能须要进行宫颈炎或子宫内膜炎的排除检查。其他如子宫颈癌、子宫内膜癌、子宫内膜息肉、黏膜下肌瘤和盆腔炎等须要根据病史以及检查排除。

（四）治疗

研究显示，突破出血或点滴出血会随着服用时间的延长逐渐消失。在服用 COC 的最初 3 个周期，出血天数在 10 ～ 24 天，但在第 4 个周期降至 7.5 ～ 15 天。如果在服用 COC 期间不规则出血时间超过 3 ～ 4 个月，排除漏服或错服等原因，则应考虑病理性或生理性原因[3]。

对于排除了病理原因而又对出血感到烦恼的女性，通常建议更换为含雌激素剂量更高的 COC。也有学者建议对突破出血时间较长的女性可通过补充小剂量雌激素控制出血，即每天加服结合雌激素 0.625 ～ 1.25 mg 或雌二醇 1 ～ 2 mg，直到服药周期结束。一般 1 ～ 2 个周期即可缓解。

第二节　宫内节育器所致异常子宫出血

（一）概述

1. 宫内节育避孕器的分类　2018 年中国《女性避孕方法临床共识》提到，宫内节育避孕器具（intrauterine contraception，IUC）是我国使用最广泛的长效可逆避孕（long-acting reversible contraception，LARC）方法。我国现行使用的 IUC 以含铜 IUD 为主，还有既含铜又含药物的 IUD，另一类为含有孕激素的宫内节育系统[7]。

（1）含铜 IUD：含铜 IUD 的主要作用机制是通过铜离子杀伤精子或受精卵以及影响子宫内膜细胞代谢干扰受精卵着床而发挥避孕作用。

（2）含铜含药物的 IUD：在含铜 IUD 中加载前列腺素合成酶抑制剂吲哚美辛，可有效地控制因放置 IUD 引起的经量增多及盆腔痛。

（3）含有孕激素的宫内节育系统：国内使用的含有孕激素的宫内节育系统为左炔诺孕酮宫内缓释系统（LNG-IUS），其含有 52 mg 左炔诺孕酮，每日定量释放 20 μg。LNG-IUS 能有效地减少月经量，除了避孕外，还用于治疗特发性月经过多，并可缓解痛经。

2. 宫内节育器所致 AUB 的出血原因　IUC 安全、有效、简便、经济，可逆性强。目前，放置 IUC 后发生非预期出血的原因尚未完全阐明，可能机制如下[8]：

（1）宫内节育器机械性压迫和摩擦，使子宫内膜间质出血，周围血管壁通透性增加，发生浅表溃疡和局部坏死。

（2）前列腺素合成和释放增加、子宫内膜纤维蛋白溶酶原激活剂浓度增高，纤溶活性增加。

（3）细胞溶酶体、细胞因子或活性介质的变化，子宫内膜溶酶体活性升高，肥大细胞增加，组胺释放量增加，从而导致血管扩张及渗透性增加，巨噬细胞布满子宫内膜表面，分泌前列腺素、纤溶酶原激活物和纤溶酶。

（4）应用 LNG-IUS 期间预期外出血可能受孕激素的类型 / 剂量、孕激素释放方式、使用时间以及对内膜的特定作用的影响。在放置初始阶段引起计划外出血的主要原因是继发于高效孕激素所致的子宫内膜迅速变薄效应。实际上，如果从相对较厚的子宫内膜转向相对较薄的子宫内膜，那么生物学上可能会出现计划外出血或点滴出血。随着女性持续使用 LNG-IUS，子宫内膜持续暴露于局部高效孕激素环境，子宫内膜蜕膜化，腺体萎缩，子宫糖基化脂蛋白 A 产生增加，子宫内膜血管生成中断，血管脆性增加，而容易出现突破出血。

（二）宫内节育器所致 AUB 的临床表现

放置 IUC 后出血，包括经量多、经期长、经间期出血和不规则出血等 AUB，是影响很多女性持续使用的主要原因。

（三）诊断

放置 IUC 后出血可分为术中出血、术后出血及不规则阴道出血。

1．术中及术后出血　指 IUC 放置术中及术后 24 h 内出血超过 100 ml。术后流血 7 ～ 14 天且出血量超过 100 ml 者为术后出血。对于术中出血应立即停止手术，用止血药及宫缩剂对症处理，必要时补充血容量。如有损伤，则取出 IUC 后视情况选择保守治疗或手术治疗。对术后出血者应予止血、抗感染治疗，如无效，则取出 IUC 后行止血处理，观察后下一个周期再放置 IUC[8]。

2．不规则出血

（1）使用含铜 IUD 的最初几个月内经常出现不规则点滴出血和经量增多。经量可增加 55% ～ 74%[9]。

（2）LNG-IUS 则主要与突破出血、点滴出血和闭经相关。44% 的女性使用 LNG-IUS 6 个月后报告闭经。使用 12 个月和 24 个月后，这一比例增加到 50%[10]。53% 的女性经历频繁或长期非预期出血，即在使用的前 3 个月内出血超过 4 次或 1 次出血持续超过 10 天。随着时间的推移，出血明显改善，使用 1 年后降至 4%。

盆腔或超声检查可能有助于宫内节育器使用者确认该装置未嵌顿或下移等。

（四）治疗

对于刚开始使用 IUC 的女性，告知其与每种避孕方法相关的常见出血模式非常重要，并强调非预期出血不会影响疗效。但是，如果女性抱怨她的出血模式突然改变，始终都应想到排除怀孕。

如同服用 COC 者，对于不规则出血的女性，应在详细询问病史后根据个体情况考虑查体和（或）进一步实验室检查。如果认为不规则出血继发于该避孕方式，则通常无须进一步的检查。但是，通过盆腔检查或超声检查可能有助于确认该装置未嵌顿或下移等。

如果已经排除了病理情况，患者要求干预，则可以考虑适当药物治疗。由于尚未完全了解 IUC 不规则出血的病因，并且病因可能是多因素所致的，目前各研究疗法显示出不同的结果，临床尚无明确指南。

1．含铜 IUD　与使用含铜 IUD 相关的经量多的治疗包括非甾体类抗炎药（NSAID），抗纤维蛋白溶解剂和抗利尿剂[11]。

（1）非甾体抗炎药（NSAIDs）：NSAIDs 抑制前列腺素合成，并减少子宫内膜前列腺素释放从而可减少经量。对于放置含铜 IUD 后经量多的女性。从月经第 1 天开始，使用布洛芬 400 mg，每日 4 次，连续 7 天；或吲哚美辛 25 mg，每日 4 次，连续 3 天；或甲芬那酸 500 mg，每日 5 次，连续 5 天；或双氯芬酸钠 50 mg，每日 3 次，连续 1 天，然后 25 mg，每日 3 次，连续 4 天。以上研究方案均显示出 NSAIDs 对经量过多女性的良好疗效。

（2）抗纤维蛋白溶解剂：抗纤维蛋白溶解剂如氨甲环酸（TXA）被认为通过防止纤维蛋白的降解来减少出血。在一项应用氨甲环酸治疗经量过多的试验中，TAX 1500 mg，每日 3 次，连续 5 天，失血量减少了 54%，但研究未发现盆腔疼痛强度或月经持续时间的变化。

（3）抗利尿药：抗利尿药如去氨加压素，理论上可充当血管收缩剂来减少大量出血。在与 IUC 相关的月经过多的试验中，去氨加压素 300 μg 每日鼻内吸入，连续 5 天，失血量减少 40.5%。

综上，对于含铜 IUD 放置后经量过多的治疗，首先考虑 NSAIDs 包括布洛芬，吲哚美辛，甲芬那酸和双氯芬酸，每一次都从月经的第一天开始。其他有希望的干预措施包括氨甲环酸和去氨加压素。

2．LNG-IUS　与含铜 IUD 研究类似，与 LNG-IUS 相关不规则出血的干预包括 NSAIDs（萘普生和甲芬那酸）和抗纤维蛋白溶解剂（氨甲环酸）。研究的其他干预措施包括雌激素和抗孕激素（米非司酮）等 [12]。

（1）非甾体类抗炎药：在 LNG-IUS 使用者的随机对照试验中，与安慰剂组相比，服用萘普生组（n=42）的出血 / 点滴出血天数减少了 10%（n=43）（萘普生 500 mg 每日 2 次，连续 5 天）。但是，治疗 4 周后萘普生组的疗效并未持续。上述研究表明，短期 NSAIDs 可能对某些女性有帮助，但疗效可能无法持续。但是对于某些合并胃肠道出血史、肾功能损害或药物过敏史的女性，禁用任何 NSAIDs。

（2）抗纤维蛋白溶解剂：一项试验将放置 LNG-IUS 后不规则出血女性随机分配到 TXA 组（TXA 500 mg，每日 3 次）和安慰剂组，结果显示出血天数在 90 天内中位数减少了 6 天，但调整多重性后未发现组间显著差异。

（3）雌激素 /COC：外源性雌激素可能有助于组织修复和子宫内膜的稳定。数项研究评估了口服雌激素对 LNG-IUS 应用期间出血的治疗作用且大多数显示有效。建议的方案包括口服结合雌激素 1.25 mg/d，或戊酸雌二醇 2 mg/d，持续 1 ~ 2 周，或 COC 服用 1 ~ 3 个周期。但须注意雌激素或 COC 的禁忌证。

（4）米非司酮：米非司酮是一种抗孕激素，可能导致子宫内膜中雌激素受体的上调，诱导子宫内膜增生，理论上可减少阴道出血。但是，作为药物流产方案的组成部分，米非司酮受到高度管制，女性通常无法在药房购买。最后，抗孕激素效应是否会影响仅孕激素避孕的避孕效果也尚未得知。

综上，在放置 IUC 前给予女性详细的咨询仍是一线治疗建议。告知女性与每种避孕方法相关的常见出血模式至关重要，强调非预期出血不会影响疗效，对可能出现的非计划出血的了解可能会使女性放心并愿意花更长时间等待不规则出血自然消失。对于要求医疗干预者，放置含铜 IUD 可考虑止血药或 NSAIDs 治疗。放置 LNG-IUS 后初 3 个月给予 NSAIDs 或短效口服避孕药，如去氧孕烯和优思明等治疗可能是有效的。

（吕淑兰）

第三节　病例分析

基本信息
- 案例类型：AUB-I（COC 漏服）。
- 就诊日期：2017 年 8 月 19 日。
- 就诊年龄：22 岁。

主诉：人工流产术后 24 天，阴道不规则出血 14 天。

现病史：患者既往月经规律，6 ~ 7/30 天，经量中等，无痛经。24 天前（2017 年

7 月 27 日）因早孕（停经 54 天）于外院行无痛人工流产术，手术顺利。术后予抗生素、益母草颗粒和避孕药（优思悦）治疗。术后阴道出血 4 天，术后 12 天（2017 年 8 月 7 日）出现阴道出血，量少，于诊所购买"云南白药胶囊"口服。8 天后出血自行停止。术后 22 天（2017 年 8 月 17 日）再次出现阴道出血，量少，于 8 月 19 日就诊。服用优思悦期间漏服 7 粒（其中 6 粒自 2017 年 8 月 18 日至 2017 年 8 月 23 日，另 1 粒漏服日期不详），现剩余 7 粒。人工流产术后至今否认性生活史。

既往史：无原发性高血压及糖尿病等慢性疾病，否认血液系统疾病，无手术和输血史，否认抽烟、饮酒史，否认食物或药物过敏史。

月经及婚育史：12 岁月经初潮，6 ～ 7/30 天，经量中等，无痛经，24 天（2017 年 7 月 27 日）前于外院行无痛人流术。

个人及家族史：无特殊。

入院查体：T 36.7 ℃，P 84 次 / 分，R 19 次 / 分，BP 110/60 mmHg。发育正常，体型中等，精神差，贫血貌。皮肤、黏膜苍白。心、肺听诊未闻及异常。腹平坦，腹部未触及包块，无压痛。

妇科检查：外阴 (−)。阴道畅，见少量暗红色血性液体。子宫颈光滑，子宫口无组织物嵌顿。子宫前位，正常大小，质中、活动好，无压痛。双侧附件 (−)。

辅助检查

（1）妇科彩超（2017 年 8 月 19 日）：子宫前位，大小 59 mm × 44 mm × 50 mm，子宫内膜厚 0.3 cm。双侧附件区未见异常。

（2）β-HCG（2017 年 8 月 19 日）：0.1 IU/L。血常规、肝、肾功能及凝血五项无异常。

诊断思路及鉴别诊断

（1）病例特点

1）22 岁年轻女性，系人工流产后避孕（post abortion contraception，PAC）服务的对象。

2）患者服用 COC 前未接受任何有关按处方用药的重要性以及漏服后的处理等相关问题的咨询。

3）根据 B 超及实验室检查排除妊娠。

（2）鉴别诊断：① AUB 的其他类型；②妊娠相关的异常出血；③生殖道恶性肿瘤；④生殖道炎症。

初步诊断：AUB-I。

治疗经过

（1）患者有避孕需求，详细告知其服用口服避孕药期间不可漏服或错服，强调按时、规律服药的重要性，服药前 3 个周期可能出现计划外出血，对避孕疗效无影响，坚持服药症状会逐渐减少、消失。

（2）优思悦为 24+4 方案，告知其剩余 3 片活性药片及 4 片无激素活性药片。建议丢弃未服用药片，重新予优思悦 1 盒，即日起开始服用，连续无间断服用至少 6 周期。

确定诊断：异常子宫出血（AUB-I）。

（周　杨）

点评：PAC 服务已开展 10 余年，2017 年已被纳入"计划生育临床诊疗指南与技术操作规范"，目的是预防人工流产女性再次非意愿妊娠，避免重复流产。COC 是 WHO 重点推荐的人工流产术后避孕方法，强调在人流术后即时使用。但是，突破出血是服用 COC 期间常见的不良反应，而漏服、不定时服用或服药方法错误等又是造成计划外出血最常见的原因。有研究显示，即使推迟服用 COC 片剂数小时，也会增加突破出血的风险。该患者服药前未得到相关信息，存在漏服问题，且服药期间出现第二次阴道出血后直接停服。因此，对首次服用 COC 者加强用药指导非常重要，应提供服药期间可能出现突破出血或点滴出血的信息，明确告知漏服或延迟服用药物可能出现的后果及处理方法。

2018 年中国《复方口服避孕药专家共识》对 COC 漏服时的补救措施提出了明确的处理方法：在服用 COC 过程中如出现漏服现象，须立即补救，以免出现避孕失败。如漏服 1 片且未超过 12 h，除了须按常规服药 1 片外，应立即再补服 1 片。以后继续每天按时服用，无须采用其他避孕措施。如漏服超过 12 h 或漏服 2 片及以上时，原则为立即补服 1 片。若剩余药片为 7 片及以上时，可继续常规服药，同时，须要采用避孕套等屏障避孕法最少 7 天，或采用紧急避孕方法，以防止非意愿妊娠。若剩余药片不足 7 片，可在常规服用完本周期药片后立即服用下一个周期的药片。如在月经来潮第 2 ~ 5 天后开始服药，在服药最初 7 天内最好加用其他避孕措施。若漏服无活性药片，无论几片，应丢弃未服用的无活性药片，照常继续服药。须强调的是，若服用 COC 期间不规则出血时间超过 3 ~ 4 个月，而漏服或错服等原因均被排除，则应考虑有无宫颈炎、子宫内膜炎、子宫内膜息肉、盆腔炎和宫颈癌等病理原因。

除此之外，对于不同的避孕药制剂，因雌激素含量差异，发生计划外出血的概率也不一样。雌激素含量越低，则对内膜组织的修复作用及稳定作用越弱，服药期间发生突破出血或点滴出血的可能性就越大。例如，优思悦的炔雌醇含量为 20 μg，是目前 COC 中雌激素含量最低的口服避孕药，在用药的前几个周期易发生非计划出血。因此，如不规则出血持续 3 ~ 4 个周期，可考虑更换雌激素含量更高的 COC，或者在服药期间加用小剂量雌激素以控制出血。

（吕淑兰）

参考文献

[1] 田秦杰. 异常子宫出血诊断与治疗指南. 中华妇产科杂志，2014，49（11）：801-806.

[2] 郎景和. 复方口服避孕药临床应用中国专家共识. 中华妇产科杂志，2015，50（2）：81-91.

[3] Hickey SAM. Unscheduled bleeding in combined oral contraceptive users：focus on extended-cycle and continuous-use regimens. J Fam Plann Reprod Health Care，2009，35（(4)）：245-248.

[4] Simmons KB，Haddad LB，Nanda K，*et al*. Drug interactions between non-rifamycin

antibiotics and hormonal contraception: a systematic review. Am J Obstet Gynecol, 2018, 218 (1): 88-97. e14.

[5] Rosenberg MJ, Waugh MS, Stevens CM. Smoking and cycle control among oral contraceptive users. Am J Obstet Gynecol, 1996, 174 (2): 628-632.

[6] Endrikat J, Wessel J, Rosenbaum P, et al. Plasma concentrations of endogenous hormones during one regular treatment cycle with a low-dose oral contraceptive and during two cycles with deliberate omission of two tablets. Gynecol Endocrinol, 2004, 18 (6): 318-326.

[7] 狄文, 丁岩. 女性避孕方法临床应用的中国专家共识. 中华妇产科杂志, 2018, 53 (7): 433-445.

[8] 郁琦, 罗颂平. 异常子宫出血的诊治. 北京: 人民卫生出版社, 2017: 95-96.

[9] Suvisaari J, Lahteenmaki P. Detailed analysis of menstrual bleeding patterns after postmenstrual and postabortal insertion of a copper IUD or a levonorgestrel-releasing intrauterine system. Contraception, 1996, 54 (4): 201-208.

[10] Song SY, Park M, Lee GW, et al. Efficacy of levonorgestrel releasing intrauterine system as a postoperative maintenance therapy of endometriosis: a meta-analysis. Eur J Obstet Gynecol Reprod Biol, 2018, 231: 85-92.

[11] Friedlander E, Kaneshiro B. Therapeutic options for unscheduled bleeding associated with long-acting reversible contraception. Obstet Gynecol Clin North Am, 2015, 42(4): 593-603.

[12] Zigler RE, McNicholas C. Unscheduled vaginal bleeding with progestin-only contraceptive use. Am J Obstet Gynecol, 2017, 216 (5): 443-450.

第十五章　未分类的异常子宫出血

个别异常子宫出血（AUB）患者可能与其他罕见的因素有关，如动静脉瘘、剖宫产术后子宫瘢痕缺损和子宫肌层肥大等，但目前尚缺乏完善的检查手段作为诊断依据，也可能存在某些尚未阐明的因素，目前暂将这些因素归于"未分类"（AUB-N）。按照2011年国际妇产科联盟（FIGO）对于AUB的分期，未分类的异常子宫出血被归为非结构异常中的AUB。

第一节　子宫动静脉瘘所致异常子宫出血

（一）病因

子宫动静脉瘘（uterine arteriovenous fistula，UAVF）也称子宫动静脉畸形（uterine arteriovenous malformations，UAVMs），分为先天性或获得性（子宫创伤和剖宫产术后等）两类。先天性子宫动静脉瘘是由于胚胎期原始血管结构分化异常而使原始的丛状结构持续存在所致。组织学检查显示许多薄壁毛细血管与子宫肌层的血管交织在一起，多合并盆腔邻近脏器或伴发全身多部位血管畸形，临床极罕见。获得性子宫动静脉瘘主要与各种形式的医源性子宫创伤如多次妊娠分娩、流产、诊刮、剖宫产及子宫肌瘤剔除术等相关。主要病理改变为创伤的动脉分支与子宫肌层或子宫内膜静脉之间直接对合形成交通，或两者之间血肿机化形成间接交通。部分获得性子宫动静脉瘘继发于滋养细胞疾病、子宫恶性肿瘤及感染等。病因考虑肿瘤，尤其是滋养细胞肿瘤。此类肿瘤具有亲血管性，极易侵蚀和浸润血管壁，从而引起动静脉通路的形成[1]。

（二）临床表现

子宫动静脉瘘的临床表现多种多样，从无症状到不同程度的阴道出血。严重时可出现休克而危及生命。文献报道约30%的患者须要输血治疗。出血常无先兆，突发突止，称为"开关式"，可反复发作。1%～2%的滋养细胞疾病患者会发生致命性腹腔内大出血。其他症状包括下腹痛、性交痛、尿失禁、继发贫血，甚至心血管症状如呼吸困难、疲劳及心力衰竭等。大部分患者无阳性体征，在少部分患者可看到静脉淤积所致的双下肢水肿，或腹股沟区触及血流震颤或搏动性感。听诊局部可闻及血流杂音。

（三）诊断

目前临床常用的子宫动静脉瘘辅助检查包括彩色多普勒超声、CT、MRI及血管造影，其中子宫动脉造影是诊断子宫动静脉瘘的金标准。

1. 彩超　彩超对子宫动静脉瘘具有较高的特异性，是首选的筛查方法。声像图主要表现为：子宫肌层回声不均；肌层与子宫内膜间可见局灶或散在分布的杂乱、扭曲血管丛，呈典型五彩镶嵌样。脉冲多普勒探测到病变区血流信号丰富，方向各异，瘘口处呈高速低阻动脉血流频谱，动脉内为单向或双向血流，静脉血流动脉化。彩超还有助于排除导致 AUB 的其他问题，如滋养细胞疾病、子宫肉瘤、子宫动脉假性动脉瘤和盆腔静脉曲张。Timmerman 等研究提示可通过彩超检查收缩期峰值血流速度（peak systolic velocity，PSV）预测病变严重程度，以指导子宫动静脉瘘患者的治疗：PSV ≥ 0.83 m/s 的患者阴道出血风险高，建议尽早行子宫动脉栓塞术；而 PSV < 0.83 m/s 的患者阴道出血风险低；PSV 值 < 0.39 m/s 的患者无阴道出血风险，可考虑期待治疗[2]。建议在进行诊刮等操作前常规行彩色多普勒超声检查，因刮宫会加重子宫动静脉瘘患者的出血并可能危及生命。此外，目前超声检查已用于评估栓塞的有效性（术后 24 h），并选择须要进行栓塞的患者。

2. 数字减影血管造影（digital subtraction angiography，DSA） DSA 检查能显示精细的血管结构，是诊断 UAVF 的金标准。DSA 能显示双侧子宫动脉迂曲、增粗和结构紊乱。造影剂聚集病变部位显示成簇的血管团。血管呈管状或囊状扩张，静脉期出现早期静脉回流。若合并活动性出血，可见造影剂外溢。对于超声检查可疑血管异常的患者，这种有创检查能明确是否有动静脉瘘及病变的部位和范围，并且术中可同时行选择性动脉栓塞术，以及时止血。

3. CT 及 MRI MRI 对软组织的分辨率高，结合钆造影剂可以准确地诊断子宫动静脉瘘。使用钆造影剂的 MRI 增强扫描可清楚地显示双侧子宫动脉流量，并准确地评估血管联结。典型特征包括子宫体积增大，子宫肌层与内膜间局灶性肿块，交界区破坏，在子宫肌层或子宫旁组织中见多重层层卷曲扩张的血流相关信号。增强扫描典型图像为病灶部位多发与血流有关的信号空隙，可见动脉血管与引流静脉直接交通而无连接两者的毛细血管网。MRI 的主要缺点是费用较高，相对 CT 血管造影采集的时间较长。

三维 CT 的作用是确定病变受累程度，排除宫外受累，区分先天性和获得性子宫动静脉瘘，可全方位地显示畸形血管及子宫动脉等三维空间结构。对准备接受动脉栓塞术者，CT 血管成像（computed tomography angiography，CTA）可减少手术所需的放射剂量及手术时间。在计划接受手术的患者中，外科医生可根据 CTA 确定解剖结构。对于大出血血流动力学不稳定的患者或有 MRI 检查禁忌证的患者，首选 CTA。

4. 宫腔镜 最近研究发现，宫腔镜检查也是 UAVF 的检查方法。对超声可疑的子宫动静脉瘘，镜下可见子宫腔内脉冲波动的血管团块，但价值有限。

5. 病理检查 既往子宫动静脉瘘多在子宫全切除标本中发现。随着影像学技术的发展，现病理检查已少用。

目前，血管造影通常用于治疗性栓塞术或手术治疗前，而超声检查正成为子宫动静脉瘘的首选诊断工具。许多研究者不建议对所有的子宫血管畸形患者常规进行血管造影。

（四）鉴别诊断

1. 与妊娠相关的疾病 有各种流产、引产、胎盘、胎膜残留、异位妊娠如剖宫产后瘢痕部位妊娠、宫颈妊娠、宫角妊娠、残角子宫妊娠及葡萄胎等。此类患者多有停经后阴道出血，血 β-HCG 呈阳性。超声检查可见妊娠组织残留，子宫肌壁回声均匀，无血流信号或仅见点状、短棒状或稀疏血流信号。

2. 滋养细胞肿瘤　滋养细胞肿瘤超声亦显示血流信号丰富及低阻力型血流频谱，与 UAVF 不易区别。但滋养细胞肿瘤伴有血 β-HCG 异常升高，可伴有黄素囊肿等。

3. 子宫动脉假性动脉瘤　子宫动脉假性动脉瘤是子宫动脉壁缺陷导致血液外渗，被周围组织包绕形成的与动脉腔相通的血肿，肿瘤壁为一层疏松结缔组织。临床表现主要为阴道出血、腹腔内出血并伴腹痛、发热等。超声检查显示肿瘤腔内旋涡状血流信号，脉冲多普勒可探及收缩期动脉内血流冲击肿瘤腔，舒张期血流又从瘤腔返回动脉的频谱。

（五）治疗

子宫动静脉瘘尚无明确治疗指南或规范。既往为避免大出血危及生命，常采取全子宫全切术。近年来，随着对子宫动静脉瘘认识逐渐提高和影像技术的发展，目前的处理原则主要依据患者的年龄、症状、生育要求及病变范围制定个体化方案，可包括保守治疗和手术治疗。

1. 保守治疗　对少量阴道出血且血流动力学稳定的子宫动静脉瘘患者可采用保守治疗，包括药物治疗及局部压迫止血治疗。①药物治疗。包括复方口服避孕药 COC、GnRH-a 和麦角新碱等。口服避孕药可降低雌激素水平，使子宫动静脉瘘病灶萎缩，修复出血血管，GnRH-a 可抑制雌激素的分泌，增加子宫动脉阻力，使畸形动脉硬化和闭锁。麦角新碱可促进子宫肌层强烈收缩，减少血流进入畸形血管。但药物治疗只能控制出血，不能彻底根除病因。②压迫止血。对严重的阴道出血患者紧急处理可行子宫 - 子宫颈 - 阴道填塞，或在超声引导下行球囊尿管子宫腔压迫止血，间歇减压。

2. 盆腔动脉栓塞术　盆腔动脉栓塞术是血流动力学不稳定而要求保留生育功能的子宫动静脉瘘患者的首选治疗。选择性动脉栓塞术可以准确阻断出血部位的血供，及时止血、手术安全、有效、创伤小，并发症风险低。即使在休克和弥散性血管内凝血（DIC）的情况下也可在抗休克、纠正凝血功能障碍的同时进行治疗。盆腔动脉栓塞术的近期有效率可达 96%，但部分患者随着侧支循环及邻近动静脉分支再通，有再次出血风险，须密切随访，必要时须重复栓塞。可能的副作用是低热、疼痛、感染、短暂的臀部和下肢跛行，会阴部皮肤脱落，子宫、阴道和直肠 - 膀胱 - 阴道瘘和膀胱坏死。但是，这些并发症非常罕见。栓塞对患者月经周期、不孕或胎儿宫内生长受限影响的报道很少。Poppe 等对接受过盆腔栓塞术的妊娠患者进行多普勒超声检查，显示胎盘流量正常 [3]。研究发现子宫动静脉瘘与复发性流产有关，因为畸形血管的形成可能会改变胚胎的植入部位。由于子宫动静脉瘘在妊娠期间血管有增殖的倾向，一些作者认为子宫动静脉瘘是妊娠的绝对禁忌证 [4]。因此，对于希望保留生育功能的年轻女性，应行血管造影栓塞治疗。

3. 治疗　手术治疗分为保守手术和全子宫全切术。对有生育要求的年轻女性，保守手术包括经腹腔镜或经腹行子宫动静脉瘘病灶切除术、双侧子宫动静脉电凝术、子宫动脉结扎术、髂内动脉结扎术和宫腔镜下子宫动静脉瘘病灶电凝术。对无生育要求、反复出血、随访条件差、保守治疗或栓塞失败者，可考虑行子宫全切术。

综上所述，在临床上，严格掌握剖宫产的手术指征、避免反复多次刮宫是避免子宫动静脉瘘的有效方法。如遇到阴道大出血或刮宫术后持续阴道出血的患者，尤其是既往有子宫创伤史或滋养细胞疾病史的患者，须警惕 UAVF，提高对 UAVF 的认识及处理能力。

第二节　剖宫产术后子宫瘢痕缺损所致异常子宫出血

剖宫产瘢痕憩室（cesarean scar defect，CSD）又称剖宫产瘢痕缺损，是指子宫下段剖宫产术后的子宫切口处愈合缺陷，局部肌层缺损，形成一个与子宫腔相通的憩室。憩室多数位于子宫下段或峡部，少数位于子宫颈上段。由于憩室下端瘢痕的活瓣作用阻碍了经血的引流。经血聚集于凹陷内，从而出现一系列的临床相关症状[5]。

（一）病因

关于剖宫产瘢痕憩室的病因目前尚未明确。可能原因如下[6]：

1. 子宫切口位置　剖宫产的切口位置位于子宫下段。下段肌层薄弱，血供相对不丰富。下段横切口虽然损伤小，出血少，却也正是术后切口愈合不良及剖宫产瘢痕憩室形成的前提条件。

2. 缝合方法与对合层次　最近的研究显示，相较于单层子宫缝合，前次剖宫产双层子宫缝合能减少子宫破裂及最薄肌层处 < 2 mm 的风险，并且双层子宫缝合能降低剖宫产瘢痕憩室的发生率。同间断缝合相比，连续缝合可能破坏组织循环而引起缺血坏死，更易形成憩室。

3. 感染　胎膜早破、宫内感染、妊娠糖尿病及机体免疫力低下等使子宫切口愈合不良的风险增加，形成剖宫产瘢痕憩室的可能性增大。

4. 多次剖宫产史　研究表明，剖宫产手术次数与剖宫产瘢痕憩室呈正相关性。接受 1 次、2 次及 3 次剖宫产手术者的剖宫产瘢痕憩室发生率分别为 14%、23% 及 54%。

5. 其他因素　子宫切口处内膜异位症、子宫切口局部异物残留或缝线排异反应均会影响切口局部愈合，增加剖宫产瘢痕憩室的发生概率。

（二）临床表现

根据剖宫产瘢痕憩室病变的程度和范围，患者可无临床症状，有症状者多数表现为异常子宫出血（经期延长和经间期出血），其他如痛经和不孕等症状，如再次妊娠，则有剖宫产瘢痕部位妊娠甚至子宫破裂而危及生命的可能。

1. AUB　经期延长及经间期出血常是剖宫产瘢痕憩室患者就诊的主要原因。经期延长的可能原因是剖宫产瘢痕憩室者子宫下段肌层局部变薄，肌层收缩障碍，导致经血潴留于憩室而使经期延长。经间期出血的原因可能是憩室处内膜生长与子宫内膜不同步，内膜剥脱不同步所致。

2. 痛经　剖宫产瘢痕憩室患者中 53.1% 存在继发痛经，40% 表现为慢性盆腔痛，18.3% 有性交痛。原因可能是剖宫产瘢痕憩室局部解剖异常及淋巴细胞浸润导致经血流出受阻。

3. 继发不孕　憩室中残存的经血以及 AUB 会改变子宫颈黏液的性状，干扰精子进入并影响精子质量。研究显示，切除及修复剖宫产瘢痕憩室可增加自然妊娠率。

4．再次妊娠并发症　剖宫产瘢痕憩室再次妊娠时可发生剖宫产瘢痕部位妊娠、胎盘粘连、胎盘植入和子宫破裂等。

（三）诊断及分度

1．诊断　剖宫产瘢痕憩室的诊断目前尚未统一，影像学检查及内镜直视下检查是主要的诊断方法。

（1）经阴道超声检查（TVS）：TVS是目前临床首选的诊断方法，具有操作简单、安全、无创及重复性高等优势。剖宫产瘢痕憩室的影像学特征为子宫前壁下段剖宫产瘢痕部位肌层组织变薄，可以出现肌层部分连续或不连续，局部可见裂隙状、三角形或囊状无回声区，子宫浆膜层完整。

（2）宫腔镜检查：宫腔镜下可对剖宫产瘢痕憩室的形态特征进行直视观察，了解剖宫产瘢痕憩室的位置、大小和形态等，对诊断剖宫产瘢痕憩室具有更高的特异性，局限性在于不能确定残存肌层的厚度。

（3）宫腔盐水灌注超声造影（saline infusion sono-hysterography，SIS）：SIS对剖宫产瘢痕憩室的检出率为56%～84%。相比于TVS，SIS可更清楚地测量憩室的形态和大小，以及其底部距子宫浆膜层的距离与长度。

（4）MRI：MRI表现为憩室部位子宫内膜及肌层部分或全部缺损，可准确地测量憩室残存肌层的厚度，但检查费用昂贵且耗时较长，不推荐作为常规检查。

2．分度　剖宫产瘢痕憩室目前尚无统一的分类方法。国内学者根据超声下憩室部位缺损深度及浆膜层是否连续，将剖宫产瘢痕憩室分为轻、中、重三度。

（1）轻度：呈浅V形凹陷，子宫下段切口瘢痕处肌壁裂隙状缺损，缺损深度平均为3.0 mm（2.0～6.0 mm）。

（2）中度：为楔形假腔，子宫下段切口瘢痕处肌壁缺损达浆膜层，但浆膜层尚平整连续。缺损深度平均为7.0 mm（5.0～9.0 mm）。

（3）重度：憩室，子宫下段切口瘢痕处肌壁缺损达浆膜层，并伴有局限型囊样突出，可见内膜、肌层、浆膜层呈疝样向外突出，形成憩室。

（四）治疗

对于有症状者可先尝试采取保守治疗，保守治疗失败或有继发不孕者可考虑手术治疗。对于有生育要求患者，孕前应充分告知有妊娠期子宫破裂的风险。手术治疗包括宫腔镜、腹腔镜、经阴道行剖宫产瘢痕憩室及周围疤痕切除和修补术。

1．保守治疗

（1）复方口服避孕药（COC）：COC可使瘢痕憩室及血流信号较前改善，治疗期间经期缩短，但停药后症状反复，适用于以AUB为主要表现、无生育要求、拒绝接受手术的患者。

（2）左炔诺孕酮宫内缓释系统（LNG-IUS）：LNG-IUS可使子宫内膜萎缩而减少经量，适合经量多而无生育要求者，但突破出血的不良反应常令患者的依从性欠佳。

2．手术治疗　手术能够切除或烧灼憩室内异常组织和扩张血管，保留正常的肌层组织，破坏憩室周围炎症反应，改善症状，有利于受精卵着床。目前手术治疗方式主要有三种：宫腔镜术、腹腔镜手术和经阴道修补术。

（1）宫腔镜手术：在宫腔镜下切除憩室周边的纤维组织，以便于积血的排出，以缩短经期延长的症状，同时可以电灼憩室处的内膜样腺体，以去除有功能的内膜。宫腔镜手术治疗剖宫产瘢痕憩室有子宫穿孔和膀胱损伤风险。术前须对憩室残存肌层厚度充分评估。一般适于残存肌层厚度 ≥ 3 mm 者。如果残存肌层 < 3 mm，不建议行宫腔镜手术而建议行腹腔镜手术。此外，宫腔镜手术虽然可缓解 AUB 症状，但并未对憩室进行真正意义上的修补，而且人为扩大了子宫肌层薄弱处的面积，是否会增加妊娠后子宫破裂的风险尚无定论。所以，目前学者认为该手术更适于无生育要求但有 AUB 症状者。

（2）腹腔镜手术（或宫腹腔镜联合手术）：适用于有症状而残存肌层较薄且不宜行宫腔镜手术者，或无症状、瘢痕憩室残存肌层较薄且有生育要求者。腹腔镜手术能够清晰、直观地探查盆、腹腔的情况，对于有盆腔粘连者更具优势。腹腔镜联合宫腔镜手术是目前临床常用的手术方式，因腹腔镜下寻找憩室部位困难，可先在宫腔镜下找到剖宫产瘢痕憩室的位置，然后进行切除缝合或折叠缝合，术后可再次使用宫腔镜直视下检查缝合效果。

（3）阴式手术：阴式手术也是微创手术方式，使用器械简单，恢复快，适用于憩室位置较低、位于子宫颈管或有生育要求的患者。修复率及症状缓解率可达 80.3%，对远期妊娠率及 AUB 有效，但仍需更多的数据来证实。

近 20 年来，剖宫产率呈持续上升趋势，剖宫产导致的相关并发症发病率也越来越高，影响女性的生殖健康和生活质量。在临床工作中，严格掌握剖宫产手术指征，降低剖宫产率，选择最佳剖宫产切口位置是预防剖宫产瘢痕憩室最有效的方法。对于剖宫产瘢痕憩室修补术后再次妊娠者，应做好孕前检查，孕期严密随访，及时干预，选择合适的方式终止妊娠，以减少不良事件的发生。

（吕淑兰）

第三节　病例分析

病例 1

基本信息

- 案例类型：AUB-N（子宫动静脉瘘）。
- 就诊日期：2013 年 8 月 4 日。
- 就诊年龄：31 岁。

主诉：阴道不规则出血 1 个月余，加重 1 天。

现病史：平素月经规律，6/28 ～ 30 天，无痛经。2013 年 6 月因早孕（停经 59 天）于外院行无痛人工流产术，术后阴道不规则出血 1 个月余，于外院复查 B 超（2013 年 8 月）示：子宫前位，大小约 7.0 cm×4.5 cm×5.5 cm，子宫底近内膜处可见大小约 3.5 cm×2.0 cm 的混合回声区，边界不清，内见丰富血流信号，考虑：宫腔残留？请结合临床。遂行清宫术。术中出现阴道大量出血，予加强宫缩（催产素）、止血（苏灵）、输血（3 U 浓缩红和 600 ml 血浆）及子宫腔内放置 Foley 尿管球囊压迫止血后于 2013 年 8 月 4 日转入本院。

既往史："乙肝小三阳"病史 10 年，2009 年行剖宫产术，有刮宫手术史。

月经及婚育史：G3P1，2009 年剖宫产 1 次，自然流产 1 次，人工流产 1 次。未放置 IUD。

入院检查：T 36.7 ℃，P 80 次/分，R 18 次/分，BP 98/60 mmHg，睑结膜和唇色稍苍白，腹平。下腹部可见一长约 10 cm 的陈旧性横行手术瘢痕，触软，未及压痛和反跳痛，未及包块。

妇科检查：外阴呈已婚式。阴道少量暗红色血迹；子宫颈正常大小，可见尿管尾端自子宫口引出，子宫口未见活动性出血。子宫及附件未触及包块，无压痛。

辅助检查

（1）子宫附件彩超（2013 年 8 月 4 日）：子宫前位，大小约 7.3 cm×4.8 cm×5.5 cm，包膜光滑，子宫壁疏松。子宫肌层至浆膜层内见较多蜂窝状无回声区。CDFI 可探及丰富的血流信号，呈红蓝五彩镶嵌状。频谱多普勒（PW）显示低阻动脉血流频谱，动脉血流 PSV 55.9 cm/s，RI 0.50，子宫内膜厚约 0.3 cm，左侧卵巢大小约为 34 mm×21 mm，右侧卵巢大小约为 25 mm×24 mm。考虑子宫动静脉瘘。

（2）血常规（2013 年 8 月 4 日）：Hb 113 g/L，WBC $13.8×10^9$/L，PLT $354×10^9$/L。

（3）肝和肾功能、电解质及凝血检查未见明显异常。

（4）β-HCG（2013 年 8 月 4 日）：0.1 IU/L。

病例特点

（1）年轻育龄期女性，有剖宫产手术史，以及多次人工流产和刮宫等宫腔操作史。

（2）出血呈阵发性大量阴道鲜红色出血，突发突止。

（3）彩超示肌层与子宫内膜间可见局灶或散在分布的杂乱、扭曲血丛，呈典型五彩镶嵌样。

（4）血管造影示子宫动脉增粗、迂曲，血管呈管状或囊状扩张，静脉期出现早期静脉回流。

初步诊断：① AUB-N（子宫动静脉瘘）；②瘢痕子宫。

处理：入院当天（8 月 4 日）行介入治疗。造影示左侧子宫螺旋动脉增粗、迂曲，分支增多、增粗。动脉期间静脉显示明显，但未见造影剂外渗。行双侧子宫动脉栓塞术。术前取出 Foley 尿管，给予头孢呋辛预防感染。术后无明显阴道出血。

随访：术后 7 周月经来潮，经量如常。2013 年 12 月和 2015 年 3 月皆因"稽留流产"于我院住院并行清宫术。

确定诊断：AUB-N（子宫动静脉瘘）；瘢痕子宫。

（李晓冬　何小静）

点评：子宫动静脉瘘是 AUB 的少见原因，在 AUB 的"PALM-COEIN"分类系统中属于 AUB-N。子宫动静脉瘘的发病机制是供血动、静脉间存在异常"短路"通道，常伴有血管增生及小瘘管形成。阴道流血是子宫动静脉瘘患者的最常见主诉。突出特点是间歇性出血及突发性大出血多见，30%的病例须输血治疗。彩超是筛查子宫动静脉瘘的首选工具，但以往超声对子宫动静脉瘘病例的报道极少，并且以个案报道居多，导致超声医师在诊断子宫动静脉瘘时可能缺乏相应的经验。子宫动静脉瘘彩超的典型表现是病灶区 CDFI 可探及丰富的血流信号，呈红蓝五彩镶嵌状，血流频谱呈高速低阻特点 [7]。因此，要提高子宫动静脉瘘的超声诊断率，除了须对子宫动静脉瘘有一定的认识外，还应注意结合 CDFI 观察病灶的血流分布并用频谱检测其血流参数，但有时候子宫动静脉瘘与滋养细胞肿瘤不易鉴别，因此，诊断时还须结合临床及实验室数据进行相关疾病的鉴别。子宫动静脉瘘的治疗应个体化。当阴道出血较多而无栓塞条件时，可于子宫腔内放置 Foley 球囊间断减压，起到压迫止血的作用。缺点是球囊形状与子宫腔无法完全贴合，对子宫下段和近子宫角等部位的病灶止血效果欠佳。其他保守治疗方法包括 COC、GnRH-a 和麦角新碱等，但都只是控制出血，不能根除病因，适用于少量阴道出血患者。DSA 被认为是诊断子宫动静脉瘘的金标准，在确定病灶部位的同时可选择性地对子宫动脉进行栓塞，以达到止血目的，适用于阴道大量出血而须要保留生育功能者，但有复发及需要二次栓塞的风险。有研究报道，子宫动脉栓塞术后复发率为16.7%，重复栓塞率达 21.4%。有关栓塞术后生育问题，目前暂无栓塞术后不孕或胎儿宫内生长受限的报道。但也有文献指出，盆腔栓塞术可能会引起子宫内膜缺血和萎缩，并且对卵巢功能的影响尚不明确。近年来随着人工流产术的增多，子宫动静脉瘘的发病率也在升高，临床医生和超声医生都应对子宫动静脉瘘有所认识，在处理阴道出血，尤其是突发大量阴道流血的患者特别伴有子宫创伤史的患者时，应考虑到该疾病，争取早发现、早诊断及早治疗。该患者如无生育需求，应采用高效避孕措施。

（吕淑兰）

病例 2

基本信息

- 案例类型：AUB-N（子宫动脉假性动脉瘤）。
- 就诊日期：2016 年 1 月 23 日。
- 就诊年龄：33 岁。

主诉：剖宫产术后 69 天，不规则阴道流血 20 天。

现病史：患者平素月经规律，5 ~ 6/32 天，经量中等，无痛经。2015 年 11 月 15 日孕 39 周，因"胎儿窘迫"于外院剖宫产 1 男活婴。手术顺利，产后恢复可，阴道恶露持续 20 天自净。2016 年 1 月 2 日无诱因出现不规则阴道出血。少时如平素月经量，多时为平素月经量的 3 ~ 4 倍。每天须用卫生巾 5 片，均浸透，伴血块，无腹胀和腹痛，无组织物排出。2016 年 1 月 16 日无诱因出现阴道大量出血，每 2 h 浸透 1 片卫生巾，色鲜红，伴头晕、乏力，就诊于当地医院。查尿妊娠试验阳性，超声检查未见明显异常，给予静脉输注止血药物及 5 U 红细胞后急诊转入我院。门诊以"异常子宫出血"收入院。患者自起病以来，一般情况好，饮食、睡眠可，无畏寒、发热、恶心、呕吐、腹胀或腹痛，无肛门坠胀感，大、小便正常，体重无明显变化。

既往史：无原发性高血压和糖尿病等慢性病史，无肝炎和结核等病史，2015 年 11 月 15 日在外院足月剖宫产 1 次，手术顺利，无其他手术或重大外伤史，无食物或药物过敏史。

月经及婚育史：12 岁月经初潮，5 ～ 6/32 天，经量中等，无痛经。G1P1，2015 年 11 月 15 日足月剖宫产 1 子，无产后大出血。

个人及家族史：无特殊。

入院查体：T 36.8 ℃，P 80 次 / 分，R 20 次 / 分，BP 115/70 mmHg。发育正常，体型中等，精神可，贫血貌。皮肤、黏膜苍白，全身皮肤无瘀点或瘀斑。心、肺听诊未闻及异常。腹平坦，腹部未触及包块，无压痛。

妇科检查：外阴呈已婚式。阴道通畅，内见少许暗红色积血，来自于子宫腔。子宫颈正常大小，表面光滑，子宫口闭合，无组织物嵌顿。子宫前位，正常大小，表面光滑，质中、活动可，无压痛。附件未触及明显包块，无压痛。

辅助检查

（1）妇科彩超：子宫形态、大小正常，子宫内膜厚 0.4 cm，居中，回声均匀。子宫前壁下段近切口处见一囊性暗区（0.9 cm×0.8 cm），边界清、壁薄，内见云雾状回声（图 15-1）。CDFI 于囊性暗区内见红蓝相间的血流信号，呈动脉频谱（图 15-2）。子宫及双侧附件区未见明显异常。考虑子宫动脉假性动脉瘤。

（2）血常规：Hb 102 g/L，血 β-HCG 273 IU/L，肝、肾功能及凝血五项无异常。

诊断思路

（1）病史特点：育龄期女性，剖宫产术后晚期产后出血，急性 AUB，出血量呈"突发突止"模式，妇科检查子宫等无明显异常。

（2）鉴别诊断：①妊娠相关出血（如自然流产和滋养细胞疾病）；②子宫动静脉瘘。

初步诊断：①异常子宫出血；②失血性贫血；③瘢痕子宫。

治疗经过：急诊在局麻下行双侧子宫动脉造影。术中见右侧子宫动脉迂曲、增粗，末梢呈螺旋状。左侧子宫动脉主干纤细，末梢迂曲增粗，于子宫体内见一大小约为 1.1 cm×0.9 cm 的造影剂滞留团（图 15-3）。轮廓欠光滑，边界清楚，未见明显造影剂

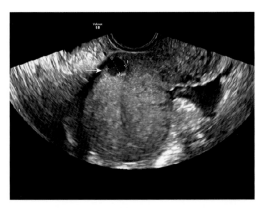

图 15-1　超声示子宫前壁下段切口处见一囊性暗区

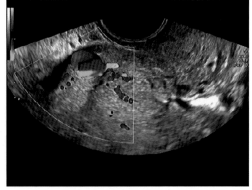

图 15-2　CDFI 于囊性暗区内见红蓝相间血流信号

外溢，诊断为左侧子宫动脉假性动脉瘤（图 15-4）。术中于左侧子宫动脉内灌注直径约 500 μm 的聚乙烯醇颗粒与直径 710～1000 μm 的明胶海绵颗粒。向右侧子宫动脉内灌入直径 710～1000 μm 的明胶海绵颗粒。栓塞后造影示子宫动脉假性动脉瘤及双侧子宫动脉末梢闭塞，余未见明显异常。手术顺利。术后第 4 天，阴道出血基本干净，术后第 5 天复查阴道彩超，未见明显异常。

确定诊断：① AUB-N（子宫动脉假性动脉瘤）；②失血性贫血；③瘢痕子宫。

随访：术后 1 个月血 β-HCG 降至正常，术后 2 个月月经来潮，经量正常，5 天干净。复查血常规，未见明显异常。门诊予宫内放置 LNG-IUS 环，建议考虑再次生育时取出。

（欧阳振波）

点评：子宫动脉假性动脉瘤（uterine artery pseudoaneurysm，UAP）是由于子宫动脉壁缺陷导致血液外渗后被周围组织包绕而形成的与动脉腔相通的搏动性血肿[8]。与真性动脉瘤由完整的三层动脉壁构成不同，其瘤壁仅为一层疏松结缔组织，瘤腔与动脉之间通过狭窄的通道相通并形成湍流，使瘤腔逐渐增大并变得容易破裂。1997 年 Bromley 等首次对其进行了报道。近年来随着相关检查技术的改进以及人们对其认识程度的增加，相关报道也逐渐增多。

关于子宫动脉假性动脉瘤的确切病因目前尚不明确，任何可能导致子宫动脉损伤的操作均可引起子宫动脉假性动脉瘤。目前文献报道的与子宫动脉假性动脉瘤相关的妇产科相关操作种类繁多，但最为常见的仍是剖宫产，其次是阴道分娩、人工流产及子宫肌瘤切除等。其临床表现无特异性，与病因、诊断时间及瘤腔情况等密切相关。如瘤腔与子宫腔相通，则表现为阴道流血；如子宫动脉假性动脉瘤瘤腔与腹腔相通，表现为腹腔内出血；如瘤腔因血栓自行闭合，患者可无特殊不适。部分晚期产后出血或人工流产术后病例查血 β-HCG 升高，原因可能是在假性动脉瘤瘤壁上含有残留蜕膜组织或绒毛组织[9]。

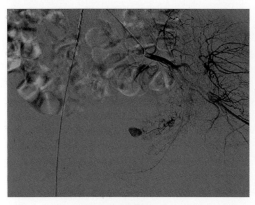

图 15-3 左侧髂内动脉造影示子宫体内见一造影剂滞留团

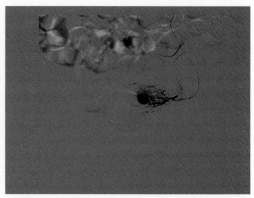

图 15-4 左侧子宫动脉造影示子宫动脉假性动脉瘤

子宫动脉假性动脉瘤诊断的关键是意识到该疾病的可能，并且须要与滋养细胞疾病和子宫动脉畸形等疾病相鉴别。子宫动脉假性动脉瘤通常也表现为突发突止的大量阴道流血，但不会在剖宫产或诊刮术后立即发生，表现出延时现象，可能是因为血肿形成继而形成假性动脉瘤瘤壁需要时间。超声是诊断子宫动脉假性动脉瘤最常用的方法。在黑白超声下，子宫动脉假性动脉瘤主要表现为子宫肌层内的低回声或等回声团块。彩超可观察到蓝红相间的漩涡状血流，在动脉瘤入口处常见高速动脉样血流频谱[10]。DSA 是诊断子宫动脉假性动脉瘤的金标准，具有决定性的诊断价值，并可直接指导栓塞治疗。

由于子宫动脉假性动脉瘤随时可能出现破裂而导致致命性大出血，因此，目前一般建议诊断后应积极治疗。子宫动脉假性动脉瘤的治疗方式主要有选择性动脉栓塞及手术。其中选择性动脉栓塞是目前公认的首选一线治疗方法。手术治疗主要有动脉结扎及子宫切除术。一般建议仅用于存在子宫动脉栓塞禁忌证或初始栓塞治疗失败者。

（吕淑兰）

病例 3

基本信息

- 案例类型：AUB-N（剖宫产瘢痕憩室宫腔镜检查术 + 瘢痕憩室切除术）。
- 就诊日期：2014 年 3 月 22 日。
- 就诊年龄：45 岁。

主诉：经期延长 20 年，反复阴道不规则出血 1 年。

现病史：既往月经规律，初潮 14 岁，6 ~ 7/26 天，经量中等，无痛经。LMP 2014 年 3 月 10 日。20 年前足月剖宫产 1 男活婴，月经第 1 次复潮后宫内放置 IUD 避孕，随后出现经期延长至 10 ~ 14 天。量时多时少，无痛经，持续 20 年，未予处理。1 年前患者无明显诱因出现阴道不规则出血 1 个月余，每天须用卫生巾 2 片，就诊于外院。B 超提示子宫后位，大小 6.8 cm×4.7 cm×5.2 cm，内膜厚 0.9 cm，回声欠均匀，左侧卵巢大小约 2.7 cm×2.5 cm，右侧卵巢大小约 2.3 cm×1.9 cm，遂行取环术 + 诊刮术。病理检查回报增殖期子宫内膜。术后经期延长症状无改善。2 个月前患者再次出现阴道不规则出血 20 天，每天须用卫生巾 1 ~ 2 片。于外院复查 B 超示：子宫内膜厚约 0.7 cm，回声欠均匀，子宫腔内可见大小约 1.0 cm×0.9 cm 的强回声结节，CDFI 未见明显血流信号，双侧附件区未见明显异常。遂在静脉麻醉下行宫腔镜检查术。术中见子宫颈光滑，子宫腔形态正常、内膜光滑。在子宫底后壁可见大小约 1.0 cm×1.0 cm 的脂肪色柳叶状赘生物。表面光滑，根蒂粗约 0.5cm，双侧输卵管开口可见，遂行子宫内膜息肉电切术 + 诊刮术。术后病理检查回报：增殖期子宫内膜，子宫内膜息肉。术后经期延长症状仍无改善，患者为求进一步治疗于入我院就诊，门诊以"异常子宫出血，瘢痕子宫"收住院。患者自发病以来精神、食纳可，大、小便正常，体重无明显改变。

既往史：20 年前行剖宫产术，无原发性高血压和糖尿病等慢性疾病，无血液系统疾病，无手术及输血史。

月经及婚育史：14 岁月经初潮，6 ～ 7/26 天，经量中等，无痛经，LMP 2014 年 3 月 10 日。G1P1，20 年前足月剖宫产 1 男活婴。配偶体健。

个人及家族史：无特殊。

入院查体：T 36.9 ℃，P 80 次 / 分，R 20 次 / 分，BP 120/70 mmHg。发育正常，体型中等，精神差，贫血貌。皮肤、黏膜苍白。心、肺听诊未闻及异常。腹平坦，腹部未触及包块，无压痛。

妇科检查：外阴为已婚式。阴道通畅。子宫颈正常大小，光滑。子宫后位，正常大小，质中，活动可，无压痛。附件未及包块，无压痛。

辅助检查：妇科彩超（2014 年 3 月 22 日）示子宫后位，大小 7.1 cm×4.9 cm×5.3 cm，内膜厚 0.6 cm，回声均匀，于子宫下段前壁剖宫产瘢痕部位可见大小 0.7 cm×0.6 cm 的囊状液性暗区，与子宫腔相通，距浆膜层 0.4 cm，CDFI 未显示血流信号。双侧附件区未见异常。提示剖宫产瘢痕憩室（图 15-5）。

诊断思路

（1）病例特点：剖宫产术后出现经期延长，去除 IUD 及行子宫内膜息肉切除术后症状均无改善。B 超提示剖宫产瘢痕憩室。

（2）鉴别诊断：AUB 的其他类型。

初步诊断：AUB-N（剖宫产瘢痕憩室）。

治疗经过：于 2014 年 3 月 24 日在静脉麻醉下行宫腔镜检查术 + 剖宫产瘢痕憩室切除术。术中于子宫下段前壁切口瘢痕处可见大小约 0.8 cm×1.0 cm 的拱形穹隆样缺损，凸向子宫浆膜层，缺损处可见增生血管。子宫腔形态正常，子宫内膜正常，双侧输卵管开口可见。与患者家属沟通，告知行 LNG-IUS 保守治疗及宫腔镜下憩室切除术的利弊。患者家属坚决要求行手术治疗。遂行瘢痕憩室切除术。手术顺利，术后给予预防感染治疗 3 天。

随访：患者 1 个月后月经来潮，经期 7 天，量中，无痛经。

确定诊断：AUB-N（剖宫产瘢痕憩室）。

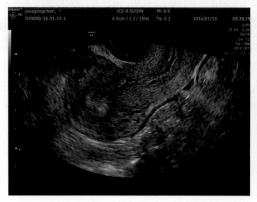 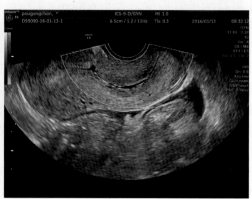

图 15-5　剖宫产瘢痕憩室

（许丽丽）

　　点评：在我国剖宫产率在近 20 年来呈持续上升趋势，目前国内多数医院剖宫产率在 40% ～ 60%。过高的剖宫产率使剖宫产相关近期及远期并发症显著升高。最常见的就是剖宫产瘢痕部位愈合不良导致憩室出现，从而引起一系列临床症状，严重影响女性们健康。

　　本例患者病史较长，临床表现典型，剖宫产术后经期延长 20 年，于外院反复经过 B 超、诊刮和宫腔镜检查，均未诊断剖宫产瘢痕憩室，提示临床医生和 B 超医生须提高对剖宫产瘢痕憩室的认识和处理。该患者 45 岁，处于围绝经期，无生育要求，治疗上可考虑先行 LNG-IUS 保守治疗，可使子宫内膜萎缩而减少月经量，适合月经量多而无生育要求者。但患者家属担心出现突破出血，心理压力较大，遂予行宫腔镜手术治疗。

（吕淑兰）

病例 4

基本信息

- 案例类型：AUB-N（剖宫产瘢痕憩室手术治疗失败 + 药物治疗）。
- 就诊日期：2017 年 12 月 26 日。
- 就诊年龄：28 岁。

主诉：剖宫产术后经间期淋漓出血 6 年余，发现剖宫产瘢痕憩室近 1 年。

现病史：6 年前患者因"脐带绕颈 3 周"行剖宫产，产 1 女，体健。术后月经欠规律，月经周期 5 ～ 7/28 ～ 30 天。经后阴道淋漓出血持续 10 余日，痛经（−）。1 年前未避孕未孕半年，于 2017 年 3 月至海淀妇幼行 B 超检查。提示子宫瘢痕憩室，行腹腔镜中转开腹剖宫产切口憩室修补术 + 宫腔镜检查术。术后月经依旧欠规律。多次复查 B 超，均提示瘢痕部位无回声区逐渐增大，给予优思明调整月经周期 4 个月后无明显缓解。现为求进一步诊治入住我院。患者自发病来，饮食及睡眠可，大、小便正常，近期体重无明显增减。

既往史：既往体健。无原发性高血压和糖尿病等慢性疾病史，无输血史，无食物和药物过敏史。

月经及婚育史：月经初潮 14 岁，5 ～ 7/28 ～ 30 天，无痛经，LMP 2017 年 12 月 10 日。20 岁结婚，G1P1，2011 年 7 月 20 日因"脐带绕颈 3 周"行剖宫产，产 1 女，体健。配偶体健。

个人及家族史：无近亲结婚，余无特殊。

入院查体：T 37.0 ℃，P 74 次 / 分，R 18 次 / 分，BP 120/80 mmHg。发育正常，体型中等，精神可。心、肺听诊未闻及异常。腹平坦，腹部未触及包块，无压痛。四肢活动自如，肌张力正常，双下肢无水肿。

妇科检查：外阴（−）。阴道畅。子宫颈光滑。子宫后位，经产大小，质中、活动好，无压痛。双侧附件（−）。

辅助检查：彩超（2017 年 12 月 8 日）TVS 示子宫后位，大小 5.4 cm×4.8 cm×5.0 cm，表面平，回声不均，于子宫前壁下段剖宫产切口处可见囊区 0.7 cm×0.6 cm×0.6 cm，距浆膜层 0.3 cm，内膜厚 0.6 cm，回声均匀。双侧卵巢（−）。盆腔游离液（−）。CDFI 示子宫血供正常，子宫动脉 RI 0.73，PI 1.29。结论：剖宫产瘢痕憩室。

诊断思路

（1）病例特点：育龄期女性，有剖宫产史，术后经期延长，给予雌、孕激素周期治疗不缓解，B 超检查提示剖宫产瘢痕憩室。

（2）鉴别诊断：AUB 的其他类型。

初步诊断： ①异常子宫出血（AUB-N，剖宫产瘢痕憩室）；②瘢痕子宫。

治疗经过： 入院后完善相关检查后于 2017 年 12 月 27 日行宫腔镜下剖宫产瘢痕憩室病灶切除术。术后 1 周复查 B 超（2018 年 1 月 3 日），示子宫后位，厚径 4.7 cm，表面光滑，质地均匀。子宫单层内膜厚 0.3 cm。右侧卵巢内见黄体回声。左侧卵巢（−）。见盆腔液性暗区，深 3.5 cm。

随访经过： 患者诉月经来潮后经量仍多。为了减少月经量，给予优思明后月经量较前明显减少。因体重增加，患者口服优思明 3 个月后自行停药，月经仍旧增多。

2018 年 1 月 30 日复查 B 超，示子宫后位，大小 5.0 cm×5.0 cm×4.4 cm，表面光滑，质地均匀。子宫单层内膜厚 0.2 cm，子宫内暗区厚 0.4 cm，剖宫产切口处无回声 0.8 cm×0.9 cm。

2018 年 8 月 29 日复查 B 超，示子宫后位，大小 5.2 cm×5.4 cm×4.1 cm，表面光滑，质地均匀。子宫内膜厚 0.6 cm。子宫腔暗区厚 0.3 cm。子宫腔下段暗区 0.9 cm×0.4 cm，其边缘距浆膜层 0.3 cm。右侧卵巢内见 3～4 个卵泡，最大卵泡 0.7 cm×0.5 cm。可见黄体声像。左卵巢内见 4～5 个卵泡，最大卵泡 0.8 cm×0.8 cm。盆腔液性暗区，深 2.4 cm。结论：子宫腔暗区，子宫腔下段暗区。

确定诊断： ①异常子宫出血（AUB-N，剖宫产瘢痕憩室）；②瘢痕子宫。

（苏会娜　于晓明）

点评： 此病例特点为剖宫产瘢痕憩室，月经期延长。先用药物治疗，但疗效不好，遂行腹腔镜中转开腹剖宫产切口憩室修补术＋宫腔镜检查术，术后瘢痕依然愈合不良，月经异常未改变。B 超检查提示瘢痕部位无回声区逐渐增大，口服避孕药治疗无明显缓解，再行宫腔镜下剖宫产瘢痕憩室病灶切除术。术后月经量仍多，使用优思明后月经量明显减少，但因口服 COC 后体重增加停服。患者 28 岁，较年轻，且仍有生育要求，考虑患者使用优思明后体重增加的问题，可以选择 LNG-LUS 以减少月经量。

（吕淑兰）

参考文献

[1] 张敏鸽，严亚娃．子宫动静脉瘘诊治进展．中国妇产科临床杂志，2013，14（6）：563-565．

[2] Russo JA，Gil L，DePineres T．Controversies in family planning：Arteriovenous

malformation．Contraception，2013，88（3）：326-329．

[3] Szpera-Go dziewicz A，Gruca-Stryjak K，Br borowicz GH，*et al*．Uterine arteriovenous malformation-diagnosis and management．Ginekologia Polska，2018，89（5）：276-279．

[4] Grivell RM，Reid KM，Mellor A．Uterine arteriovenous malformations：A review of the current literature．Obstet Gynecol Surv，2005，60（11）：761-767．

[5] 姚书忠，张焕晓．重视剖宫产切口远期并发症的诊治．中国实用妇科与产科杂志，2018，34（8）：833-837．

[6] 于晓兰，韦晓昱．剖宫产瘢痕憩室．中国计划生育学杂志，2018，26（1）：5-8．

[7] Timor-Tritsch IE，Haynes MC，Monteagudo A，*et al*．Ultrasound diagnosis and management of acquired uterine enhanced myometrial vascularity/arteriovenous malformations．Ameri Jo Obstetr Gynecol，2016，214（6）：731．e731-731．e710．

[8] Youssef AT．Intrauterine arterial pseudoaneurysm：A rare cause of per vaginal bleeding．J Ultrasound，2018，21（4）：333-337．

[9] Mou Y，Xu Y，Hu Y，*et al*．Giant uterine artery pseudoaneurysm after a missed miscarriage termination in a cesarean scar pregnancy．BMC Women's Health，2014，14：89．

[10] Youssef AT．Endosonography of benign myometrium cysts and cyst-like lesions．J Ultrasound，2015，18（3）：213-222．

[11] Tower AM，Frishman GN．Cesarean scar defects：An underrecognized cause of abnormal uterine bleeding and other gynecologic complications．J Minim Invas Gynecol，2013，20（5）：562-572．

[12] 汪沙，段华．剖宫产瘢痕憩室的形成机制及诊断．中国实用妇科与产科杂志，2018，34（8）：858-860．

第十六章　血栓性疾病治疗
所致异常子宫出血

在临床上，由血栓形成和血栓栓塞两种病理过程所致疾病称为血栓性疾病。

血栓形成（thrombosis）是指在活体的心脏和血管内血液发生凝固或血液中的某些有形成分凝集形成固体质块的过程。按血管种类可分为动脉性血栓、静脉性血栓及毛细血管性血栓。血栓栓塞（thromboembolism）是血栓或血栓的一部分从形成部位脱落，在随血流移动的过程中部分或全部堵塞某些血管，引起相应组织和（或）器官缺血、缺氧、坏死、淤血及水肿的病理过程。

血栓性疾病主要包括两个方面：①静脉血栓栓塞性疾病：即静脉血栓栓塞症（venous thromboembolism，VTE），包括肺血栓栓塞症（pulmonary thromboembolism，PTE）和深静脉血栓形成（deep venous thrombosis，DVT）。②动脉血栓栓塞性疾病：包括急性冠状动脉综合征、心房颤动、动脉缺血发作和脑卒中等。

第一节　静脉血栓性疾病

引起肺血栓栓塞症的血栓主要来自于深静脉血栓形成。两者具有共同的危险因素，实质上是一种疾病在不同部位和不同阶段的表现，两者合称为静脉血栓栓塞症。

（一）危险因素

1. 心血管内皮损伤　心血管内膜的内皮细胞具有抗凝和促凝两种特性。在生理情况下以抗凝作用为主，从而使心血管内血液保持液体状态。当心血管内皮细胞因机械（如动脉粥样硬化）、化学（如药物）、生物（如内毒素）、免疫或血管自身病变等因素受损伤时，可造成内皮脱落及内膜下层胶原裸露，引起多种具有生物活性物质的释放，启动内源性凝血系统，内皮细胞释放组织因子，激活凝血因子Ⅷ，启动外源性凝血过程，均可促使血栓形成。

2. 血液状态的改变　正常血流中红细胞和白细胞在血液的中轴，其外是血小板，最外一层是血浆。血浆将血液的有形成分与血管壁隔开，阻止血小板与内膜接触和激活。各种原因引起的血液黏滞度增高和红细胞变形能力下降等，均可导致全身或局部血流淤滞、缓慢，为血栓形成创造条件，如高纤维蛋白原血症、高脂血症、脱水和红细胞增多症等。

3. 血液凝固性增加　指血液中血小板和凝血因子增多，或纤维蛋白溶解系统活性降低，导致血液的高凝状态，包括遗传性高凝状态和获得性高凝状态。获得性高凝状态包括长期服用避孕药、恶性肿瘤、妊娠、产后和术后等。

（二）肺血栓栓塞症

肺栓塞是以各种栓子阻塞肺动脉或其分支为发病原因的一组疾病或临床综合征的总称，包括 PTE、脂肪栓塞综合征、羊水栓塞、空气栓塞和肿瘤栓塞等。PTE 为肺栓塞的最常见类型，占肺栓塞的 90% 以上，通常所称的肺栓塞即指 PTE。

1．临床表现　由于肺栓塞的症状和体征通常是非特异性的，因此诊断具有挑战性。大约 1/3 的患者会被延迟诊断或误诊[1]。患者最常见的症状为呼吸困难、胸痛和咳嗽，总发生率为 96.1%。呼吸急促、心动过速和深静脉血栓形成的体征是最常见的临床体征，但这三种常见的体征总体发生率 < 50%。大多数症状和体征的发生在年龄 ≥ 70 岁与 < 70 岁的患者相当，< 70 岁的患者较多有胸痛、心动过速及深静脉血栓形成的临床症状（$P < 0.05$）。> 70 岁的患者更常见呼吸困难的症状（$P < 0.05$）[2]。

2．诊断　基于疑诊、确诊、求因和危险分层的策略，对急性 PTE 进行诊断和评估[3]。

（1）疑诊：如患者出现以上临床表现，尤其是同时存在前述危险因素时，应基于临床判断或应用临床可能性评分（简化的 Wells 评分）、联合 D- 二聚体筛查急性 PTE。当临床诊断低度可能，同时 D- 二聚体筛查阴性时，可基本排除 PTE；当临床低度可能但 D- 二聚体筛查阳性时，应进一步进行确诊检查；当临床高度怀疑时，应直接进行进一步的确诊检查。

（2）确诊：①血流动力学不稳定（指出现低血压或休克的临床情况，即体循环动脉收缩压 < 90 mmHg，或较基础值下降幅度 ≥ 40 mmHg，持续 15 min 以上，须除外新发的心律失常、低血容量及脓毒症等其他因素导致的血压下降）的患者：应完善计算机层摄影肺动脉造影（computed tomographyic pulmonary angiography，CTPA）检查，以明确诊断或排除 PTE。如无条件或不适合行 CTPA 检查，建议行床旁超声心动图检查。目的在于排除其他疾病的可能性后，先按照 PTE 进行治疗，在临床情况稳定后进行相关检查以明确诊断；②血流动力学稳定的患者：将 CTPA 作为首选的确诊检查手段。若存在 CTPA 检查相对禁忌（如造影剂过敏、肾功能不全和妊娠等），建议选择核素肺通气 / 灌注（V/Q）显像。

（3）求因：①积极寻找相关危险因素，尤其是某些可逆的危险因素（如手术、创伤、骨折、急性内科疾病和制动因素等）；②对于不存在急性可逆诱发因素的患者，建议探寻潜在疾病，如恶性肿瘤、抗磷脂综合征、炎性肠病和肾病综合征等；③对于年龄相对较轻（< 50 岁）且没有确切获得性危险因素的急性 PTE 患者，建议进行易栓症筛查；④对于家族性 VTE 且没有确切获得性危险因素的急性 PTE 患者，建议进行易栓症筛查。

（4）危险分层：对确诊的急性 PTE 患者进行危险分层以指导治疗。①高危 PTE：临床上以休克和低血压为主要表现，即体循环动脉收缩压 < 90 mmHg，或较基础值下降幅度 ≥ 40 mmHg，持续 15 min 以上，须除外新发的心律失常、低血容量及脓毒症等其他因素导致的血压下降。②中危 PTE：血流动力学稳定，但存在右心功能不全和（或）心肌损伤。A．右心功能不全的诊断标准：临床上出现右心功能不全的表现，超声心动图提示存在右心室功能障碍，或脑钠肽（brain natriuretic peptide，BNP）升高（> 90 pg/ml）或 N 末端脑钠肽前体（NT-proBNP）升高（> 500 pg/ml）。B．心肌损伤：心电图 ST 段升高或压低，或 T 波倒置；心肌肌钙蛋白 I 升高（＞ 0.4 ng/ml）或心肌肌钙蛋白 T 升高（＞ 0.1 ng/ml）。③低危 PTE：血流动力学稳定，无右心功能不全和心肌损伤。

3．治疗

（1）一般支持治疗：应进行严密监护，监测呼吸、心率、血压、心电图及血气分析的变化。为了纠正低氧血症，采用经鼻导管或面罩吸氧。对于出现右心功能不全并血压下降者，可应用多巴酚丁胺和多巴胺以及去甲肾上腺素等。

（2）抗凝治疗：包括静脉内泵入普通肝素、皮下注射相对低分子质量肝素以及皮下注射磺达肝癸钠等。对于急性 PTE，如果选择华法林长期抗凝，应在肝素或磺达肝葵钠开始应用的第 1 天即可加用口服抗凝剂华法林。因华法林须数天才能发挥全部作用，因此，与肝素须要至少重叠应用 5 天。调节国际标准化比值（INR）目标值在 2.5（2.0 ～ 3.0）时，方可停用肝素，单用华法林抗凝治疗。抗凝持续时间因人而异。一般口服华法林的疗程至少为 3 个月。对于危险因素在短期内可消除的患者，如服雌激素或临时制动，疗程可能为 3 个月即可；对于栓子来源不明的患者，须至少给予 6 个月的抗凝；对于复发性 VTE 或危险因素长期存在的患者，抗凝治疗的时间应延长达 12 个月或以上，甚至终生。

（3）溶栓治疗：对于急性高危 PTE，如无溶栓禁忌，推荐溶栓治疗。对于急性非高危 PTE 患者，不推荐常规溶栓治疗。急性 PTE 溶栓药物包括重组组织型纤溶酶原激活剂尿激酶（UK）和重组链激酶外周静脉输入。

（4）介入和手术治疗：对于急性高危 PTE 或伴临床恶化的中危 PTE，若有肺动脉主干或主要分支血栓，并存在高出血风险或溶栓禁忌，或经溶栓或积极的内科治疗无效，在具备专业介入技术和条件的情况下，可行经皮导管介入治疗或考虑行肺动脉血栓切除术。

（三）深静脉血栓形成

深静脉血栓形成是指血液在深静脉腔内不正常凝结，阻塞静脉腔，导致静脉回流障碍。如未及时治疗，急性期可并发 PTE，后期则因血栓形成后综合征影响生活和工作能力。全身主干静脉均可发病，尤其多见于下肢。

1．临床表现 静脉血栓可发生于上肢深静脉、上下腔静脉及下肢深静脉，其中以下肢深静脉血栓形成最为多见。主要表现有：①血栓远端静脉血液回流障碍：如皮肤颜色改变、远端水肿和胀痛等；②局部肿胀和疼痛；③血栓脱落后栓塞血管导致相关器官功能障碍，如肺梗死的症状和体征等。

2．诊断 根据临床可能性选择进一步的检查以帮助诊断，首先根据 DVT 的 Wells 评分判断临床低度可能（≤ 2 分）还是高度可能性（＞ 2 分）（表 16-1）。若为临床低度可能，则进行 D- 二聚体检测。若 D- 二聚体结果为阴性，可基本排除急性 DVT。若 D- 二聚体结果为阳性，应进一步进行加压静脉超声成像（compression venous ultrasonography，CUS）检查。若临床高度可能，直接进行 CUS 检查。另外，常用的进一步检查包括 MRI 静脉血管成像和静脉血管造影。最后，根据综合 DVT 的 Wells 评分、D- 二聚体检测、CUS 等辅助检查做出 DVT 诊断。DVT 的诊断流程见图 16-1。

表16-1　DVT的Wells评分[4]

项目	评分
活动性肿瘤（近 6 个月内接受肿瘤治疗或目前正采取姑息疗法）	1
下肢麻痹、瘫痪，或下肢石膏固定	1
4 周内卧床 ≥ 3 天或 4 周内大手术史	1
沿深静脉系统走行的局部压痛	1
下肢肿胀	1
胫骨结节下方 10 cm 处小腿腿围较对侧增加 ≥ 3 cm	1
患肢凹陷性水肿	1
浅静脉侧支循环（非静脉曲张）	1
其他比 DVT 更符合的诊断	−2

注：DVT：深静脉血栓形成。如果双侧下肢均有症状，以症状严重侧为准

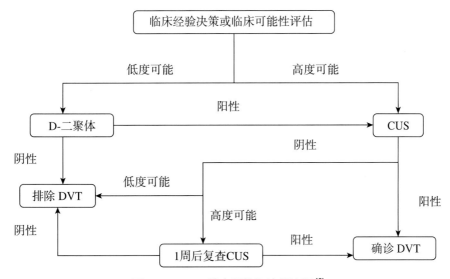

图 16-1　DVT 综合评估和诊断流程 [5]

注：DVT：深静脉血栓形成；CUS：加压静脉超声成像

3．治疗

（1）非手术治疗：①一般处理：卧床休息，抬高患肢，目的在于减轻患肢的肿胀；②抗凝治疗：常用药物包括普通肝素、低分子肝素和华法林等抗凝药物；③溶栓治疗：包括尿激酶、组织型纤溶酶原激活剂和链激酶等。

（2）手术治疗：①取栓术：手术时机应在发病后 3 ～ 5 天内，最常用于下肢深静

脉血栓形成；②经导管直接溶栓术：适用于中央型或混合型血栓形成。

第二节　动脉血栓性疾病

指血栓堵塞动脉腔，造成血液阻塞，引起急性缺血的临床表现。栓子主要来源于心源性的，如冠状动脉粥样硬化、风湿性心脏病和细菌性心内膜炎上的血栓脱落等，亦可见于血管源性，如动脉粥样斑块脱落等。临床表现可概括为 5P，即苍白（pallor）、疼痛（pain）、感觉异常（paresthesia）、无脉（pulselessness）和麻痹（paralysis）。动脉栓塞的血管越大，全身反应亦越明显。辅助检查包括皮肤测温试验、超声多普勒和动脉造影等，可为诊断提供客观证据。非手术治疗包括抗凝、纤容和扩血管药物，以改善全身情况和减少手术危险性为主。治疗期间必须严密观测患者，以便及时做出用药剂量的调整，防止发生严重并发症。对于诊断明确、全身情况允许的大、中动脉栓塞，应尽早手术治疗。常施行切开动脉直接取栓或 Fogarty 球囊导管取栓。

（李莎莎　杨　欣）

第三节　病例分析

病例 1

基本信息

- 案例类型：子宫腺肌病 +COC 导致静脉血栓。
- 就诊日期：2013 年 1 月 10 日。
- 就诊年龄：42 岁。

主诉：阴道出血 2 个月，增多 10 天，伴头晕及乏力 1 周。

现病史：患者既往月经规律，5/30 天，量中，偶有痛经。2 个月前出现阴道出血，时多时少，淋漓不尽。10 天前经量增多，每天须用 10 余片卫生巾，伴血块。近 1 周来患者感头晕、乏力，遂就诊于我院。患者自发病以来，精神、食欲及睡眠欠佳，大、小便正常。

既往史：既往体健，近 2 年出现痛经并进行性加重，1 年前诊断为子宫腺肌病，曾间断口服中药治疗，效果欠佳，无外伤史，无食物或药物过敏史。

月经及婚育史：月经初潮 12 岁，月经规律，5/30 天，经量中等，有痛经，LMP 2012 年 11 月。G3P1，1999 年剖宫产 1 女，工具避孕。人工流产 2 次。

个人及家族史：家族有糖尿病及原发性高血压病史。

入院查体：T 36.5 ℃，P 76 次 / 分，R 18 次 / 分，BP 100/69 mmHg。发育正常，体型中等，精神差，贫血貌。心、肺听诊未闻及异常。

妇科检查：外阴（–）。阴道畅，黏膜光滑。子宫颈光滑。子宫前位，子宫饱满，呈球形，如孕 10 周大小，轻压痛。双侧附件（–）。

辅助检查

（1）妇科彩超：子宫 10.2 cm×8.7 cm×9.0 cm，前壁回声不均匀，可见多发斑片状强回声及小囊样结构，前后壁之比为 6.1∶1.5。子宫内膜厚 2.05 cm。双侧附件未显示明显异常。

（2）血常规：Hb 72 g/L，尿 HCG 阴性。肝、肾及凝血功能均未见异常。

诊断思路：

（1）病例特点：围绝经期女性，肥胖（体重指数 30 kg/m^2），月经紊乱。

（2）鉴别诊断：① AUB 的其他类型；②妊娠相关的阴道出血；③生殖道恶性肿瘤；④生殖道炎症。

初步诊断：①异常子宫出血；②中度贫血；③肥胖。

入院完善相关检查后行宫腔镜检查术。术中探查子宫腔 12 cm，子宫内膜不均质增厚表现。诊刮病理示子宫内膜单纯性增生。

确定诊断：① AUB-A；② AUB-O（子宫内膜单纯性增生）；③中度贫血；④肥胖。

治疗经过：术后 7 天开始口服去氧孕烯炔雌醇（妈富隆），每次 1 片，1 次 /d。服药第 5 天觉右下肢肿胀酸痛，服药第 10 天出现胸闷、憋气症状，完善辅助检查。提示"右下肢深静脉血栓；右肺大面积肺栓塞"。立即停用妈富隆，施行急诊手术，于下腔静脉置入临时滤器，并应用低分子肝素（速碧林）抗凝治疗。停妈富隆第 5 天开始阴道出血，量逐渐增多，B 超提示"子宫内膜厚 0.3 cm"。应用 GnRH-a 皮下注射 3 个周期后予子宫内膜热球治疗，阴道出血减少，但仍淋漓不净。继续行 3 个周期 GnRH-a 治疗＋植物药，以改善绝经相关症状。停 GnRH-a 3 个月后月经复潮，子宫再次增大，出现痛经，考虑子宫腔内放置 LNG-IUS 治疗。放置后仍有少量阴道不规则出血，子宫继续增大，但痛经有所缓解。检查 B 超提示宫内环下移。放置 LNG-IUS 1 年后，阴道仍有出血，且量较前增多，子宫继续增大，痛经渐进加重。再次给予 GnRH-a 治疗 4 个月后子宫缩小，闭经，间断加用植物药。2015 年初复查超声，提示子宫 8.6 cm×8.7 cm ×7.6 cm，肌层回声不均，后壁增厚，内膜线后移，LNG-IUS 下移。停用 GnRH-a 治疗半年，症状复现：阴道出血增多，痛经加重。停药 1 年，痛经加重，子宫持续增大。再次用 GnRH-a 治疗 3 个月。2015 年 5 月 21 日超声提示子宫大小为 7.4 cm×6.3 cm× 6.8 cm，内膜线后移，LNG-IUS 下移，余（–）。2016 年 1 月 28 日超声提示子宫大小 7.2 cm×6.9 cm×5.6 cm，质不均，内膜厚 0.3 cm，LNG-IUS 下移，双侧卵巢（–）。2016 年 5 月 26 日超声检查示子宫 6.4 cm×5.5 cm×4.3 cm，质不均，LNG-IUS 稍下移。

放置下腔静脉滤器后用低分子肝素持续抗凝治疗 8 个月，下肢血栓及肺栓塞缓解。取出滤器，血管外科建议长期口服抗凝药（华法林）治疗，定期检测 INR，并保持 PT-INR 在 1.5 ～ 2。

（顾　蓓）

点评

（1）关于发生血栓的高危因素：患者为围绝经期女性，因为阴道出血量多，合并贫血，服用妈富隆以控制阴道出血。治疗中发生静脉血栓。患者年龄处于围绝经期，肥胖（体重指数 30 kg/m²），均是 COC 治疗中发生静脉血栓的高危因素，所以对于围绝经期女性，急性止血时不首选 COC，并在使用前应该进行静脉血栓风险评估。

（2）后续治疗问题：患者因子宫腺肌病行 GnRH-a 治疗后行子宫内膜去除术，效果欠佳，又再次给予 GnRH-a 后放置 LNG-IUS 治疗。LNG-IUS 可局部释放孕激素，无肝的首过效应，可对抗雌激素对子宫内膜的增殖作用；以局部作用为主，整体副作用少，能有效地控制月经量。因此，对该患者是安全的选择。但 LNG-IUS 并未能有效地控制子宫腺肌病病情的进展。患者的子宫继续增大，出血增多，而且出现血栓后，因须要使用抗凝剂，如华法林或低分子肝素，使月经量增多更加重，所以该患者间断反复使用 GnRH-a 治疗。

根据指南推荐，服用抗凝剂（华法林）的患者出现异常子宫出血时，应首先筛查 INR（A 级推荐），维持 INR 于推荐水平（2 ~ 3）。若服用过量，建议使用维生素 K 和血浆等纠正 INR。若 INR 正常患者发生 AUB，则须排除子宫器质性疾病。值得注意的是，氨甲环酸及口服避孕药禁用于抗凝剂治疗的患者（B 级证据），而优先选择 LNG-IUS 治疗。同时，还可根据患者的年龄选择手术治疗，如子宫全切术 [6]。

（杨　欣　陆美秋）

病例 2

基本信息

- 案例类型：AUB-C（易栓症抗凝治疗后阴道出血）。
- 就诊日期：2016 年 7 月 13 日。
- 就诊年龄：43 岁。

主诉：月经量增多、经期延长 2 年余。

现病史：患者自初潮起月经不规律，8 ~ 9/20 天，经量中等，无痛经。近 2 年经期逐渐延长至 20 天，月经量增多，有血块，月经前 3 天每日须用夜用卫生巾 6 块，均浸透，后减少，淋漓不尽。无头晕及乏力等。昨日于我院行 B 超检查，提示子宫内膜增厚不均。患者今日为月经第 1 天，出血量不多，为求进一步诊治入院。

既往史：13 年前发现左下肢静脉血栓，8 年前发现右侧下肢静脉血栓，6 年前考虑诊断为"易栓症"，给予间断口服华法林，月经期用低分子肝素治疗。2 个月前发现肠系膜静脉血栓和门静脉血栓，予溶栓治疗，现口服华法林（每次 5/4 片，1 次 / 天）治疗。6 年前行剖宫产手术。3 年前因胆结石行腹腔镜下胆囊切除术。无原发性高血压和糖尿病等慢性疾病，无输血史，无药物过敏史。

月经及婚育史：15 岁月经初潮，8 ~ 9/20 天，经量中等，无痛经。近 2 年月经 20/25 天，经量多，无痛经。LMP 2016 年 7 月 13 日，PMP 2016 年 6 月 13 日至 2016 年 7 月 4 日。G1P1，6 年前剖宫产 1 子。工具避孕。

个人及家族史：父亲因结肠癌去世，余无特殊。

入院查体：T 36.5 ℃，P 80 次 / 分，R 18 次 / 分，BP 116/74 mmHg。发育正常，营养良好，体型中等。皮肤、黏膜色泽正常，无瘀斑或皮疹。心、肺听诊未闻及异常。腹平坦，可见手术瘢痕，腹部未触及包块，无压痛。

　　妇科检查：外阴（–）。阴道畅，有少量暗红色血液。子宫颈光滑。子宫前位，稍大，质中、活动好，无压痛。双侧附件（–）。

　　辅助检查

　　（1）妇科超声：子宫正常大小，回声不均，子宫腔下段内膜回声中等，厚 1.1 cm；子宫腔上段内膜中等偏强不均，厚 2.3 cm。子宫内膜血流 RI 0.51，PI 0.81。

　　（2）凝血分析：凝血酶原时间 21.1 s，凝血酶原活动度 42%，INR 1.91，D- 二聚体 47 ng/ml。

　　诊断思路

　　（1）病例特点：围绝经期女性，经期延长，经量增多，子宫内膜不均增厚。合并易栓症，口服华法林治疗。

　　（2）鉴别诊断：① AUB 的其他类型；②子宫内膜恶性肿瘤；③妊娠相关的异常出血；④生殖道炎症。

　　初步诊断：①异常子宫出血（AUB-I，AUB-P）；②易栓症。

　　治疗经过：入院后完善相关检查，考虑患者口服华法林，手术出血风险较高，故停用华法林，换用低分子肝素抗凝治疗。INR 降至 1.5 ~ 2.0 后，行宫腔镜检查。术中见内膜呈絮状，未见明显息肉样组织，吸宫后行内膜电切术。术后病理回报，送检组织大部分变性、松解，残存子宫内膜组织，符合子宫内膜息肉。继续低分子肝素抗凝，并逐渐过渡至口服华法林抗凝。患者有阴道少量出血，准予出院。

　　为防止异常子宫出血复发，减少月经量，出院当日于门诊予子宫腔放置 LNG-IUS。

　　随访经过：放置 LNG-IUS 2 年后再次复查 B 超。示子宫前位，5 cm×4.1 cm×3 cm，表面光滑，质地均匀。子宫内膜厚 0.4 cm。子宫内可见 LNG-IUS 位置正常。患者闭经，偶有少量出血，长期服抗凝剂治疗。

　　确定诊断：①异常子宫出血（AUB-I，AUB-P）；②易栓症。

（周心宇　陆美秋）

　　点评：易栓症（thrombophlilia）是指由于抗凝蛋白、凝血因子和纤溶蛋白等的遗传性或获得性缺陷或存在获得性危险因素而容易发生血栓栓塞的疾病或状态。可以分为遗传性易栓症和获得性易栓症，常见的遗传性易栓症有蛋白 C 缺陷症、蛋白 S 缺陷症及抗凝血酶缺陷症等，可通过基因分析和（或）蛋白质活性水平测定发现。易栓症的治疗主要以抗凝剂治疗为主，如华法林或低分子肝素。但应注意在口服华法林时须监测 INR，使其维持于 2 ~ 3。若 INR 正常则须排除子宫器质性疾病。氨甲环酸及口服避孕药禁用于抗凝剂治疗的患者（B 级证据），而优先选择 LNG-IUS 治疗，同时，还可根据患者的年龄选择手术治疗，如子宫全切术 [1]。该例患者 13 年来反复出现全身血栓，被诊断为"易栓症"，间断使用华法林及低分子肝素治疗，近 2 年来出现异常子宫出血而就诊，应首先进行 INR 监测并纠正于推荐水平（2 ~ 3）。对于出血风险较大的患者，可以考虑将 INR 维持在 1.5 ~ 2.0，但抗凝疗效可能有所下降。由于患者处于围绝经期，超声提示子宫内膜增厚，须进行宫腔镜检查以排除内膜癌的可能性后，予 LNG-IUS 进行长期管理。经随访，患者闭经至今，偶有少量不规则出血，疗效满意。

（陆美秋 杨 欣）

病例 3

基本信息

- 案例类型：AUB-A，AUB-O（炔诺酮导致静脉血栓）。
- 就诊日期：2015 年 4 月 9 日。
- 就诊年龄：49 岁。

主诉：阴道不规则出血 3 年，药物治疗后下肢静脉血栓 1 个月余。

现病史：患者既往月经规律，6/28 天，经量中等，痛经（+），偶尔须要吃止痛药，3 年前无明显诱因出现阴道出血不规律，口服中药（具体不详）及云南白药治疗无改善。2014 年 7 月在外院行诊刮术，病理回报无异常（具体不详）。2015 年 1 月出现阴道出血淋漓不尽，伴血块，色暗红，偶有腹痛，无发热，不伴恶心、呕吐。2 月 26 日开始口服炔诺酮，每次 5 mg，每 8 h 一次，共 5 天。炔诺酮每次 5 mg，每 12 h 一次，共 3 天。服药后 8 天出现左下肢胀痛，确诊为深静脉血栓，遂停炔诺酮，在当地溶栓治疗 1 天。再次出现阴道大出血。于外院行诊断性刮宫止血。术后病理示分泌期子宫内膜伴不规则增生，4 天后再次发生左下腔静脉血栓，于 3 月 10 号外院行永久性静脉滤器植入术，予以低分子肝素钙注射液（速碧林）0.4 U，每天一次皮下注射。考虑患者近期发生 VTE，有孕激素使用禁忌证，故建议患者使用 GnRH-a 治疗 3 个周期。患者接受达菲林 3.75 mg 肌内注射。1 个月后要求子宫全切手术再次就诊。自发病以来，患者精神、食欲及睡眠好，大小便正常，体重无明显变化。为进一步诊治，于 2015 年 4 月 9 日入院经门诊收入院。

既往史：2015 年 2 月因贫血（具体不详）于外院输血治疗。余无特殊。

月经及婚育史：月经初潮 19 岁，既往月经规律，周期 28 天，经期 6 天，经量中，痛经（+），偶尔须要吃止痛药。21 岁结婚，G3P2，1987 年行人工流产术，1986 年顺产 1 足月成熟女活婴，1994 年顺产 1 足月成熟男活婴，现均体健。1995 年行输卵管结扎术，配偶体健。

个人及家族史：无近亲结婚，余无特殊。

入院查体：T 36.7 ℃，P 76 次 / 分，R 18 次 / 分，BP 140/80 mmHg，身高 160 cm，体重 60 kg，体重指数 23.4 kg/m^2。发育正常，体型中等，精神差，贫血貌。皮肤、黏膜苍白。心、肺听诊未闻及异常。腹平坦，腹部未触及包块，无压痛。四肢活动自如，肌张力正常，双下肢无水肿。

妇科检查：外阴为已婚已产型。阴道畅，分泌物少，无异味，色清。子宫颈正常大小，光滑，无赘生物、接触性出血、举痛或摇摆痛。子宫后位，增大如孕 8 周，质中，活动可，无压痛。双侧附件区未及异常。

辅助检查

（1）B 超（2015 年 1 月 24 日，外院）：子宫大小约 6.7 cm × 6.3 cm × 5.8 cm，形态

正常，轮廓清晰，子宫内膜厚约 2.4 cm，内可见数个小无回声，较大者约 0.4 cm。肌层回声均匀，未见明显异常回声。于子宫颈处探及数个无回声团，较大者直径约 0.7 cm。右卵巢大小 3.5 cm×2.0 cm，左卵巢大小 3.8 cm×2.6 cm，内可见大小约 3.2 cm×2.1 cm 无回声。于盆腔可探及范围约 8.4 cm×1.2 cm 的液性暗区。超声提示子宫内膜增厚伴数个无回声、子宫颈多发囊肿、左卵巢囊肿及盆腔积液。

（2）血管彩超（2015 年 3 月 11 日，我院）：右侧股静脉及股深静脉起始段、股浅静脉、大隐静脉汇入部及腘静脉血管走行正常，腔内未见明显异常回声，管腔可压瘪，血管通畅。左侧股总静脉及股深静脉起始端段、股浅静脉、大隐静脉汇入部、腘静脉、腓静脉、胫后静脉及部分肌肉静脉增宽，腔内见混合回声，探头加压不能变性，其内未见明显血流信号。提示左下肢深静脉血栓形成。

（3）实验室检查（2015 年 4 月 7 日，我院）：Hb 91 g/L。血糖 4.69 mmol/L，甘油三酯 2.61 mmol/L。

（4）彩超（2015 年 4 月 9 日，我院）TVS：子宫后位，5.5 cm×6.3 cm×5.2 cm，表面不平，回声不均，散在多量短线，以前壁为主。前壁厚 3.0 cm，后壁厚 2.2 cm，内膜回声中等厚 0.5 cm。双侧卵巢（–），盆腔游离液（–）。CDFI 示子宫血流信号增多，子宫动脉 RI 0.62，PI 0.95，子宫壁血流信号增多，RI 0.82，PI 1.36。提示子宫腺肌病。

诊断思路

（1）病例特点：围绝经期女性，阴道不规则出血 3 年，B 超提示子宫腺肌病，口服炔诺酮治疗后出现下肢静脉血栓。

（2）鉴别诊断：① AUB 的其他类型；②子宫腺肌病。

初步诊断：①异常子宫出血（AUB-A）；② AUB-O；③左下肢静脉血栓；④轻度贫血；⑤高血压 I 级。

手术治疗：入院后完善相关检查，积极纠正贫血、抗凝治疗后于 2015 年 4 月 15 日行阴式子宫全切术。术后病理提示子宫腺肌病、增生期子宫内膜及宫颈炎。术后继续服用抗凝药，血管外科随诊。

2015 年 6 月 16 日：血管外科门诊：B 超提示左下肢深静脉血栓持续存在，给予"迈之灵"口服。患者术后 5 个月自行停服抗凝药物。2018 年 8 月因左下肢疼痛于当地医院再次复查 B 超，发现左下肢深静脉血栓，于我院门诊就诊，给予"华法林、拜瑞妥"口服抗凝治疗。

确定诊断：①异常子宫出血（AUB-A）；② AUB-O；③左下肢静脉血栓；④轻度贫血。

（苏会娜）

点评：此病例特点为围绝经期患者，阴道不规则出血 3 年，诊刮无异常，B 超提示子宫腺肌病，口服炔诺酮止血治疗后出现下肢静脉血栓。为了防止反复阴道出血，患者要求行阴式子宫全切术。

患者口服炔诺酮后出现下肢静脉血栓。炔诺酮为 19- 去甲基睾酮，具有孕激素、雌激素及雄激素活性。患者血栓的发生与服用孕激素有一定的相关性。该患者无肥胖、糖尿病等血栓形成的高危因素，是否存在血栓部位血管异常或易栓性体质须要进一步评估。患者术后使用抗凝剂治疗5个月自行停药，导致1年后血栓再次发生。

血液高凝状态是静脉血栓栓塞症发生的重要因素之一。抗凝血酶-Ⅲ（AT-Ⅲ）和蛋白C系统是体内重要的抗凝系统。当它们浓度或活性降低就会导致VTE发生。无论是遗传性易栓症还是获得性高凝状态，最主要的临床特点是血栓易发倾向，多以静脉血栓栓塞性疾病形式出现。如今认为血管壁（内皮）损伤、血液流动形式（血流动力学）变化和血液成分的改变（血小板、凝血因子、抗凝因子、纤溶和抗纤溶因子）是血栓形成的基本因素。本病例患者以静脉血栓为主要表现。

易栓症的常规筛查指标包括蛋白C、蛋白S、抗凝血酶Ⅲ、因子V Leiden突变、凝血酶原20210A突变、抗心磷脂抗体、抗β_2-GP抗体、狼疮抗凝物和血小板计数。易栓症的补充筛查项目有同型半胱氨酸、活化蛋白C抵抗及MTHFRC677T突变凝血因子Ⅶ、Ⅷ、Ⅸ和Ⅺ的评估。患者未进行相关检查。

易栓症的治疗主要是口服或静脉给予抗凝物质。如今抗凝物质主要有华法林和维生素K拮抗剂等。

（杨　欣　苏会娜）

参考文献

[1] Torres-Macho J，Mancebo-Plaza AB，Crespo-Giménez A，et al．Clinical features of patients inappropriately undiagnosed of pulmonary embolism．Am J Emerg Med，2013，31：1646-1650．

[2] 周奕，杨京华，刘双．622例急性肺栓塞患者的临床特点分析．心肺血管病杂志，2014，33（06），820-824．

[3] 中华医学会呼吸病学分会．肺血栓栓塞症的诊断与治疗指南（草案）．中华结核和呼吸杂志，2001，24（5）：259-264．

[4] Wells PS，Anderson DR，Rodger M，et al．Evaluation of D-dimer in the diagnosis of suspected deep-vein thrombosis．N Engl J Med，2003，349：1227-1235．

[5] 中国血栓性疾病防治指南专家委员会．中国血栓性疾病防治指南．中华医学杂志，2018，98（36）：2861-2888．

[6] Marret H，Fauconnie A，et al．Clinical practice guidelines on menorrhagia：management of abnormal uterine bleeding before menopause．Eur J Obstet Gynecol Reprod Biol，2010，152（2010）：133-137．